Guérir naturellement la maladie de Lyme

Titre original : *Borreliose natürlich heilen*

Traduit de l'allemand par Christophe Bernard

ISBN : 978-2-8132-0618-3

www.editions-tredaniel.com
info@guytredaniel.fr

Avertissement

Les informations transmises dans ce livre sont relatées selon les meilleures connaissances actuelles et en toute conscience, et ont été testées avec le plus grand soin. Du fait qu'elles ne remplacent pas le conseil d'un professionnel compétent, mais peuvent éventuellement le compléter, il est en tout cas recommandé de vous adresser au médecin ou naturopathe de confiance. L'auteur ainsi que l'éditeur déclinent toute responsabilité quant aux éventuels dommages ou suites qui pourraient résulter de l'utilisation ou de la mauvaise utilisation des informations présentées ici.

Wolf-Dieter Storl

Traitement holistique
et utilisations pratiques

Guérir naturellement la maladie de Lyme

Deuxième édition

Guy Trédaniel éditeur
19, rue Saint-Séverin
75005 Paris

SOMMAIRE

« Les médecins ne devraient pas s'étonner que la nature soit plus que leur art, parce que qu'est-ce qui peut atteindre aux forces de la nature ? Qui n'y a pas pénétré ne maîtrise pas non plus l'art de guérir. Dans une plante il y a plus de vertu et force que dans toutes les feuilles qui sont lues dans les grandes écoles et auxquelles il n'est pas donné non plus une longue durée de vie. »

Paracelse
Héritage vivant

« Si tu veux reconnaître le propre être, regarde dans le monde de tous les côtés. Si tu veux vraiment regarder le monde en profondeur, jette un coup d'œil dans la profondeur de ta propre âme. »

Rudolf Steiner
citation

Préface du traducteur

La maladie de Lyme est beaucoup plus fréquente qu'on ne le pense, essentiellement transmise par les tiques, et due à différentes espèces de borrélies (bactéries), spirochètes de la même famille que les tréponèmes de la syphilis.

Les analyses actuelles, peu fiables, conduisent à de nombreuses erreurs de diagnostic : syndrome de la fatigue chronique, polyarthrites rhumatoïdes, fibromyalgie, dépressions, troubles du rythme cardiaque, spondylite ankylosante, sclérose latérale amyotrophique (SLA) et même sclérose en plaques et bien d'autres, dont d'autres maladies auto-immunes…

Il devient très urgent de détecter et de traiter à temps cette maladie qui risque de devenir la maladie du siècle…

En tant que traducteur et pharmacien spécialisé depuis près de quarante ans en phytoaromathérapie et autres médecines dites non conventionnelles, je travaille et étudie pour essayer de comprendre les causes des maladies afin de pouvoir m'attaquer aux causes premières au lieu de m'attaquer, comme le fait la médecine moderne, aux seuls symptômes, qui ne sont pour moi que les cris du corps pour faire comprendre à l'organisme qu'il faut apporter des changements dans la manière de vivre, de s'alimenter et de penser.

La médecine symptomatique actuelle, la médecine des antibiotiques (antivie), anti-inflammatoires, anticholestérol, antidiabétiques, antihypertenseur, anticancéreux, antiviraux, etc., qui soigne à vie et ne guérit que peu de maladies, ne peut qu'arranger une industrie chimique devenue toute puissante et qui tente de faire taire les symptômes tout comme les contestataires de ce genre de procédé, et ceci avec la complicité consciente ou inconsciente des élus, experts et actionnaires des multinationales.

En bref, quelques citations ou pensées qui m'ont été inspirées au cours de l'exercice de ma « vocation » :

« La brevetabilité des molécules de synthèse tente d'écarter de la thérapeutique toutes les méthodes de guérison naturelles à travers le monde. » Bernard Christophe

« La brevetabilité du vivant, avec les OGM, est la plus grande erreur et le plus grand scandale du siècle, tout cela pour permettre à des multinationales de prendre en otage l'ensemble de la population en contrôlant les secteurs agroalimentaires et médicaux. » Bernard Christophe

Je travaille depuis des années avec des chercheurs allemands restés dans l'ombre, et il me semble qu'ils ont vingt années d'avance sur nous dans bien des domaines, particulièrement celui de la santé, bien que leurs méthodes soient encore peu diffusées dans les milieux dits scientifiques officiels. Quelque part, je me dis que peut-être ils ont la mission de redresser un lourd karma national…

Sur le sujet de la borréliose, qui m'a pris déjà plus de dix-huit ans, j'ai l'intime conviction que c'est un sujet qui fera beaucoup parler de lui dans les années à venir, tout comme les autres sources de maladies que j'ai d'ores et déjà répertoriées et qui se trouvent dans la même situation de camouflage : parasitoses, métaux lourds et toxiques, polluants environnementaux et professionnels, *electrosmog*, maladies génétiques, psychisme (valises du passé, conscientes ou inconscientes), les vaccinations, l'alimentation moderne dénaturée et le mode de vie, les médicaments de synthèse, etc.

Si la médecine officielle devait avoir raison, comment se fait-il que :

- Plus de 55 % des Français consultent déjà à l'heure actuelle hors médecine officielle, alors que ces médecines non conventionnelles ne sont pas remboursées par nos assurances maladie qui coûtent de plus en plus cher, et que le « trou » de la Sécu s'aggrave d'année en année ;
- Les médecins et l'ensemble du corps médical ont une espérance de vie inférieure à la moyenne et n'échappent pas aux maladies courantes affectant le reste de la population.

Quand on parle des progrès de la médecine et surtout de l'espérance de vie, il faut préciser que c'est la technologie qui a fait des progrès – méthodes d'investigation, technologies de chirurgie et microchirurgie, mais pas la médecine allopathique qui ne fait souvent que déplacer les problèmes (maladies iatrogènes en progression).

Quant à l'espérance de vie :

- De quelle vie parle-t-on ? Tétraplégique ou grabataire, ou Alzheimer, Parkinson, cancéreux, etc., durant des années ; cela ne m'intéresse pas ;
- On a supprimé une bonne partie de la mortalité infantile, ce qui a rapidement fait monter la moyenne, mais ceci essentiellement par le mode de vie, l'alimentation d'il y a cinquante ans ;
- On maintient en vie plus longtemps en totale dépendance et souvent dans la souffrance ; quel intérêt pour le patient ?
- Là aussi, je suis intimement convaincu que les générations « Mac Do » ne bénéficieront pas de la même espérance de vie que les sexagénaires actuels.

Tout cela pour dire qu'il est grand temps de réagir, de changer de mode de vie, d'alimentation, de surveiller l'environnement (air, eau, mer et terre), de ne plus croire aveuglément ce que les experts médiatisés tentent de nous faire croire, de devenir acteur de l'environnement et de sa santé, de se prendre quelque peu en charge en étudiant différents courants de pensée, sans se laisser piéger par la pensée unique transmise par les médias.

J'espère que ce livre permettra au lecteur d'ouvrir un peu les yeux et l'esprit pour ne pas continuer à être considéré comme le mouton que l'on tond en lui faisant toujours peur (peur de l'enfer par les religions, peur de la maladie par la médecine, peur des accidents par les assurances, peur de manquer par la société de consommation, etc., etc.).

Bernard Christophe
Diplômé d'État en pharmacie, spécialisé en
phytoaromathérapie depuis près de quarante ans.

PRÉFACE
TOMBÉ DU GRAND CHEVAL

Dans ce livre, il sera question d'une nouvelle maladie populaire qui semble prendre petit à petit de l'ampleur : la borréliose.

La borréliose est à la mode. Les publications sur ce thème s'amassent. La plupart du temps ce sont des traités conformes à la médecine officielle, des analyses soumises à l'actuelle construction culturelle de la réalité et qui ne font pas exploser le cadre scientifique objectif. Les vecteurs – morsures de tiques et infections par borrélies correspondantes – sont montrés, les diagnostics posés, et enfin il est proposé une solution scientifique défendable. Elle s'appelle alors antibiotiques. Malheureusement ces remèdes magiques n'agissent guère en cas de borréliose. Ces bactéries rusées semblent proposer et obtenir des mots de passe face à nos armes les plus puissantes, les antibiotiques. Est-ce que ces petits êtres vivants ne seraient peut-être pas aussi inintelligents et primitifs que nous le pensons ?

Là où peu de chose aide, des doses plus fortes devraient aider. « Un renforcement des troupes » est annoncé ! Des quantités encore plus importantes de tueurs de bactéries et sur des durées plus longues semble être la seule chose qui vienne à l'esprit de la médecine d'école officielle. Que la borréliose est peut-être l'indice qui indique que nous sommes arrivés à la fin de l'ère des antibiotiques leur est difficile à admettre. Même les médecines alternatives ou non conventionnelles ont des difficultés à trouver leurs propres racines. Comme Sancho Panza, elles se traînent sur leur âne « alternatif », derrière le fier Don Quichotte de la médecine d'école officielle. La direction est la même. Dans leur sac, elles traînent un nombre impressionnant de remèdes plus naturels. Mais, cependant, les deux médecines, d'école officielle et alternative, restent menottées à l'image mondiale scientifique sanctionnée officiellement. La situation est une manne toute trouvée pour les charlatans qui proposent toutes sortes de remèdes miracles. Il est temps pour une vraie évaluation nouvelle.

Ethnomédecine

En ethnologie et anthropologie culturelle, on est conscient qu'il existe aussi d'autres modèles d'explication pour la maladie et d'autres méthodes de traitement que ceux que propose la médecine d'école officielle – qui depuis se nomme biomédecine. Pendant longtemps, personne n'a douté de l'objectivité des méthodes de la médecine d'école moderne occidentale, libre de métaphysique, inattaquable et prouvée scientifiquement et irréfutablement (Pfleiderer). Par contre, les systèmes de guérison des ethnies non occidentales – des peuples traditionnels, les indigènes, les « sauvages » – ont été frappés de l'image de superstition, de science empirique non démontrable et de représentations et traitements irrationnels. En regardant de plus près, il apparaît cependant que cette conception est un préjugé ethnocentrique, comme une présomption culturelle nourrie par la méconnaissance. Les chercheurs en ethnologie, sur le terrain, arrivaient toujours à montrer qu'il n'y avait pas seulement les médecins non issus de haute culture occidentale – guérisseurs traditionnels chinois ou médecins ayurvédiques indiens – qui travaillaient très bien et avec succès avec des modèles non compréhensibles par les concepts occidentaux, mais aussi des guérisseuses par les plantes, des sorciers avec tambours et danses, sorciers africains mélangeant des poisons et invoquant les esprits des ancêtres, curanderos sud-américains utilisant des plantes modifiant les consciences, des chamans sibériens extatiques et autres guérisseurs des peuples sans écriture et qui peuvent montrer des succès de guérisons remarquables. Entre-temps, cela fut aussi reconnu par l'Organisation mondiale de la santé (OMS) à Genève et par l'Unesco. Déjà en 1976, l'OMS a reconnu le rôle essentiel que jouent les guérisseurs traditionnels pour la sécurité de la prévention pour plus de la moitié de la population mondiale (Foster / Johnson). À l'occasion de la conférence d'Alma-Ata (Kazakhstan, 1978) l'OMS exigea une évaluation des médecines traditionnelles et leur intégration dans la médecine moderne (Heinrich).

Du point de vue de l'ethnomédecine, la médecine d'école officielle n'est justement pas la dernière instance en ce qui concerne la guérison et la médecine. Elle n'a pas le monopole, mais représente uniquement, au même titre que d'autres thérapeutiques, un des nombreux autres points de vue possibles. Elle aussi est culturellement marquée, est une construction culturelle, est un produit de certains processus historiques et sociaux.

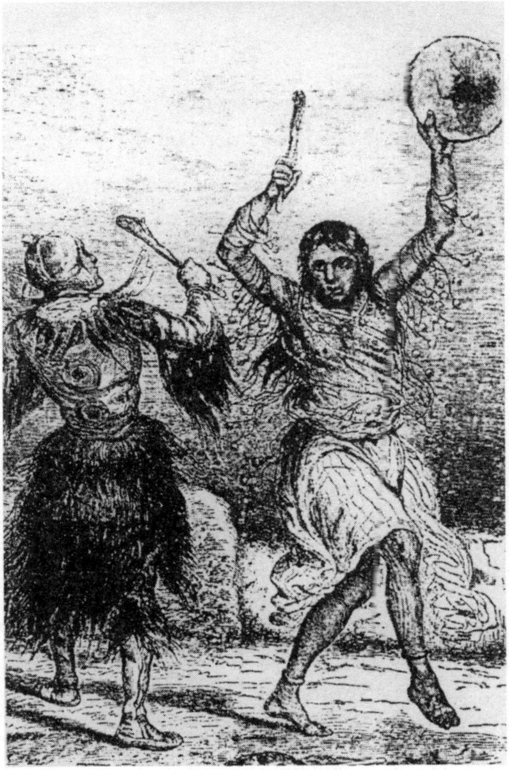

Chaman guérisseur

Notre recherche médicale ne découvre pas des faits donnés et objectivement présents, mais produit ces faits par l'interaction entre chercheurs et objet. Sans que cela lui soit conscient elle part *a priori* de principes de base compréhensibles qui ne sont pas discutés au fond.

Parmi eux :

- La construction de paires contraires : nature *versus* culture humaine, corps *versus* esprit, individu *versus* société, passions (sentiments) *versus* raison, santé *versus* maladie, naturel *versus* surnaturel, objectif *versus* subjectif ;
- L'acceptation que par la logique et la méthode scientifique on puisse comprendre des mécanismes naturels comme les processus maladifs ou la guérison ;
- L'acceptation qu'avec les méthodes technologiques l'on puisse maîtriser, manipuler le monde naturel, tout comme le corps. Derrière cela se trouve la nouvelle conception actuelle, que l'homme est en fait une machine – toutefois, une biomachine intelligente, câblée cybernétiquement avec un genre de calculateur comme cerveau où des données sont gravées sur le disque dur.

À cette image correspondent alors aussi des concepts tels que « manque d'énergie », « usé » ou « être remonté », « batteries à plat », « pompe cassée », « tuyaux bouchés ». Les humanoïdes bioniques comme Terminator joué par Schwarzenegger appartiennent à la mythologie de cette optique du monde, tout comme l'idée que les morts cérébraux ou des clones pourraient servir de pièces de rechange et que des reins et foies peuvent être échangés comme des tuyaux d'échappement ou des bougies de voiture ;

- Que la croyance aux esprits, ancêtres et instances supérieures est superflue et devrait être abandonnée si l'on veut comprendre un processus maladif (Lock/Scheper-Hughes).

« De quel corps a besoin la société, l'État ? », demande le philosophe français Michel Foucault. Dans cette question se trouve la reconnaissance que le corps n'est pas seulement quelque chose qui est simplement déterminé biologiquement. Il est – comme aussi les médicaments, les descriptions de maladies, les diagnostics et les processus thérapeutiques – une construction culturelle. Ceci est valable aussi pour le concept du corps dans la médecine d'école officielle, qui depuis la reconnaissance du corps physique l'a séparé de l'âme et l'a déclaré comme mécanisme. C'est seulement au XXe siècle que l'essai a été fait, en psychiatrie et en psychosomatique, de recoller corps et esprit. Mais même là, on recherche toujours encore le réel, c'est-à-dire des causes matérielles, organiques, avant tout dans le métabolisme cérébral.

Il y a autant de modèles corporels que de système de guérison. Les peuples traditionnels ne se représentent pas le corps, le contenu de l'abdomen et le fonctionnement des organes comme une mécanique. Ils ne réduisent pas non plus la réalité à tout ce qui est pesable et mesurable. Ceci ne veut pas dire qu'ils n'observent pas soigneusement et exactement. Souvent, ils observent plus exactement que nous les phénomènes naturels (Levi-Strauss). Mais, ils n'excluent pas les aspects énergétiques, spirituels et de l'âme comme d'emblée irréels ou subjectifs. Aucune construction ancienne ou ordinateur ne représente pour eux le modèle de pensée, mais le paysage, le climat, le cours des saisons ou le mouvement des planètes. Par analogie avec le cours des saisons, les rythmes de la nature, on reconnaît et on comprend ce qui se passe dans le microcosme de l'organisme. La grande nature, le macrocosme, est lui-même un corps respirant et vivant. C'est la terre mère, le vieux géant ou l'originel être hermaphrodite qui s'est livré et a abouti à la création. Il a des os (formations de pierres, montagnes) comme nous, des artères et des veines (fleuves, mers), un cœur (soleil), un cerveau (lune), de la peau (la terre – humus), des cheveux (forêts, herbe), un vagin (sources, marais), seins, articulations, respiration (vents), etc. Pour la plupart

Le modèle chinois : Yin-Yang et les cinq éléments.

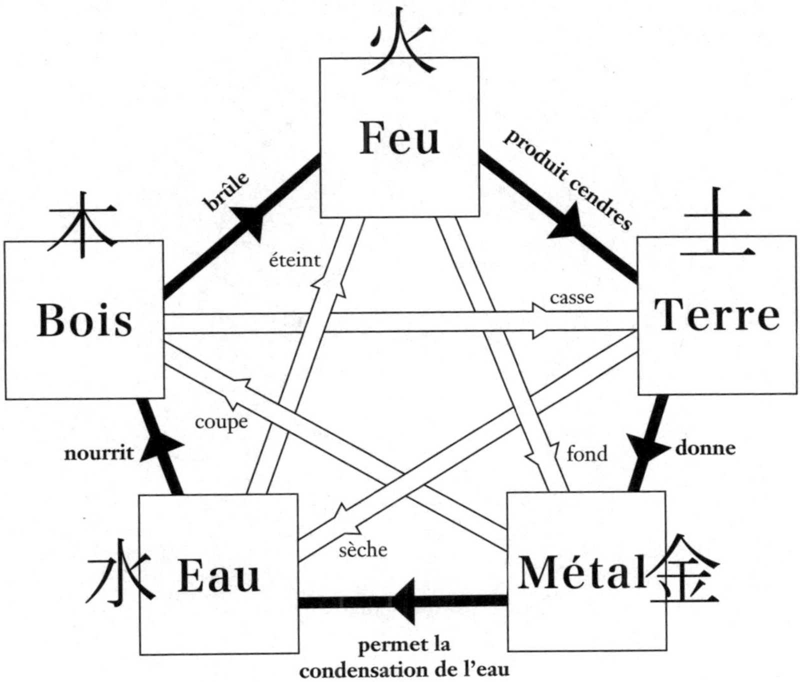

des contemporains cette métaphore est largement naïve et primitive. Que l'on puisse cependant penser avec de telles métaphores et que l'on puisse en tirer des rapports utilisables, c'est ce que montre par exemple la médecine chinoise. Des cycles de fonctions et des phases de transitions relient cinq éléments, cinq périodes de l'année, cinq goûts, cinq états d'âme et cinq parties du corps. Bois (foie, vésicule biliaire, colère, printemps) brûle par le feu (cœur, joie, été) et devient terre ou cendre : terre (rate, souci, fin de l'été) qui donne du métal (poumons, tristesse, automne) qui fond et devient liquide (eau) ; eau (reins, peur, hiver) nourrit à nouveau le bois.

Un schéma identique est utilisé par les guérisseurs de la Grèce ancienne. Quatre périodes de l'année avec leur différents degrés de température et d'humidité représentent par analogie quatre fluides vitaux (sang, bile jaune, bile noire, mucus), reliés à quatre éléments, quatre périodes de la journée,

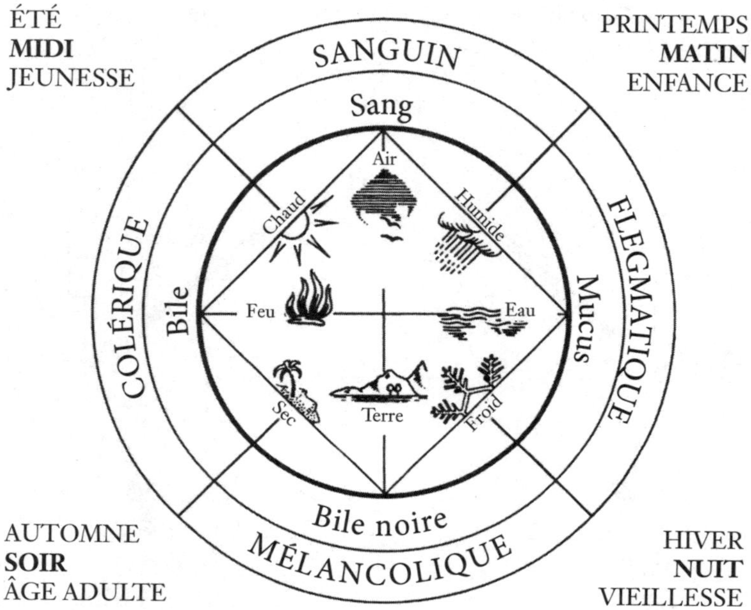

Schéma pathologique humoral

quatre périodes de la vie, quatre types de tempérament et autres apparitions. Avec cette métaphore, on a guéri durant plus de mille ans, jusqu'après la renaissance.

Les Indiens Qollahuy en Bolivie comparent le corps avec une montagne, avec tête, cœur (le village), estomac, poitrine, pieds, etc. Sources et rivières sont son sang, le cours des saisons son rythme de vie, clairières et exploitations minières son état de santé, tremblements de terre, glissements de terrain, cascades soudaines sont ses maladies. On guérit des pathologies humaines en s'occupant avec des rituels autour d'une montagne divine à proximité du village (Lock/Scheper-Houghes).

Les anciens Égyptiens comparaient le corps humain à la verte vallée du Nil, entourée de désert poussiéreux. Le courant du Nil, qui rend possible la vie en apportant des alluvions fertiles, en rafraîchissant la végétation et en emportant les pourritures et les eaux infectées des canaux d'irrigation, ont été mis en parallèle avec le système digestif, de la bouche jusqu'à l'anus. Il était important d'équilibrer sécheresse, inondations, variations, troubles et blocages des canaux. C'est pour cela qu'avant tout dans la médecine égyptienne les laxatifs, vomitifs, clisters, ventouses et saignées jouèrent un rôle important.

En Inde, c'était les trois périodes marquantes de l'année qui donnèrent le modèle : est-ce que l'être humain ne ressent pas aussi des états de chaleur (Pitta) qui ressemblent à la période chaude et sèche ? Ne ressent-il pas aussi la chaleur humide, visqueuse, des états infectants (Kapha) ou la fraîcheur et le vent (Vaya/vata), comme on les vit dans la nature à la fin de l'automne ? (Storl)

Chez certains peuples, et aussi chez les Européens les plus avancés technologiquement, on se représentait le corps comme une maison : la cheminée chaude au milieu, l'âtre, était le cœur ; l'étable qui se trouvait dans le même bâtiment avec ses animaux était le bas-ventre. La maladie est selon cette représentation impureté, manque de nourriture ou de bois, ou une visite non bienvenue (d'esprits, de démons).

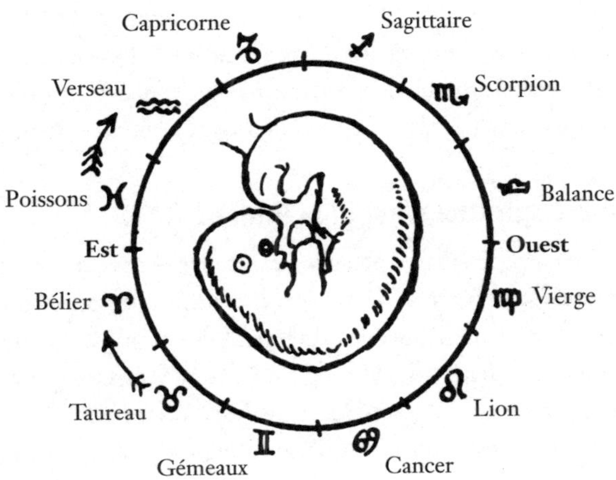

L'embryon humain dans le cycle astrologique

Au Moyen Âge et avant tout à la Renaissance, le corps humain a été intégré dans un filet de concepts cosmiques astrologiques énergétiques : il était considéré comme l'image microcosmique de l'ensemble du cosmos. L'ensemble du cycle animal se trouva à nouveau en lui, des forces du bêlier dans la tête jusqu'en bas les forces des poissons dans les pieds. Les planètes maîtrisaient les organes et les sentiments ; les énergies planétaires frayaient leurs voies à travers l'ensemble du ventre. Le médecin devait être astrologue, devait savoir quelles planètes étaient actives dans les organes et les plantes médicinales et comment celles-ci pouvaient être mises en relation.

En Afrique traditionnelle, l'humain et son corps font partie du champ des tensions sociales. La maladie ne se limite pas à l'individu. Les tensions dans la tribu ou dans le voisinage, rupture de tabous, insulte des ancêtres et des choses de cette sorte rendent malade. Envie, haine, pensées mauvaises perturbent l'harmonie de la communauté et comptent comme sorcellerie. Le diagnostic de la maladie signifie trouver la source de perturbation, et celle-ci ne se trouve pas dans des dysfonctionnements organiques ou des bactéries infectantes, mais dans le domaine des relations humaines. La société, l'ensemble du village sont inclus dans le rituel de guérison.

D'autres exemples pourraient remplir des livres. Mais il suffit. Ce qui nous intéresse ici est la réalité que chaque système de guérison, chaque modèle de pensée a sa validité et a à présenter des succès de guérison.

En conséquence, dans ce livre, nous ne nous fierons pas seulement à des recherches biomédicales orthodoxes et constructions, mais nous intégrerons aussi des sources ethnomédicinales et ethnobotaniques.

Le *leadership* spirituel n'est plus évident

Ce livre n'a pas été écrit par pression vaniteuse du savoir ou curiosité de chercheur, mais il résulta de la situation critique de santé, qui se révéla après que je fus moi-même atteint de borréliose. Ainsi, c'est aussi un livre très personnel, qui démontre le long chemin aventureux qui amena pour moi la découverte du bon remède et du bon traitement. Sur ce chemin, ce que j'ai pu apprendre en tant qu'ethnologue de différents peuples. En même temps, j'ai pu puiser des connaissances dans le riche savoir expérimental ancien de l'herboristerie occidentale. Des guérisseurs cheyennes, d'Indiens et du vieux mineur Arthur Hermes, j'ai appris à faire confiance à mes intuitions. J'ai appris que nous connaissons mieux notre corps que notre raison hésitante ne veut bien l'admettre. Notre esprit peut par la méditation ou l'introspection bien mieux sonder et tester le corps que les tomographies informatiques les plus compliquées, scanners et méthodes par ultrasons. Même si cela paraît difficile à la raison superficielle journalière de comprendre, notre âme sait ce qui nous nuit et ce qui nous fait du bien. Ainsi, je m'efforçais, à côté de l'observation exacte des symptômes corporels externes, d'orienter ma conscience en fonction d'eux. Des Indiens j'ai appris à faire attention aux ambassadeurs imagés des rêves. Les habitants primitifs américains sont persuadés que beaucoup de visions, rêves, inspirations de guérison, mais aussi maladies, sont envoyés par nos cocréations, nos parents, des animaux, pierres, nuages, montagnes et plantes – et par les ancêtres, qui littéralement inspirent les bons pressentiments.

Je remercie les ancêtres d'avoir trouvé la bonne racine guérisseuse, la cardère, comme remède en cas d'atteinte par la borréliose ; parce que les tisserands furent les précurseurs, et depuis des siècles ils avaient affaire à cette plante.

Pour anticiper :
La teinture de cardère ou tisane, prise durant quelques semaines, avec en plus chaque jour ou tous les quelques jours un traitement hyperthermique (sauna, bains chauds à une température supérieure à 42 degrés), représente une bonne possibilité pour la guérison de la borréliose (pour données détaillées, voir p. 147).

Au cours du temps, cela s'est répété : de plus en plus de personnes atteintes furent attentives à cette cure avec la cardère, et de plus en plus de questions par e-mail, courrier ou appels téléphoniques m'étaient adressés. Ainsi, il me fut clair qu'il était temps d'écrire un livre sur ce thème. Dernièrement s'est annoncé un biophysicien de la Wetterau. Il écrivait qu'il était lui-même atteint de borréliose. Fatigue chronique, douleurs musculaires, articulations engourdies, pertes de mémoire, jusqu'à des états ressemblant à des psychoses l'ont tourmenté. Alors il a essayé la cure avec la cardère et, comme par enchantement, les symptômes disparurent.

« Avec cette cure vous avez rendu service à la médecine », écrivit-il, et proposa en remerciement de me prêter ses documents de recherche sur le thème de la borréliose, aussi longtemps que j'en aurais besoin. Bientôt, le paquet fut dans ma boîte aux lettres. L'épais classeur contenait un choix des plus récentes publications médicales dans le domaine de la recherche et une littérature professionnelle. Curieux, je feuilletais les divers textes et trébuchais à travers une jungle de termes latins médicaux ésotériques : *Cerfuroxim*, *Human granulocytic ehrlichiosis*, Western Blot, *lipopolysaccharides*, *cytokine* et avec cela toujours des abréviations : CPK (créatine-phosphokinase), ELISA (Enzyme-Linked-Immuno-Sorbent-Assay), ESR (Erythrocyte-Sedimentation Rate), EMC (Érythème migrant chronique), JHR (Jarisch-Herxheimer-Reaction), IgM et IgG (Immunoglobulines M et G), PCR (Polymérase-Chain-Reaction), etc., qui n'étaient pas explicités plus amplement. À l'aide saint Antoine ! Cela risquait de durer des semaines pour se frayer un chemin à travers ce désert. Je n'avais donc pas besoin de cela. Par ailleurs, il y avait encore une quantité de bois à fendre, le jardin devait être préparé pour l'hiver, le compost devait être déplacé, les grillages réparés et l'étable nettoyée. Je posais donc ce classeur de côté, et entrepris de terminer les travaux physiques dans la maison et l'étable, d'écrire l'après-midi et d'oublier le classeur.

Avant de me mettre devant l'ordinateur pour prendre en main le projet, nous voulions encore une fois aller faire de l'équitation. C'était par une belle journée ensoleillée. Nous avons sellé les chevaux et en avant par monts et par vaux, le long d'un chemin forestier, à travers les pins. Les chiens suivaient en haletant. Bientôt la chevauchée se transforma en course. La plupart du temps je perdais, mais cette fois je flairai la chance d'atteindre en premier le croisement qui était notre but. Cependant, subitement, en plein galop, mon cheval dévia dans un angle aigu du chemin. La selle glissa. Je tapais avec le visage contre un tronc d'arbre et tombais. Je ressentis une douleur, comme si un géant des montagnes m'avait frappé avec une massue au visage. Par chance le coup m'avait atteint sous le cartilage du nez, sinon le nez aurait été cassé. Mais, les dents de devant branlaient et la lèvre était fendue. Puis, alors que je voulais remonter en selle, je constatais que quelque chose n'allait pas avec mon bras gauche. Le poignet enfla rapidement : il était cassé. Les Indiens que j'ai connus dans le Montana se seraient d'abord demandé quel était l'esprit qui était entré dans le cheval.

Mais, ici en Europe, on ne se pose pas de telles questions. Arthur Hermes, qui m'a initié aux dieux et esprits dans la nature, aurait certainement dit que ce coup venait d'une autre dimension, que cela avait quelque chose à voir avec une direction spirituelle. Et comme illustration il aurait invoqué l'histoire, comment en janvier 1945, dans sa ferme de montagne enneigée en Forêt-Noire, il filait avec des skieurs sur la prairie, et comment il s'était cassé la jambe dans une chute inévitable. Comment cela avait pu arriver fut pour lui une énigme, car il était un skieur expérimenté et toujours prudent. Quand il arriva à la maison le même jour, il y avait dans la boîte aux lettres une lettre de mobilisation. Une unité de cavalerie pour une attaque sur le front de l'Est devait être composée et ils avaient besoin d'hommes qui aient de l'expérience dans le maniement des chevaux. À cette époque il avait déjà 55 ans, mais la situation était sérieuse. Quand sa fracture fut guérie, la guerre était finie. C'était la direction spirituelle ! Certainement, il ne serait pas revenu vivant à la maison. Les dieux avaient une autre mission pour lui.

Pour moi c'en était donc terminé avec le bois à fendre, de retourner la terre au jardin, de nettoyer l'étable.

Même l'écriture sur clavier je pouvais l'oublier. Je ne pouvais même pas éplucher une tranche de pomme, nouer mes chaussures, ouvrir un pot de confiture, boutonner une veste. Absolument rien, en dehors de manger, dormir et… lire. Maintenant, j'avais le temps pour la lecture, beaucoup de temps. Ainsi, je repris le classeur du scientifique et m'y plongeais jusqu'à ce que le cerveau fume. Progressivement, je devins conscient que je n'aurais jamais pu écrire ce livre sans ces études préalables. La littérature était révélatrice. Il me fut clair combien de contradictions et affirmations infondées se cachaient derrière tous les chiffres et lignes des publications, ainsi que des formulations compliquées. Derrière la façade de la haute scientificité, il y avait un manque de conseils, de la confusion, mais aussi un besoin irrésistible de profil. Les statistiques présentées se contredisaient souvent. Par exemple, quel est le taux d'infestation des tiques par les borrélies ? Chaque expert donnait d'autres chiffres. À quelle rapidité les spirochètes se dispersent dans l'organisme ? Est-ce que cela dure des semaines, comme le pensent certains experts, ou cela dure-t-il seulement quelques heures ? Est-ce une infection légère qui se laisse maîtriser avec un traitement antibiotique durant trois semaines ? Est-ce même une maladie à la mode qui serait diagnostiquée trop fréquemment ? Ou s'agit-il d'une épidémie et même d'une pandémie qui s'étend de plus en plus loin et qui se cache continuellement sous des symptômes variables ? Les quotas de succès dans les traitements se situeraient autour de 90 % selon la thérapie de l'école médicale officielle, disent certains experts, d'autres parlent de 25 à 45 %, et d'autres encore disent qu'il s'agit d'une maladie incurable. On s'est battu sur la valeur des tests sanguins (diagnostic sérologique), et chaque fois il apparut que ces tests ne pouvaient permettre d'affirmations sûres. Est-ce que ce sont seulement les tiques qui transmettent ces spirochètes ou aussi les bourdons, les mouches, les acariens ou autres insectes ? Ou encore, est-ce que l'infection peut se transmettre par la salive ou par d'autres fluides corporels, sperme ou lait maternel ? Ou même par des transfusions sanguines en milieu hospitalier à partir des banques de sang ? On ne le sait pas. Combien de nouvelles contaminations y a-t-il ? Les évaluations officielles aux États-Unis varient entre 18 000 et 1 800 000 de cas par an. Est-ce une maladie nouvelle, ou a-t-elle toujours existé ? Pourquoi la borréliose, autrefois, en 1907, quand le médecin strasbourgeois Borrel découvrit les bactéries en forme de spires, n'était pas un problème ? Combien y a-t-il d'espèces de borrélies ? Est-ce que toutes produisent les mêmes symptômes ? Et cela est-il exact qu'en Amérique on trouve surtout *Borrelia burgdorferi* dans les tiques et les patients, mais qu'en Europe il y a présence d'autres espèces (*afzelii*, *garinii*, *lusitaniae*, *valaisiani*, *spielmani*) ? Comment cela se fait-il ? Les bactéries ne savent-elles pas encore qu'elles peuvent traverser les mers sans problème par avion ou par bateau ? D'innombrables questions et peu de réponses précises. Plus je lisais, d'autant plus fascinante était la lecture.

Certainement, c'était tout de même la direction spirituelle qui m'a mis hors de combat, pour me permettre de me consacrer sérieusement à l'affaire. La direction spirituelle n'est pas toujours aussi gentille et claire comme le déplorent chaque fois mes amis de la scène du New Age. Elle peut parfois être très brusque et rude ! Et parfois elle enrôle un géant avec une lourde massue ou envoie un lutin dans le cerveau d'un cheval.

Note complémentaire concernant le poignet cassé – vite guéri. Après avoir laissé mon esprit parcourir le bras dans la méditation et que j'eus reconnu que les os étaient proprement fracturés et qu'il n'y avait pas de fêlure et éclats annexes, je savais que je n'avais pas besoin d'aller chez le médecin. Je pouvais économiser les radios, plâtres et analgésiques. À la place j'enveloppai mon bras dans des compresses avec des racines de consoude fraîchement fendues – ce qui stimule les processus de cicatrisation (lors de la guérison apparaît la formation d'un tissu mou riche en cellules) et la formation du cal osseux – et agit encore en plus comme analgésique – et je bus beaucoup de décoctions de prêle des champs dont la silice soutient également la formation osseuse. En plus, je fis tous les jours des bains chauds du bras dans du suc de prêle auquel j'ajoutais à des fins anti-inflammatoires de la tisane de millefeuille. Les atèles qui servaient à maintenir l'articulation avaient été taillées par mon épouse dans de fines branches de saule souples. On pouvait les déplacer facilement pour le traitement de la fracture par les plantes. Cela n'aurait pas été possible avec un plâtre et la guérison aurait duré beaucoup plus longtemps. Ainsi, il advint qu'après déjà trois bonnes semaines je pus m'asseoir devant le clavier et écrire ces lignes.

PRÉFACE
À LA DEUXIÈME ÉDITION

Cet ouvrage ne récolta pas que des louanges, mais également des critiques. Il était négligent d'affirmer que les antibiotiques n'aident pas en cas de borréliose, et les personnes atteintes qui s'en tenaient à de tels conseils s'exposaient à des risques d'invalidité. Je ne dis pas que les antibiotiques n'aident pas, mais que souvent ils n'aident pas. J'ai écrit ce livre entre autres parce que des centaines de courriers et e-mails me parvenaient de personnes atteintes, qui malgré l'antibiothérapie ne furent pas guéries, et qui avaient entendu qu'il existait d'autres possibilités. Au premier stade, il est plutôt possible de stopper l'infection par les antibiotiques. Cependant, cela ne dure que de deux à trois semaines après l'infection avant que des anticorps détectables sérologiquement se forment ; souvent, les personnes infectées ne remarquent même pas qu'elles ont été mordues par une tique. De même, l'érythème migrant – ce premier symptôme directif – n'apparaît que chez 50 % des sujets. Dans cette phase, il est alors le plus souvent trop tard pour la doxycilline, car les borrélies se sont répandues entre-temps dans le corps et se sont cachées dans des zones très peu irriguées (cartilages, cicatrices, endothélium, etc.) ; par ailleurs, elles peuvent, quand le milieu leur devient défavorable, s'encapsuler jusqu'à dix mois avant de redevenir actives.

À cause de toutes ces difficultés dans le traitement de la borréliose, il m'apparut sensé de prendre en considération les apports de l'éthnomédecine, non tirés de cercles culturels occidentaux, tout comme de la médecine expérimentale très bien documentée. C'est ainsi que je fus amené à la cardère et pus constater sur mon propre corps qu'elle m'avait rendu de grands services pour ma propre borréliose. Évidemment, cette phytothérapie devrait être testée plus en profondeur et analysée objectivement.

De même, la thérapie par la chaleur à plus de 40 °C – un apport du cercle culturel Karibi –, a été critiquée comme pouvant être un danger mortel. En réalité, elle peut être dangereuse, mais seulement pour des personnes de mauvaise constitution, avec des problèmes circulatoires ou d'épilepsie. Même cela figure dans le texte. Les tentes ou huttes à vapeur ou les températures extrêmes dans la vallée du Gange sont encore plus chaudes (45 °C).

Enfin, je voudrais insister sur le fait que malgré certaines pointes occasionnelles il ne s'agit pas pour moi d'une campagne contre la médecine officielle. Je connais le stress et la charge qu'a à porter le médecin en pratique. Ce livre ne doit pas proposer des dogmes, mais des incitations.

« Ne laisse pas arriver au point d'avoir enfin trouvé le diagnostic parce qu'à ce stade ton destin est scellé. »

CLEMENS KUBY
En cours de route vers la prochaine dimension

« Nous savons que la borréliose de Lyme peut résister aux antibiotiques. Dire que quelqu'un est guéri parce qu'il a pris une certaine dose d'antibiotiques est une aberration. »

WILLY BURGDORFER
découvreur des spirochètes Borrelia, 2001

RENCONTRE AVEC LE DIABLE

Lors du rituel nocturne de transpiration en hutte auquel j'ai participé, il ne régnait pas un esprit particulièrement bon. En partie parce que cet esprit avait à faire avec moi ; j'étais surmené de travail et avais trop peu dormi auparavant. Ceci m'irrita d'être accroupi dans le ventre de la terre mère, nu comme un ver et étroitement enserré entre des Indiens amateurs aux cheveux longs et transpirants, que l'on ne connaissait même pas. Les pierres chauffées au rouge au milieu de l'étalage en saule couvert de couvertures et nattes de feutre rayonnaient d'une chaleur étouffante, mais au niveau du dos il y avait un courant d'air froid à travers les fissures. La méditation engagée, l'appel festif du dieu aigle, des bisons et autres animaux forts indiens à travers l'animateur de la tente, ne me toucha pas spécialement. Nous étions dans la vallée du Neckar, quelque part entre vignobles de boissons chimiques et prairies nues à proximité de Heidelberg ; là on ne devait donc pas se référer aux animaux puissants et esprits d'ici, de la nature directement environnante et ne pas partir dans des abstractions quelconques. Il s'agissait cependant, ici, de se relier à la terre, aux plantes, animaux et esprits ! Au moment où fut invoqué le comique farceur, le coyote Shawnodese qui règne sur le sud et apporte la pluie chaude, le maître de cérémonie s'adressa à moi : « Wolf, certainement tu le connais, le *trickster*, le farceur divin, de ton temps dans les Rocky Mountains. »

Alors mon ego s'exprima, se hérissa, trouva la voie lourde de signification des sages expérimentés et répondit : « Oui, bien sûr, je connais bien Shawnodese ! »

Dans les premières lueurs du matin, quand nous sommes sortis de la tente, je me roulais dans l'herbe mouillée de rosée pour me rafraîchir. À ce moment, une tique se fixa au niveau du bas-ventre. Mais je ne l'ai remarquée que deux jours plus tard. Elle m'a attaquée quand je me trouvais dans une situation d'affaiblissement de mon système immunitaire. Peut-être, était-ce tout de même Shawnodese qui m'avait attrapé et qui avait remis mon ego en place. On ne doit pas provoquer les dieux et on ne doit pas jouer avec les choses sacrées – c'est ce que m'ont toujours répété mes amis médecins Cheyennes.

Peu après se forma, depuis l'endroit de la morsure, le cercle rouge grandissant, appelé érythème migrant. Aussi je ne me sentais pas bien, étais épuisé et irritable, avais des maux de tête, dormais mal, n'avais plus une bonne vue, et le ganglion lymphatique de l'aine commença à enfler. Un ami médecin, qui par ailleurs s'investit beaucoup dans la phytothérapie, diagnostiqua la borréliose et tenta de me persuader que « lors de borréliose, fini les plantes, seuls les antibiotiques peuvent aider et à fortes doses ! » Par des images graves, il me décrivit le déroulement de l'infection par les bactéries *Borrelia burgdorferi* transmises par les piqûres de tiques : si l'on n'intervient pas immédiatement avec des antibiotiques, cela conduit dans une deuxième phase à des paralysies, de l'arthrite, inflammations articulaires errantes, des dommages cardiaques et enfin aussi à des crises neurologiques ou des inflammations des méninges. Dans la phase trois, on finit en fauteuil roulant parce que les articulations se paralysent, et enfin cela peut aboutir à des troubles de la coordination (ataxie), à des pertes nerveuses au niveau cérébral et même à de graves psychoses. La bactérie est un spirochète de la famille de ceux de la syphilis. Et, comme cette maladie vénérienne, l'infection est récidivante, ce qui veut dire que la maladie évolue par étapes, les symptômes disparaissent un certain temps, le patient croyant alors être sur le chemin de la guérison, et ils reviennent alors d'autant plus forts.

Quel diagnostic ! Avant, je soignais tous mes maux avec des plantes, bouillottes, pierres chaudes que j'appliquais, et beaucoup de sommeil. Mais que devais-je faire dans ce cas. Enfin, j'avais une famille à entretenir. Il y a des années, j'ai vécu, à la suite d'une antibiothérapie, une superinfection dont j'ai souffert durant des années. Je ne savais pas non plus qu'il ne faut user d'antibiotiques qu'avec beaucoup de précautions parce qu'ils représentent une intervention massive dans le système immunitaire propre de l'organisme : ils perturbent la flore intestinale symbiotique qui représente une partie importante du système de défense corporel ; ils provoquent dans l'organisme un terrain favorable aux mycoses et favorisent ainsi les *Candida albicans* et d'autres champignons ; ils peuvent provoquer des réactions allergiques qui peuvent aller jusqu'à des chocs anaphylactiques mettant en jeu le pronostic vital. L'écosystème naturel intérieur, qui protège normalement l'organisme contre les infections, est ainsi perturbé.

J'étais intérieurement tiraillé et me fis des reproches. Étais-je quelque peu paranoïaque de ne pas vouloir faire cette cure d'antibiotiques ? En était-il vraiment ainsi, que dans ce cas il n'y avait pas de plante adaptée au traitement de la maladie ? J'avais l'impression que le temps pressait. Chaque jour – c'est ainsi que je me le représentais –, ces spirochètes se dispersaient et iraient envahir articulations, cerveau et autres organes vitaux. Je lus tout ce que je pouvais trouver sur ce thème. C'est ainsi que je tombais sur un ouvrage médical pour diagnostic et traitement, *Consilium Cedip Practicum* (1995), sur une statistique qui montrait que 23,8 % des forestiers testés en Allemagne étaient porteurs d'anticorps contre les borrélies, sans même savoir qu'ils ont déjà été infectés. Une étude de l'Association médicale américaine (AMA, 1995) constata que seulement la moitié des patients avec diagnostic borréliose souffrait effectivement de l'apparition de la maladie. Cela me donna de l'espoir. Si effectivement le système immunitaire a la capacité de produire des anticorps contre ces spirochètes, alors le plus évident serait donc de soutenir le système immunitaire par toutes sortes de remèdes. Du fait que les antibiotiques peuvent avoir un effet immunosuppresseur, et de ce fait diminuent les défenses corporelles, ils ne semblaient pas – selon ma conclusion – représenter la solution thérapeutique adaptée.

La fin de l'ère des antibiotiques

Les antibiotiques, tout comme cortisone et stéroïdes, sont – j'en suis parfaitement conscient – les vaches sacrées de la médecine moderne. Il ne faut pas y toucher. Ainsi, des critiques orientent toujours leurs réflexions avec cet aveu, que les armes les plus puissantes de la médecine reconnue ont sauvé des millions de vies, et qu'en cas de nécessité ils sont incontournables. Cela est certainement vrai. La vie de mon père, qui durant sa détention comme prisonnier de guerre en Égypte, n'a-t-elle pas été sauvée par la pénicilline alors qu'il a failli mourir de dysenterie ?

Mais, depuis, la question est justifiée si les coûts des antibiothérapies ne sont pas plus élevés que leur utilité. Ainsi, tout a commencé avec beaucoup d'espoir. En 1928, le bactériologiste Alexander Flemming remarqua que des spores de moisissures de l'espèce *Penicillium*, qui par hasard sont tombées dans une boîte de Pétri ensemencée avec une culture de staphylocoques, diminuaient la croissance de ces bactéries. Ce fut l'idée lumineuse : avec des poisons de moisissures on pouvait tuer des bactéries pathogènes ! Peu après, en 1935, le pathologiste Gerhard Domagk découvrit l'activité antibactérienne des sulfamides, qui étaient efficaces contre des bactéries Gram + et Gram -, ainsi que contre les *chlamydiae* et protozoaires.

Vers la fin de la Seconde Guerre mondiale les antibiotiques prirent toute leur signification. Les épidémies, auxquelles s'ajoutent les plaies et maladies vénériennes des soldats, semblaient avoir été écartées du monde pour toujours. Une ambiance euphorique se répandit. On avait vaincu les nazis, et maintenant on allait vaincre définitivement les bactéries. Certains scientifiques promettaient même la fin de toutes les maladies pour l'humanité. Le médecin général américain William Steward déclara à la fin des années soixante devant le Congrès américain : « Le chapitre des maladies infectieuses est une fois pour toutes clos. La variole et la polio sont éliminées ; la malaria et la tuberculose sont sur le bon chemin. », (Buhner). Je peux bien me rappeler comment les enseignants dans les écoles primaires de l'Ohio nous racontaient à nous, enfants, que lors du changement de millénaire en 2000 il n'y aurait plus de maladies grâce à la pénicilline, et qu'il n'y aurait plus de manque d'énergie grâce aux centrales atomiques.

Personne n'a remis en cause le dogme que les bactéries sont la cause des maladies et épidémies. Le mode de pensée officiel de cette époque était purement social-darwinien. Dans la nature, il règne à tous les niveaux une lutte acharnée pour la survie et un combat concurrentiel : l'homme contre les bactéries, les nuisibles contre les plantes, les parasites contre les animaux utiles. Ce combat était un combat manichéen[1], une lutte des bons contre les méchants. Les bactéries étaient indiscutablement du côté des méchants, comme aussi les serpents venimeux, les loups ou les ennemis de la démocratie ou du progrès. Dans le monde occidental sécularisé croissant, les êtres vivants microscopiques invisibles prirent pour l'humanité la place

1. Le manichéisme, ainsi nommé par le donateur religieux Mani (216-277), représentait un dualisme radical du bien contre le mal, de la lumière contre l'obscurité. Cet enseignement influença la pensée de Saint Augustin et continue à exister dans l'islam, le calvinisme et quelques autres courants philosophiques. Voir Storl, *Shiva*, chap. 9, KOHA-Verlag, 2002.

Bactéries représentées comme de petits diables. Représentation victorienne, Londres, 1858.

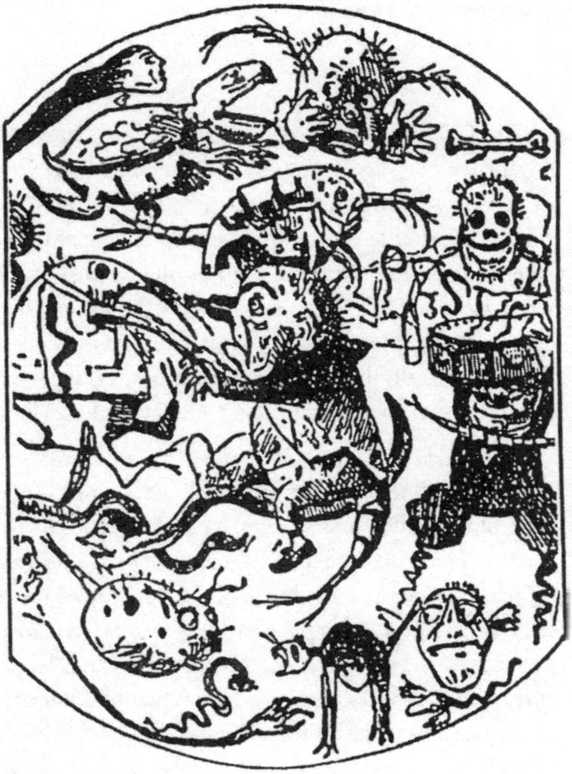

du diable et de ses anges démoniaques. Et celui qui appartient au clan des bons ne fait aucun compromis avec le diable !

Cette pensée s'imposa également dans le domaine de la lutte contre les nuisibles dans l'agriculture : DTT, malathion, lindane et autres poisons chimiques devaient protéger les plantes ; d'autres poisons, les herbicides devaient détruire les mauvaises herbes. De même en politique, ce modèle de pensée trouva sa place : durant la Première Guerre mondiale on introduisit des deux côtés des gaz toxiques contre des nuisibles humains ; durant la Seconde Guerre mondiale, ce furent des bombardements de zones, des camps d'extermination et la bombe atomique qui servaient à éradiquer les ennemis. Durant la guerre froide, on a développé des armes NBC (nucléaires, bactériologiques, chimiques) pour éliminer le bacille du bolchevisme ou, selon le point de vue, le bacille du capitalisme. Aujourd'hui, ce sont les imprévisibles terroristes, qui, tout comme les bactéries et virus dans le corps, mènent une guerre asymétrique, inégale, secrète, déguisée, dans le monde entier.

Du fait de ce mode de pensée, la guerre antibiotique contre les micro-organismes se sert presque exclusivement d'un vocabulaire militaire : on tire sur des symptômes ; il y a invasion des germes ; l'organisme est un champ de bataille ; les cellules tueuses attaquent les cellules étrangères, les macrophages font le ménage après une défense fructueuse, et les médecins sont placés au front. Il y a des contre-offensives et des marches victorieuses ; les agents pathogènes sont soumis aux rayonnements, bombardés, anéantis ; les systèmes de défense sont renforcés, et avec suffisamment de soutien (financier) on réussira un jour à éradiquer les maladies infectieuses.

L'ennemi désigné, les micro-organismes, sont le groupe le plus important d'êtres vivants sur terre. Et les plus anciens ! Ils vivent depuis 3,5 milliards d'années sur cette planète. Ils ont une capacité d'adaptation extraordinaire et en aucune façon ne sont aussi primitifs que nous le pensons. Ils maintiennent la fertilité de la terre, et sans eux il n'y aurait pas de vie sur terre. Ils sont les précurseurs de tous les organismes pluricellulaires. Ils sont aussi nos précurseurs. Certainement que les chloroplastes, ces petits corpuscules verts dans les cellules des plantes, qui permettent d'emmagasiner l'énergie lumineuse du soleil, furent aussi des micro-organismes libres. Les mitochondries, qui sont responsables de la respiration cellulaire dans les cellules végétales et animales, et les plasmides, qui transmettent une partie des informations héréditaires, furent aussi autrefois des bactéries qui ont été intégrées dans des cellules (Dixon).

Partout sur la planète, les bactéries et autres micro-organismes digèrent les biomasses – de l'ordre de 400 milliards de tonnes par an – et les régénèrent en libérant une nouvelle énergie résultante. Sans les bactéries décomposant la cellulose dans leur estomac, les buffles, moutons et bœufs ne pourraient pas digérer herbe et feuilles. Les microbes envahissent tout ce qui est mortifère et qui perd de l'énergie vitale : les feuilles d'automne, excréments, cadavres, tissus morts. Ceci est leur fonction la plus importante dans la structure globale dans la nature : ils arrivent à assurer le nécessaire catabolisme (Storl). Le corps humain n'échappe pas non plus à ces processus ; nous aussi faisons partie de ce cycle naturel de vie et de mort, anabolisme et catabolisme. Si notre force vitale diminue en raison de modes de vie défavorables (vieillesse, mauvaise alimentation, poisons environnementaux, rayonnements, effets secondaires médicamenteux, stress ou – ceci aussi ayant une action immunodépressive – perte de la joie de vivre et sens de la vie), alors le terrain est préparé pour les bactéries chargées du catabolisme qui nous aident à finir notre incarnation.

Des billions de bactéries – plus qu'il n'y a eu ou qu'il n'y aura d'êtres humains sur terre – envahissent notre organisme. Par cellule corporelle il s'agit de dix micro-organismes (Blech). Du fait que la plupart du temps ils se montrent des hôtes pacifiques et serviables, nous n'en sommes même pas conscients. Ils représentent jusqu'à un kilo de notre poids corporel. Ils envahissent joyeusement la peau, la bouche, la gorge, le tractus digestif et le vagin, où ils forment un film qui empêche l'intrusion de germes pathogènes.

Au XIXe siècle, on reconnut au cours du développement de la microscopie, et plus tard sous l'influence des chasseurs de microbes, que la plupart des bactéries se trouvaient dans l'intestin. « La mort siège dans l'intestin ! », sonnait maintenant la citation ; les médecins diagnostiquaient chez leurs patients une intoxication intestinale, et une purification intestinale fut ordonnée. Depuis, nous sûmes que nous ne pourrions pas vivre sans les je ne sais combien de milliards d'invités aux repas, affamés ; sans ces 500 espèces de bactéries environ, qui envahissent l'intestin. La muqueuse intestinale, avec sa surface de contact de plus de 200 m^2, est notre organe immunitaire le plus important. Là, dans les muqueuses intestinales, notre organisme rencontre beaucoup de bactéries différentes, qui sont recueillies par les cellules immunitaires – les lymphocytes B[1] et lymphocytes T[2] –, sont reconnues, relâchées et gardées en mémoire. De cette façon, nos minuscules invités entraînent et stimulent notre système immunitaire. On arrive ainsi à la formation d'anticorps naturels qui sont libérés dans la lymphe et les voies sanguines et protègent le corps (Blech).

La flore intestinale nous aide aussi dans la digestion de nos aliments et livre des substances importantes à notre organisme : de la vitamine K qui est utile dans la coagulation sanguine, de la vitamine B2 (riboflavine), B6

1. Les lymphocytes B produisent des anticorps hautement spécifiques (immunoglobulines) contre des intrus inconnus (bactéries, champignons, virus) et enregistrent l'information (ce sont des cellules mémoire).
2. Les lymphocytes T (dépendant du thymus) détruisent, en tant que lymphocytes tueurs, les cellules étrangères au corps, mais peuvent aussi réprimer des réactions immunologiques quand la défense est couronnée de succès, ou qu'ils enregistrent en tant que cellules mémoire les caractéristiques des intrus.

(pyridoxine) et B12 (cobalamine), biotine, acide folique, acide pantothénique et autres. Depuis, nous savons aussi qu'un bon milieu intestinal, favorisé par des lactobacilles et bifidus, protège contre des micro-organismes pathogènes et des cellules de prolifération anormale.

Le vagin féminin contient aussi une flore variée. Si un enfant est mis au monde naturellement, il prend au passage les bactéries maternelles qui se développent rapidement. Lors de césariennes, il subsiste le risque que des bactéries pathogènes envahissent l'intestin du nouveau-né (Cannon). La flore intestinale du nouveau-né est absorbée par les immunoglobulines (IgA) du lait maternel et les micro-organismes qui envahissent les tétons. C'est ainsi que se développe le système immunitaire du nouveau-né.

Les bactéries sont depuis des centaines de millions d'années nos compagnons de route. Pendant ce long laps de temps, il y a des symbioses qui se sont réalisées, vitales pour les deux parties. La plupart des bactéries qui envahissent notre organisme ne sont pas pathogènes, mais comme le dit Jörg Blech, avant tout « stimulantes de santé ».

La flore intestinale saine est perturbée ou endommagée par les facteurs suivants : métaux lourds, poisons environnementaux, chimiothérapie, cortisone, vaccinations, alimentation erronée (trop de sucres, protéines), facteurs psychiques (stress, dépression, colère ravalée) ainsi qu'antibiotiques.

Les antibiotiques, comme leur nom l'indique, sont dirigés contre la vie donc antivie (*bios* = vie). Leur utilisation est une déclaration de guerre au monde des micro-organismes ; ils ont été découverts pour détruire ces derniers. Mais, compte tenu de notre coévolution et du fait que nous partageons le même espace vital, nous ne faisons que nous nuire à nous-mêmes en les utilisant. Les dommages que nous nous occasionnons sont, entre autres, les suivants :

- Des traitements répétés aux antibiotiques perturbent la très complexe écologie interne de l'organisme humain, ils laissent présents des processus maladifs qui peuvent progresser en sclérose multiple, diabète ou cancer (Mc Taggert) ;
- Des réactions allergiques, depuis les éruptions cutanées jusqu'à des chocs anaphylactiques mortels, sont possibles ;

- L'écosystème de la flore intestinale est troublé, particulièrement quand sont utilisés des antibiotiques à large spectre. Ils déciment les bactéries qui normalement prédominent dans l'intestin sain, et favorisent des micro-organismes plus dangereux qui vivent également dans l'intestin, mais qui sont normalement tenus en échec. Le dénommé « colon irrité », colite et d'autres maladies intestinales en sont souvent le résultat ;
- Il peut en résulter des superinfections. Cela signifie que la plupart des unicellulaires symbiotiques meurent et qu'alors le champ est libre pour une variété particulièrement agressive. Beaucoup d'infections urinaires graves trouvent ici leur cause ;
- Au cours des cinquante dernières années, depuis l'introduction de l'utilisation des antibiotiques (et des vaccinations de masse), on est arrivé à une augmentation dramatique des maladies auto-immunes et des allergies. Le soupçon n'est pas loin qu'il y ait des liens ;
- Beaucoup d'antibiotiques, comme la pénicilline, sont basés sur des poisons, qui isolent les organismes tels les champignons, pour se défendre contre les bactéries. Les antibiotiques provoquent dans le corps un terrain favorable aux champignons, ce qui favorise à nouveau les mycoses, comme le *Candida albicans* ;
- Celui qui prend des antibiotiques devient plus fragile aux infections parce que ces médicaments créent dans l'intestin un champ libre, qui peut être envahi par des agents extérieurs (Cannon). Nous sommes alors moins protégés, même contre les virus.

Dès le début, la prétendue arme miraculeuse à été utilisée trop souvent. À peine était-on dans le cabinet médical que le médecin de campagne utilisait une piqûre de pénicilline. La médecine moderne contre toute souffrance. Le rhume, déchirure musculaire, maux de tête, maux de ventre, inflammations – c'était bon contre tout. C'était ainsi, pas seulement à Spencer, dans l'Ohio, mais pratiquement partout le remède miracle était prescrit sans limites dans les années cinquante et soixante. Il fut donné contre les mycoses et les maladies virales et même là où l'infection aurait disparu d'elle-même, ou dans les cas où il aurait été préférable d'utiliser des

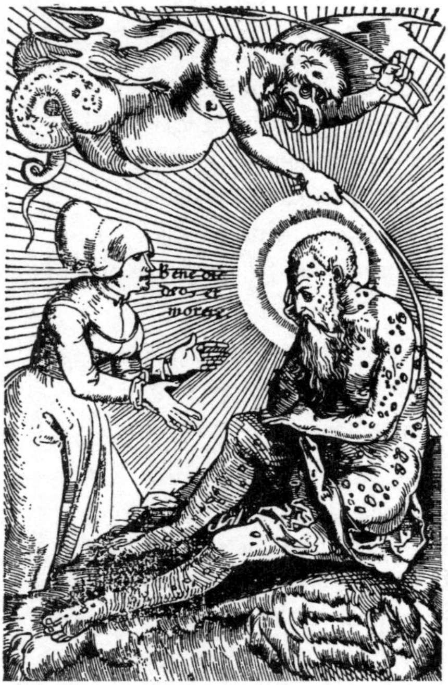

Maladie comme otage divin. Sculpture sur bois à partir de « Wundtarznei » de G.v. Gerdoff, 1530.

remèdes simples comme des tisanes ou du sommeil. On estime que 40 à 70 % des prescriptions étaient inutiles.

Depuis, on produit à travers le monde 50 millions de tonnes d'antibiotiques, dont la plupart de synthèse (Cannon). La plus grande partie va dans les élevages intensifs. Bœufs et porcs reçoivent trente fois plus d'antibiotiques que les humains. Ils doivent empêcher que les animaux sous contrainte ne meurent avant d'être mûrs pour l'abattage. En même temps, les animaux prennent plus rapidement du poids grâce aux antibiotiques. La tétracycline compte comme un stimulant de prise de poids actif. Mais, comme tout est lié dans le filet de la vie, l'être humain n'est pas épargné : rien qu'aux USA on peut attribuer 6,5 millions d'empoisonnements alimentaires dus à des salmonelles résistantes.

L'antibiothérapie est seulement profitable pour l'industrie. De petites firmes pharmaceutiques, on est arrivé à des géants multinationaux. Dans le monde occidental, on dépense autant pour les médicaments et la médecine que pour la défense. Il s'agit de centaines de milliards de dollars. Les deux, guerre et maladie, sont des thèmes qui font peur et avec la peur on peut manipuler et régner. Aujourd'hui, les Américains dépensent plus pour les médicaments que pour l'habitation et l'alimentation. Mais ils ne sont pas en meilleure santé pour autant.

Au début, personne n'a cru que les micro-organismes pouvaient se défendre ou qu'ils pouvaient présenter de nouvelles formes de résistance. Des scientifiques ne virent pas de danger parce que, selon les études évolutionnistes de Darwin, des mutations génétiques ne survenaient que très rarement. On a calculé une fréquence de mutations dues au hasard de l'ordre d'une chance sur un milliard par génération. Les bactéries réalisent des changements de génération très rapides : une bactérie produit par jour environ 17 000 cellules filles, qui elles-mêmes vont en faire autant en 24 heures. (*Les borrélies se reproduisent beaucoup plus lentement.*)

Mais, dans ces rapides changements de générations, on n'a pas vu non plus de danger puisque la majorité de ces mutations génétiques sont des malformations, n'apportent pas d'avantages pour la survie, mais finissent par la mort du mutant (Buhner).

La réalité se présentait toutefois autrement. Il s'avéra que l'adaptation de ces micro-organismes à des situations environnementales changeantes se passait très rapidement. Les antibiotiques représentent pour eux un stress environnemental extrême et une pression de sélection. Déjà, dans la première année (1945) après l'utilisation commerciale de la pénicilline, il y avait 14 % de bactéries type *Staphylococcus aureus* résistantes. Exactement cinquante ans plus tard, il y eut les premiers staphylocoques résistants à tous les antibiotiques. Entre-temps, rien qu'aux USA, arrivent dans les hôpitaux trois millions de patients avec des infections qui ne peuvent plus être maîtrisées par des antibiotiques. Deux millions d'Américains se contaminent avec des infections hospitalières difficiles à traiter, et malgré les 14 000 médicaments bactéricides enregistrés, environ 100 000 individus meurent chaque année de telles infections (nosocomiales).

(Garret). En Allemagne, entre 450 000 et 900 000 individus sont infectés chaque année avec des germes hospitaliers (Blech).

Les maladies infectieuses sont de nouveau en progression. Un cas sur sept de tuberculose ne réagit plus aux antibiotiques. Une nouvelle race de pneumocoques d'Afrique du Sud qui, à côté d'inflammations pulmonaires, provoque aussi des infections de plaies, des infections d'oreille et des méningites, est à l'abri des antibiotiques. L'OMS parle de huit millions de nouveaux cas de tuberculose ; trois millions meurent à travers le monde de l'épidémie prétendument maîtrisée. Blennorragie, syphilis, méningite, inflammation pulmonaire et autres tourments augmentent de nouveau.

Nous avons perdu la guerre contre les microbes. Le combat acharné que mènent les médecins contre les germes met en danger les bactéries qui nous protègent, et nous rend plus fragiles pour les maladies (Cannon). Les nouveaux germes sont plus dangereux que ceux d'avant l'antibiothérapie : nous avons élevé nos agents superpathogènes. Autrefois cohabitants inoffensifs de notre organisme, ils deviennent subitement des germes tueurs virulents comme *Escherichia coli*, qui appartient normalement à la flore intestinale normale et ne présente aucun problème, mais qui est devenu maintenant un mutant (E.coli 0157 : H7). Les champignons *Candida* aussi sont d'ailleurs inoffensifs, et ils deviennent seulement problématiques quand les défenses sont diminuées et que l'équilibre écologique interne est perturbé.

Les foyers de germes pathogènes se trouvent partout où les antibiotiques touchent des vies humaines ou animales en concentration importante : élevages intensifs de poules, étables d'engraissement, fermes à poissons, maisons de retraite, crèches, prisons, quartiers de taudis, asiles animaliers. Ici, les quotas de mutations sont particulièrement élevés. Aux USA, on injecte aux vaches laitières l'hormone de croissance manipulée génétiquement BGH (Bovine Growth Hormon), qui augmente très sensiblement la production laitière, mais qui en même temps conduit à des inflammations des pis bien plus nombreuses, entraînant à nouveau l'utilisation de plus d'antibiotiques et, par la suite, des mutations bactériennes plus importantes. Les déchets et eaux usées de tels foyers parviennent au sol et dans les eaux, et du fait que la plupart des antibiotiques se dégradent lentement, ils tuent, là aussi, des micro-organismes bénéfiques ou provoquent leur mutation.

Les groupes d'esprits des bactéries

Ce sont de véritables messagers de mauvaises nouvelles. Comment en est-on arrivé là ? Comment les microbes ont-ils réussi cela ? Lentement, les scientifiques reconnaissent que ces micro-organismes, bien que ne possédant pas de cerveau ni de système nerveux, se présentent cependant comme de rusés magiciens de la survie, qu'ils perçoivent ce qui se passe, qu'ils réagissent fort intelligemment aux antibiotiques et qu'ils peuvent transmettre à d'autres micro-organismes leurs connaissances. Un microbiologiste cité dans *Newsweek* se permit même une constatation non scientifique, en disant que ces germes sont des « *clever little devils* », c'est-à-dire de « rusés petits diables ».

Comment les bactéries arrivent-elles à s'immuniser contre les antibiotiques ? Quand leur environnement est pollué, elles n'attendent pas une éventuelle mutation, mais prennent leur disposition pour ces mutations déterminées en fonction des circonstances (Sheldrake). Lamarck[1] vous salue !

Des scientifiques américains furent stupéfaits quand ils constatèrent que souvent les bactéries mutent, déjà, avant qu'elles ne soient mises en contact avec un nouvel antibiotique, comme si elles avaient anticipé par une forme de prémonition (Buhner). Scheldrake explique cette réalité stupéfiante en disant que les microbes sont une partie de champs morphogénétiques, et que ces champs existent en dehors de l'espace et du temps.

En présence d'antibiotiques, l'échange d'informations entre microbes est multiplié par cent. Les bactéries résistantes échangent du matériel génétique (acides nucléiques en anneaux, plasmides), pas seulement par copulation avec leurs congénères, elles transmettent aussi l'information à d'autres espèces de bactéries. Des gènes sautants et vagabonds (transposons) sont répandus dans l'environnement et absorbés par d'autres bactéries. Une telle chose est impossible chez les organismes supérieurs parce que cela est obtenu de force par des manipulations génétiques. Des entérocoques résistants à la vancomycine[2] ont ainsi transmis leur immunité à des streptocoques et staphylocoques (Garret). Des virus aussi, qui de leur côté envahissent les bactéries, transmettent des informations concernant l'immunité à leur hôte bactérien. Quelques bactéries ont appris à transformer leur structure externe pour être moins attaquables, d'autres ont appris à évacuer plus rapidement les poisons de leur organisme, à neutraliser chimiquement les antibiotiques ou même à les utiliser comme alimentation.

En attribuant à ces unicellulaires une intelligence, nous nous trouvons à proximité dangereuse de représentations anciennes, depuis longtemps dépassées et mystiques, pas loin des pensées de Paracelse, qui voyait les maladies comme des entités spirituelles, des êtres naturels, qui découlent

1. Jean-Baptiste de Lamarck, chercheur naturaliste, établit la thèse que les espèces sont variables parce qu'elles réagissent à des *stimuli* environnementaux immédiats et qu'elles emmagasinent ces réactions dans leur hérédité. Cette thèse évolutionniste, considérée comme dépassée, a été remplacée par la théorie de sélection naturelle de Darwin.

2. Vancomycine, un bactéricide qui pénètre dans la paroi de germes Gram +, était longtemps considéré comme dernier espoir en cas de maladies infectieuses morbides.

des étoiles, de la nature, de l'esprit ou même de Dieu, et que l'on ne peut tuer ni même éradiquer. Ce que nous voyons comme des bactéries serait selon lui l'expression de ces forces spirituelles ou entités à l'intérieur d'un champ physique d'activité.

Les germes dits pathogènes, tout comme les apparitions de maladies, ont toujours un arrière-plan spirituel. Les souches bactériennes sont – selon Rudolf Steiner – des entités très intelligentes, des groupes de « moi » ou des âmes de groupe. Seulement, chez elles les cellules ne sont pas, contrairement à l'individu humain, liées à des organes condensés et organisés en corps solide, mais leurs innombrables cellules vivent de façon amorphe, libre et non liée. Leur entité corporelle se disperse pour ainsi dire sur des régions entières, au-delà des continents et même sur toute la terre. Et, de plus, elles sont dirigées par une intelligence invisible typique de l'espèce, un genre de « Moi-*Staphylococcus aureus* » ou un « Moi-*Borrelia burgdorferi* ». Comme un nuage ou plutôt comme une brume (*miasma*), elles étendent leur corps informe et fluide et accomplissent leur œuvre de destruction exclusivement là où elles trouvent le bon terrain, leur milieu nourricier accepté. Si des bacilles apparaissent de façon massive dans un organe ou une partie du corps humain, ce n'est que naturellement qu'ils produisent toutes sortes d'inflammations, tout comme chaque corps étranger intrus provoque des réactions (Steiner). Mais ces inflammations ne sont pas la maladie en soi, mais seulement la fumée qui provient du feu (Paracelse), seulement le signe révélateur que quelque chose n'est pas en ordre avec le terrain. Dans le sens christique, ces groupes de « Moi » intelligents et sages des bactéries pourraient être assimilés aux anges de la vengeance de Dieu ou aux démons en rapport avec les anges déchus, qui sont envoyés quand l'homme ne vit pas en harmonie avec le cosmos.

Ces anges, démons ou esprits de maladies peuvent être perçus par des personnes douées pour cela, lors d'états de conscience extraordinaires – dans le rêve, durant un glissement dans des états de conscience avancés ou lors de transes chamaniques. Lors de son errance à travers la Bohême, vers Vienne, Richard Wagner perçut, une nuit dans une auberge, l'esprit du choléra et s'entretint avec lui. Le lendemain matin, il apprit que la nuit précédente un autre hôte était mort du choléra dans le même lit. Lui-même ne fut pas contaminé. À partir de récits de chamans, nous entendons toujours à nouveau qu'une reconnaissance consciente et une approche sans peur de telles entités suprasensorielles évite souvent les peines.

Souvent, les formes des apparitions effroyables de ces entités astralo-éthériques ne sont pas le résultat de fantaisies arbitraires, subjectives, mais il s'agit de vraies perceptions transcendantes. Avec les cinq sens et les instruments techniques qui prolongent ces sens et les renforcent, on perçoit les choses matérielles du monde extérieur, empirique. Avec les sens intérieurs, cependant – dans les rêves lucides, dans les visions, dans les voyages chamaniques –, on perçoit le côté intérieur des choses, le monde astral non matériel, le monde des âmes, dans lequel se trouvent aussi les groupes d'âmes, les archétypes des plantes, des animaux et des microbes. De par le monde, chez tous les peuples traditionnels, on connaît ces entités, qui peuplent le côté intérieur des apparitions. Les contes et récits en parlent, les masques sculptés – faux visages des Iroquois, masques démoniaques tibétains, masques vaudou africains… – les représentent de façon imagée. Et du fait que les maladies sont des entités, le guérisseur chamanique traditionnel peut traiter avec elles et libérer le malade de leur emprise. Pour eux, non pour les spectateurs humains – éthnographes, touristes photographiant ou journalistes curieux –, sont valables les conjurations, fumigations, rituels ou prières. C'est ce que fait en réalité la guérison chamanique : la séparation avec l'esprit de la maladie. Les symptômes sont bien pris en compte, mais au second rang.

Le problème avec cette chose est, comme mon professeur d'anthropologie de l'université de l'Ohio, John Denton, l'a formulé il y a bien des années, que tout cela demande des capacités d'élite, des dons de clairvoyance que chacun ne possède pas. Scientifiquement, cela n'est pas testable. Et ceci est à la base antidémocratique. Si une déclaration n'est pas vérifiable ou, comme le philosophe Karl Popper l'a formulé, pas falsifiable, comment peut-on alors distinguer le véritable voyant du charlatan ? Le professeur Denton a naturellement raison. Et pourtant, il existe des individus qui voient des choses qui sont cachées à d'autres et c'est lorsqu'un choc salutaire, une maladie initiatique, comme la borréliose, vous touche et vous ébranle, vous arrache de votre abrutissement quotidien, que cela aiguise vos sens et vous rend plus sensible.

Cela doit être exactement une action résultante d'une borréliose. La maladie laisse derrière elle, même si elle est guérie, une sensibilité accrue chez l'individu touché. Il devient une Highly Sensitive Person (HSP), une personne hautement sensible (Aron). À cet aspect du « syndrome post-Lyme » appartient une intuition plus élevée et une fine perception de l'environnement. Ces personnes ne supportent aucun *electrosmog* qui provient de téléphones sans fil, téléphones mobiles ou four à micro-ondes, de même qu'aucun rayonnement basse fréquence de téléviseurs, ordinateurs ou prises électriques. Les métaux lourds et les pollutions géopathiques les perturbent également. C'est pour cela qu'ils apprécient le calme, la méditation et le séjour dans un environnement naturel.

Qui sait, peut-être est-ce le devoir de l'entité borrélie de rendre de nouveau les individus actuels un peu plus fins et sensibles ?

« La nature a toujours raison et les fautes
et erreurs sont toujours celles des humains. »

Johann Wolfgang von Goethe

UN INSECTE ENTRAÎNE LE MONDE DANS LA FRAYEUR

La petite ville de Old Lyme avec ses 7 000 habitants se situe dans le détroit de Long Island, détroit qui sépare le Connecticut de New York. L'endroit, avec ses maisons blanches décorées de bois et ses anciennes églises de l'époque coloniale, est entouré de zones humides et de collines boisées qui s'enflamment des couleurs les plus lumineuses lors de l'été indien. C'est au cours des années 1665 que les premiers Blancs s'établirent ici – pour l'Amérique ceci est une longue histoire. Mais l'endroit fut connu pour autre chose.

Au début de l'été 1975, une mère de famille se fit du souci à cause d'une étrange épidémie d'arthrite qui frappa la petite ville. Douze enfants furent atteints d'une arthrite rhumatismale. Comment cela se pouvait-il, puisque l'arthrite touche la plupart du temps des gens plus âgés ? Et avant tout, l'arthrite n'est pas contagieuse ! De plus, l'atteinte se passait au début de l'été, alors qu'habituellement les os et les articulations sont surtout douloureux dans la période fraîche de l'automne. Une observation attentive montra que la maladie commençait le plus souvent avec une tache rouge qui s'étendait au niveau de la peau. Cette tache cutanée survenait à la suite d'une piqûre de tique de cervidé[1].

Cette maladie étrange a été nommée relativement à cet endroit ; à partir de là, on parla de maladie de Lyme (*Lyme disease*).

Les piqûres ou morsures de tiques avaient toujours existé dans les forêts de la Nouvelle-Angleterre, pas vraiment en nombre aussi important que cela avait été observé au cours des dernières années. La morsure, ou plutôt piqûre, était importune, mais n'avait jamais été considérée comme un problème. Avec la flamme d'une allumette et un peu de vernis à ongles,

1. Tique de cervidé, *Ixodes scapularis*, autrefois *Ixodes dammini*.

on se débarrassait de la plaie. Mais il semblait maintenant que la tique n'était pas aussi inoffensive que cela. Willy Burgdorfer, bactériologue dans les laboratoires des Rocky Mountains, chercheur d'origine suisse, se mit à l'étude : il examina ces insectes rampants et découvrit dans leur estomac un spirochète, une bactérie en forme de tire-bouchon, qui depuis porta son nom : *Borrelia burgdorferi*. En mars 1983, il publia son rapport de recherche dans le *New England Journal of Science*.

Le mauvais gnome

La tique – aussi nommée en allemand *Holzbock*, *Laubbock*, *Wald* ou *Schildzecke* – existe également chez nous. Son nom scientifique est *Ixodes ricinus* (*ricinus* se rapporte aux semences du ricin dont l'aspect dodu ressemble à la tique adulte). Le mot *Zecke* (en anglais *tick*, en patois *Tike*) provient d'un vieux langage germanique et signifie « pinceur », insecte pinceur. En tant que tel elle appartient aux « Plaies de l'Elbe », aux « vermines », qui sont ensorcelées par des magiciens et magiciennes maléfiques pour l'homme et ses animaux domestiques, et qui peuvent conduire à toutes sortes de maladies possibles. Les Germains crurent que ce nuisible attaquait aussi bien les arbres que l'homme et l'animal ; des sorciers mal intentionnés allèrent en forêt et les firent tomber en secouant les arbres (Mannhardt).

La tique est un genre d'araignée de 1 à 2 mm de longueur, apparentée aux acariens et gales. À travers le monde, il existe environ 650 espèces de tiques (www.wikipedia.org/wiki/Zecken).

La plupart des espèces parcourent, après leur éclosion de l'œuf, trois stades : larves, nymphes et adultes. Les minuscules larves et les nymphes de 1,5 à 2 mm ont six pattes, les adultes en ont huit. Les tiques n'aiment pas la lumière solaire directe ; elles sont aux aguets dans les buissons humides ou dans l'herbe, et attendent le passage d'un « repas sanguin ». Cependant, les minuscules vampires ne grimpent pas aux arbres pour se laisser tomber sur leurs proies, comme on l'entend dire parfois. Dans les broussailles, elles grimpent toutefois jusqu'à 1,5 mètre, ce qui correspond à la hauteur d'un hôte potentiel, et se mettent aux aguets jusqu'à ce qu'un humain ou un animal passe à proximité. Elles sont aveugles, mais elles perçoivent la moindre variation dans leur environnement avec des organes particuliers

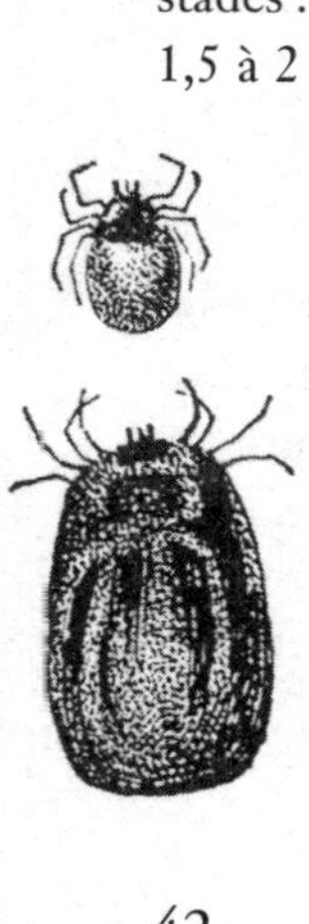

situés sur leur première paire de pattes. Elles ressentent le moindre frémissement provoqué par le déplacement de son hôte involontaire ; elles sentent sa respiration chargée de gaz carbonique, ses émanations, l'odeur de transpiration (acide lactique, acide butyrique, ammoniac) ; elles perçoivent les variations de lumière du fait de l'ombre ; elles peuvent ressentir des variations de température de quelques centièmes de degré, et alors elles se déplacent rapidement dans la direction prometteuse. La plupart du temps, elles sont attirées par les individus à la sueur acide, c'est-à-dire ceux qui vivent en état de stress ou ceux qui ne s'alimentent pas avec des produits alcalins, mais s'acidifient avec des excès de viande et produits sucrés.

Les minuscules larves, qui ne sont pas plus grandes qu'un point en fin de phrase, vivent avant tout du sang de petits mammifères, souris, rats, hérissons, loirs et occasionnellement d'écureuils et oiseaux. Les œufs des tiques ne contiennent pas encore de spirochètes-borrélies. C'est seulement par l'intermédiaire de ces petits animaux, avant tout les rongeurs, qui représentent comme un réservoir de borrélies, que les tiques s'infestent de borrélies. Les spirochètes qui vivent dans ces animaux remarquent tout de suite quand une larve de tique suce le sang de son hôte. Les produits chimiques analgésiques, bloquant le système immunitaire et l'histamine qu'injectent les tiques par leur salive, sont le signal pour les borrélies pour immédiatement – comme la limaille de fer attirée par l'aimant – se ruer vers l'endroit de la piqûre. De là, les larves de tiques ou nymphes s'infestent et colonisent leur intestin.

De cette manière, on estime qu'environ 1 % des larves de tiques s'infestent avec des bactéries borrélies. Les nymphes, qui sucent également les rongeurs, doivent être (en Europe) infestées à 10 %. Les tiques adultes, qui parasitent des mammifères plus grands – chevreuils, cerfs, chevaux, chiens, humains –, doivent être infestées de l'ordre de 20 % par des borrélies et de l'ordre de 1,5 % par le virus de l'encéphalite à tiques (TBEV – Tick Born Encephalitis Virus). Ces données statistiques sont cependant à prendre avec beaucoup de précautions parce que les contaminations de régions en régions sont très variables, et que les analyses ne sont pas du tout représentatives. Selon de nouvelles estimations aux USA, rien que les nymphes seraient infestées de borrélies, selon les régions, entre 30 à 100 % (Buhner).

Le cycle de la larve jusqu'à l'adulte sexué dure de deux à trois ans. La femelle adulte a besoin de beaucoup de sang pour que les 3 000 œufs qu'elle va pondre puissent mûrir. Les mâles, qui meurent à la suite de l'accouplement, prennent bien moins de sang. Quand la tique a trouvé un hôte à sang chaud, elle prend son temps – jusqu'à plusieurs heures – pour trouver le point de piqûre qui lui convient. Un ami, médecin homéopathe, le Dr Roland Günther, suppose que le point de piqûre n'est pas laissé au hasard, mais qu'il s'agit probablement d'un point d'acupuncture où la tique enfonce dans la peau son appareil piqueur muni de crochets, le rostre. Il pense qu'on devrait calmement la laisser accéder à ce point et lui accorder un petit peu de sang pour l'acupuncture. Le point de vue des médecins non orthodoxes contredit diamétralement les analyses, qui déclarent que le danger d'une infection augmente avec la durée durant laquelle le petit vampire suce le sang. Selon des études américaines, il n'y aurait pas encore de danger d'infection au bout de douze heures, que la probabilité de l'infection se situe aux alentours de 30 % au bout de 24 heures et passe à presque 100 % après 48 à 72 heures. (Lösch et al.).

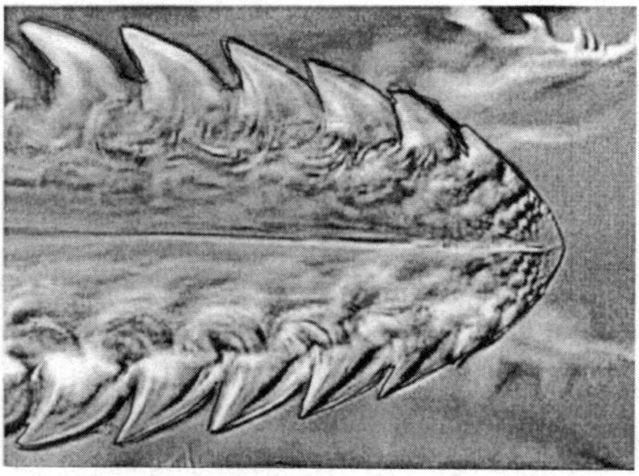

L'appareil piqueur de la tique, le rostre.

Quand le sang chaud de l'hôte humain ou animal piqué coule dans la tique, cela produit une augmentation de température dans son corps et une baisse de pH. Ceci est immédiatement compris par les spirochètes comme un message : elles savent que maintenant elles peuvent envahir un autre organisme. À l'aide de l'information génétique de leurs plasmides, elles analysent le sang qui arrive et reconnaissent si c'est le sang d'une souris, d'un chien, d'un chevreuil ou d'un humain. En très peu de temps, elles adaptent leur métabolisme et leurs membranes cellulaires à l'organisme en question. Selon l'hôte, elles modifient la surface de leur enveloppe protéique pour se montrer plus rusées que les cellules immunitaires de l'hôte. Par la suite, elles migrent, déguisées et blindées, de l'estomac, où elles se tiennent surtout, vers les glandes salivaires de la tique. Pour cela il faut un peu de temps. C'est pourquoi il est exact que plus longtemps la tique aspire du sang, plus l'armée d'invasion des spirochètes a une chance d'envahir un nouvel organisme.

La plupart du temps, le sujet touché ne sent pas la piqûre, car la salive de la tique contient des substances analgésiques et anticoagulantes. C'est seulement quand celles-ci agissent que la tique enfonce son rostre avec ses crochets dans la peau anesthésiée, et ceci jusqu'aux petits vaisseaux sanguins. Avec un genre de colle, elle fixe solidement son rostre dans la peau. Deux, trois jours, parfois même plus, elle suce maintenant du sang. Lors de ce repas, elle multiplie son poids initial par 100 à 200. Quand alors la partie arrière de son ventre, souple et en genre de cuir, est entièrement pleine, elle tombe, pond ses œufs et meurt.

Les tiques supportent des températures en dessous de zéro. Mais c'est seulement au printemps, quand la température monte au-dessus de 10 °C qu'elles deviennent actives. En plein été il fait trop chaud pour elles, alors elles s'enterrent. C'est pour cela que c'est au début de l'été que se passe le maximum d'infections par borrélies, tout comme l'infection par le virus de l'encéphalite à tiques. Les tiques ont aussi leurs ennemis naturels : des hivers très froids les déciment. Les fourmis et araignées mangent leurs œufs et larves. Quelques moisissures de farine peuvent les atteindre, de même que certains vers nématodes. Il y a des oiseaux pour lesquels une tique est une gourmandise. Et il existe de minuscules guêpes parasites (*Ixodiphagus hookeri*) qui pondent leurs œufs dans les tiques et leurs larves consomment alors la tique de l'intérieur.

Les maladies pouvant être transmises par les tiques

À côté de la borréliose, la tique peut transmettre un nombre important de maladies infectieuses relativement désagréables. Parfois, mais très rarement, elles apparaissent aussi comme des co-infections avec la borréliose. Les estimations d'experts se situent entre 120 à 800 maladies, qui peuvent être transmises par les piqûres de tiques. Parmi elles, on trouve les suivantes :

- **Fièvre récurrente** (*Febris recurrens*), dont l'agent pathogène est également un spirochète. Les symptômes sont des accès de fièvre répétés, splénomégalie (dilatation de la rate), taches sur la peau et hémorragies des muqueuses, douleurs musculaires et articulaires ainsi que diverses complications ;
- **Babésiose** (*Piroplasmose* humaine), une infection de type malaria produite par un protozoaire, avant tout chez les animaux, occasionnellement aussi chez l'homme. Par suite des cellules détruites, cela en arrive aux symptômes comme urémie, anémie et jaunisse ;
- **Rickettsioses**, un groupe de maladies du genre typhus qui sont provoquées par des bactéries type *Rickettsia*. Les bactéries envahissent le revêtement des vaisseaux sanguins (tissus endothéliaux) et provoquent de fortes fièvres, des maux de tête et d'articulations, éruptions cutanées en forme de taches, éventuellement inflammations méningées (méningites) et prolapsus circulatoire. Y sont apparentées la fièvre Rocky Mountain Spottet Fever, et la moins dangereuse fièvre des 5 jours et quelques autres infections ;
- **Méningo-encéphalite à tiques,** une autre maladie transmise par les tiques, probablement provoquée par un virus (TBEV = Tick Born Encephalitis Virus), qui au stade primaire produit un syndrome grippal (maux de tête, douleurs articulaires, fièvre). Dans de rares cas, elle se développe, surtout chez les personnes âgées, en une méningite qui atteint le cerveau.

Nous vivons une époque où le cerveau et l'intelligence sont loués comme des idoles. Ainsi, la représentation d'une encéphalite déclenche une véritable hystérie. En Autriche, il y eu une campagne qui recommanda d'urgence aux habitants de zones à risque[1] une vaccination développée par un professeur à Vienne.

Les panneaux publicitaires collés dans tout le pays, qui montraient la tête blindée de chitine, agrandie de façon grotesque, d'une tique monstrueuse

1. Comme zones à risque étaient considérées les régions dans lesquelles, entre 1985 et 2005, deux malades par an ou cinq malades durant une période de cinq ans ont été atteints de TBEV.

avec des mâchoires et des pattes avant dressées comme une menace, ne faisaient pas la promotion du dernier thriller d'horreur de Hollywood, mais de la vaccination protectrice contre les tiques. Le résultat de la campagne fut qu'en Autriche presque 90 % de la population fut vaccinée. Dans les vingt dernières années ont été vendues 35 millions de doses du vaccin –, ce qui réjouit certainement les actionnaires des laboratoires fabricants.

La vaccination trompe quant à la protection contre toutes les maladies transmises par les tiques, elle est seulement dirigée contre le virus de l'encéphalite à tiques. **Elle ne protège pas contre la borréliose.**

Contre ces spirochètes rusés on n'a pas trouvé jusqu'à présent de vaccin. (à ce sujet, il doit y avoir depuis un vaccin contre la borréliose pour les chiens. Je soupçonne toutefois qu'il s'agit d'une grande expérimentation mise en place sans que les propriétaires des chiens ne soient informés de la chose).

En 1998, le géant pharmaceutique Glaxo-Smith-Kline annonça qu'un vaccin sûr était disponible (Lymerix). Le vaccin développé sur la base d'une protéine de surface bactérienne (OspA) stimulerait le système immunitaire à produire des anticorps. Comme cela fut montré, le Lymerix présentait tellement d'effets secondaires catastrophiques que le vaccin a dû être retiré du marché à la suite d'une tempête de plaintes en 2002. En plus des dommages dus aux vaccins, il y avait, entre autres, apparition ou réactivation de violents symptômes de la borréliose. Les propres cellules immunitaires (lymphocytes T) s'échappèrent et attaquèrent les tissus cartilagineux des articulations comme s'ils étaient des corps étrangers. Quelques-uns des vaccinés finirent en fauteuil roulant ; des femmes enceintes[2] avortèrent.

Pour la vaccination contre la méningo-encéphalite à tiques, il fut recommandé pour l'immunisation de base trois piqûres en l'espace d'un an ; puis, dans la troisième année qui suit et tous les cinq ans, des rappels. À côté des virus inactivés incapables de se reproduire, qui pour cela sont cultivés sur des cellules de poulets, le vaccin contient de l'hydroxyde d'aluminium, du thiomersal (mercure), du formaldéhyde, et selon le fabricant des traces de divers antibiotiques ; la vaccination serait indispensable, comme le dit la propagande, pour les forestiers et les bûcherons, agriculteurs, vacanciers,

2. Weintraux, Pamela. The Bittre Feud over Lymerix, *HMS Beagle : The BiomedNet Magazine* 106,6 (2001), www.astralgia.com/magazine/bittrefeud.htm.

joggeurs, promeneurs, et même pour des enfants qui jouent à l'extérieur. Souris, oiseaux, chevreuils, cervidés et aussi lait de chèvre et brebis sont considérés comme réservoirs à virus.

Du fait de cette expansion massive, on pourrait penser avoir affaire à une épidémie de cette méningo-encéphalite de début d'été. Mais comment cela se présente-t-il en réalité ? Dans les zones à risques, comme l'Autriche, le nord de la Suisse et dans des parties au sud de l'Allemagne, on a pu prouver la présence du virus dans une tique sur 900. Chez 60 à 70 % des sujets mordus, le virus n'a aucune conséquence ; la plupart du temps, les individus ne savent même pas qu'ils ont été piqués. Chez 20 à 30 % d'entre eux, cela en reste à des symptômes grippaux, et seulement chez 5 à 10 % se développent des symptômes neurologiques qui, particulièrement chez les enfants, disparaissent presque toujours tout seuls[1]. Le risque de séquelles durables se situe aux alentours de 1 cas sur 78 000. En contrepartie, des dommages neurologiques apparaissent dans un cas sur 32 000 chez les sujets vaccinés. Donc, justement, les dommages qui auraient dû être évités de par la vaccination.[2]

Le risque de la vaccination n'est donc pas à justifier plus avant !

En Allemagne, dans un pays de 82 millions d'habitants, on a signalé en moyenne annuelle 261 méningo-encéphalites à tiques, dont un seul individu est décédé. C'est donc un risque mortel de un cas sur 82 millions. En Suisse (7 millions d'habitants), on estime à environ 100 individus atteints de la maladie. Et en Autriche (plus de 8 millions d'habitants), il y eut, entre 1999 et 2004, 41 à 82 méningo-encéphalites par an ; malgré une vaccination couvrant l'ensemble du territoire, le nombre de cas en 2005 est passé à 100 malades avec trois cas mortels. Une épidémie ? Le risque d'être frappé par la foudre est plus grand !

Encore quelque chose à prendre en compte : avec raison, les critiques de la vaccination avancent que les symptômes de la méningo-encéphalite à tiques peuvent être attribués à toute une série d'autres causes possibles, comme intoxications aux pesticides ou intoxications médicamenteuses. Le diagnostic incontestable de la méningo-encéphalite à tiques n'est pas assuré

1. www.impfschäden.info (dommages dus aux vaccins).
2. www.impfkritik (critique des vaccinations).

par les tests des virus. De même, l'état final de la santé des patients est à peine considéré à la suite du diagnostic (www.impfkritik.de ; Stand 23 mai 2006).

Aides naturelles en cas de soupçon de méningo-encéphalite de début d'été (MEDE – en allemand FSME, soit Früh-Sommer-meningo-encephalitis)

Comme pour toutes les maladies virales – grippe, refroidissements, rougeole, herpès, fièvre dengue, oreillons, varicelle –, il faut avant tout, pour soutenir le rétablissement, vivre raisonnablement et appeler la nature au secours : ayez une activité physique à l'air frais et au soleil, et consommez une alimentation équilibrée alcaline, mangez beaucoup de fruits riches en vitamine C et des légumes. L'ail et l'oignon fortifient les défenses. À cela on ajoute des cures avec des plantes médicinales et des jus qui ont des propriétés antivirales (voir aussi en fin d'ouvrage – plantes sudorifiques et diurétiques) :

- **Tisane de fleurs de sureau noir** (*Sambucus niger*) ainsi que du jus de baies mûres de sureau noir. Le jus s'est montré particulièrement efficace lors de maladies virales tels que le zona et l'herpès ;
- **Tisane d'achillée millefeuille,** agit comme sudorifique, diurétique, détoxicante et renforce les défenses.

D'autres remèdes à base de plantes avec une action renforçatrice de l'immunité et antivirale, comme la mélisse citronnée en tisane, teinture ou bains, du millepertuis en tisane tout comme de la teinture d'échinacée.

Pour la détoxification et détoxination lors d'infections virales, les tisanes d'ortie, de verge d'or (*Solidago*) et les plantes fraîches du printemps en salade aident également (Storl).

Mesures de protection contre les piqûres ou morsures de tiques

- Avant de partir dans la nature : frictionner les jambes avec de huile essentielle de cèdre (attention, toujours diluée dans de l'huile végétale à raison de 5 %), de l'HE de girofle, de Tea-tree, de menthe poivrée ou autres huiles essentielles telle la lavande... C'est ainsi que procédaient les Indiens. On obtient une bonne protection en mélangeant des huiles essentielles de Tea-tree, girofle et géranium avec une autre huile végétale pour la peau.
- Enlever rapidement la tique : jusqu'à présent on a utilisé la plupart du temps une pince à tiques et avec elle un petit aspirateur de sang fixé au col – comme cela est indiqué généralement dans la notice – et on retire la tique avec un mouvement de rotation, dans le sens des aiguilles d'une montre. Mais que l'on tourne à droite ou à gauche, on peut laisser cela à ses convictions politiques, parce que l'un comme l'autre est valable (Konz). Les tiques ne se vissent pas dans la peau, mais piquent. Ainsi, le mieux c'est de les retirer tout simplement. Depuis, on sait également que les pinces à tiques sont trop grossières ; elles pincent les tiques, ce qui a comme conséquence qu'elle vomit sont contenu stomacal dans la plaie. Il est encore plus dangereux de les enduire – comme cela était généralement le cas autrefois – de vernis à ongles, huile, colle ou de les brûler à la flamme d'une allumette. La plupart des infections résultent de tels essais inadaptés pour retirer les tiques, par exemple en les pinçant.

  On retire de préférence les minuscules larves ou nymphes avec un couteau pointu et avec une lame à rasoir. On peut saisir une tique adulte à la tête avec une pince à épiler et la retirer ainsi. Ensuite on applique sur la plaie de l'huile essentielle de Tea-tree ou une autre huile essentielle pour la désinfection. (Borreliose SHG Kassel, mars 2006).
- Pour ceux qui habitent dans une zone particulièrement infestée de tiques, par exemple au lac de Constance, on peut prendre à titre préventif la nosode homéopathique Borrelie D30[1] durant 3 jours à raison de 3 fois par jour.

1. Les nosodes (du grec *nosos* pour maladie) sont des remèdes homéopathiques préparés à partir de tissus pathologiques comme le sang, le pus, des agents pathogènes, des cellules cancéreuses ou dans ce cas des tiques infestées.

Autres possibilités de transmission

Les borrélies furent également trouvées dans d'autres insectes piqueurs et suceurs, dans les puces, mouches, taons ; ils peuvent très certainement aussi transmettre la borréliose. Même s'ils sont porteurs de ces spirochètes, le danger de contamination reste faible parce que chez eux on n'en arrive pas à des régurgitations stomacales. Cependant, il semble s'être produit de façon prouvée, dans le Connecticut et en Allemagne, des contaminations par des puces, et en Russie par des acariens. Quelques chercheurs américains pensent même que chez des ruminants, vaches et chevaux, la contamination est possible par les urines parce qu'il s'est avéré que les spirochètes passent sans encombre par la vessie et les voies urinaires (Buhner). Du fait qu'elles sont adaptées au milieu interne, je ne pense pourtant pas que ces bactéries puissent survivre à l'air libre en dehors d'un organisme hôte.

La question est ouverte de savoir si la borréliose, contrairement aux affirmations répandues, est transmissible d'humain à humain. Cela est en tout cas possible par les transfusions sanguines ou lors de transplantations d'organes, et cela est fort probable de la mère au fœtus. Il y a des analyses qui ont prouvé la présence des spirochètes-borrélies dans les sécrétions sexuelles, le sperme, les larmes, l'urine, tout comme dans le lait maternel. Quelques experts affirment même qu'il y aurait des preuves cliniques d'une transmission sexuelle de la borréliose et que les partenaires du couple seraient également toujours testés comme positifs (Harvey, W.T. et P. Salvato). Et la chercheuse, Dr Lida Mattmann, élève de Yale et directrice dans un institut de recherche médicale dans le Michigan, pense même que le simple contact suffit déjà pour transmettre la borréliose ; stylo à bille, poignées de main et le contact de poignées de porte peuvent présenter un danger, certainement il s'agit ici de la phobie américaine du microbe (Patricia Kane, *Detoxifying Lyme*, 2004, www.springboard4health.com). Une fois de plus, nous voyons qu'il y a beaucoup de suppositions et qu'on en sait peu.

D'autres animaux domestiques aussi – chiens, chats, bœufs, chevaux et vaches – peuvent être atteints de borréliose. Une étude[2] en Suisse montr qu'environ un tiers des vaches analysées était positif aux anticorps Borrélie Les vaches testées positives ne montraient cependant pas de symptômes apparents. Le lait aussi contenait des anticorps. De ce fait, se posait la

2. Novartis Foundation, project N°.99A18

question si la borréliose pouvait également se répandre par la viande et la consommation de lait.

Il semble donc que, durant les dernières années, les borrélies ont élargi leur champ d'action au-delà des seuls chevreuils et rongeurs. Les borrélies existent déjà depuis longtemps, depuis de nombreuses centaines de millions d'années. Mais aujourd'hui, il semble que sous la pression de sélection elles paraissent muter plus rapidement et envahir d'autres organismes-hôtes.

Les spirochètes-borrélies

Et maintenant, regardons de plus près ce minuscule organisme qui peut être transmis des tiques à l'homme et mammifères. Cette bactérie en forme de serpent nommée *Borrelia burgdorferi* par Willy Burgdorfer est un spirochète apparenté à la syphilis (*Treponema pallidum*). Son nom de genre *Borrelia*, elle le doit au Strasbourgeois Amédée Borrell qui l'a découverte en premier en 1905.

Les borrélies, dont il existe environ 300 espèces à travers le monde, sont des miracles biologiques. Ils sont plus compliqués que leurs ancêtres, les spirochètes de la syphilis, pinta[1] ou frambösie[2].

Ce sont de véritables « combattants de guérilla » qui du point de vue du Pentagone de l'école médicale conduisent une guerre de terroristes inégale. Ci-dessous, quelques-unes de leurs caractéristiques remarquables :

- Dans leur paroi se trouvent 21 plasmides, de petites formations en anneau, qui contiennent leurs propres gènes et ont la possibilité de pouvoir communiquer aux bactéries des informations concernant la défense immunitaire de divers hôtes et – de plus en plus souvent – de pouvoir transmettre une résistance aux antibiotiques. On ne trouve dans aucune autre bactérie un nombre aussi important de plasmides ;
- Les borrélies sont hautement spécialisées, se laissent à peine cultiver en laboratoire, et de ce fait aussi, se laissent difficilement analyser ;

1. Pinta, maladie endémique dans l'Amérique tropicale, provoquée par des spirochètes-tréponèmes et produisant des taches blanches (Vitiligo) et qu'il n'est pas possible de distinguer sérologiquement de la syphilis.
2. Frambösie ou « maladie de la fraise » (en anglais *yaws*, *buba*), une infection tropicale provoquée par des spirochètes, qui se déroule comme la syphilis, mais qui n'est pas sexuellement transmissible. Sérologiquement pas distinguée de la syphilis.

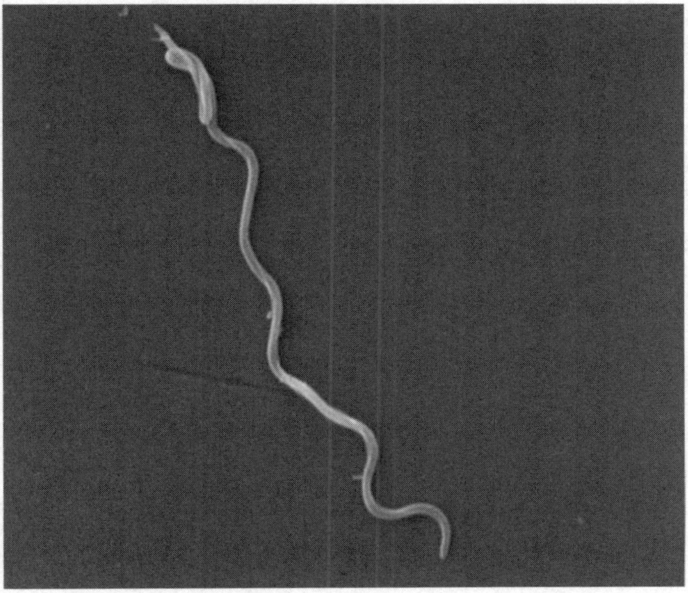

Borrélie : un spirochète en forme de serpent (Photo : M.A. Pabst, Graz).

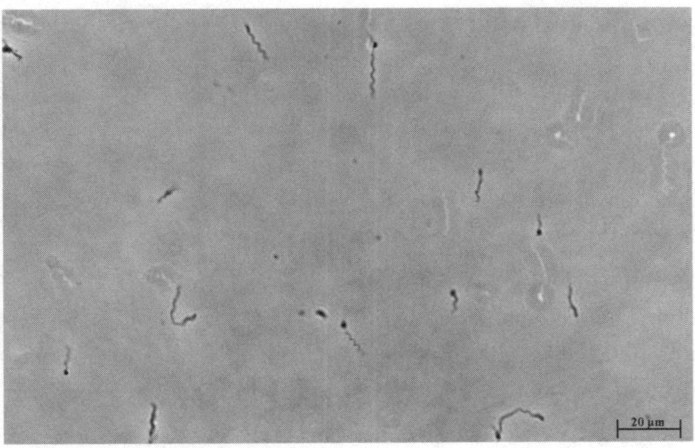

Les spirochètes borrélies peuvent traverser n'importe quel tissu corporel (Photo : M.A. Pabst, Graz).

- Elles ont trois enveloppes, où la couche externe, comme chez les autres bactéries, se compose d'une couche muqueuse de protéines superficielles (lipoprotéines bactériennes BLP). Ce manteau protéique les protège des cellules T (tueuses) du système immunitaire. Le manteau agit comme une peinture de camouflage ; de ce fait les anticorps et macrophages ne peuvent pas les reconnaître comme étrangères (antigènes). Chez les bactéries Gram -[1] habituelles, ces protéines superficielles sont habituellement verrouillées dans trois gènes, mais chez les borrélies ce sont 150 gènes qui sont impliqués[2]. Ces gènes leur permettent de transformer continuellement et en un clin d'œil les caractéristiques de reconnaissance, leurs antigènes. Les 150 gènes leur permettent aussi de s'adapter à divers facteurs environnementaux (par exemple variations de température, variations de pH, milieu interne des divers organismes qu'elles envahissent) ;
- Selon les conditions de l'environnement, les borrélies peuvent prendre diverses formes. À côté de leur forme spirochète en spirale elles peuvent, quand l'environnement est contaminé par des antibiotiques, se débarrasser de leur paroi externe et se mettre en boule. Dans leur forme boule (aussi nommée forme L), elles ne sont pas reconnues par les cellules immunitaires ; elles n'ont alors pour ainsi dire plus de caractéristiques propres, plus d'antigènes, par lesquels elles pourraient être reconnues. Elles peuvent aussi s'encapsuler en l'espace d'une minute. Dans cette capsule ou forme spore (*Cystic form*) elles peuvent persister comme dans un sommeil profond jusqu'à ce que le milieu s'améliore. Dans cette forme encapsulée, elles sont capables de survivre au moins dix mois, sans métabolisme et sans division.
- Les borrélies sont capables de se fixer à des cellules du corps tout comme des cellules défensives (lymphocytes B), de forer un trou dans la paroi de celles-ci à l'aide d'une enzyme, d'en tuer le noyau et alors d'utiliser la coque cellulaire comme habit ou masque. C'est aussi de

1. Gram -, Gram + : classification des bactéries selon le mode de coloration Gram (selon Hans Gram, 1853-1938). Les bactéries Gram - se colorent en rouge, les bactéries Gram +, par contre, en bleu profond.
2. Dr Scott Taylor (2004), www.autoimmunityresearch.org/lyme-disease.

cette manière qu'il est possible à ces « terroristes d'al-Qaïda » du microcosme de rester inconnues des cellules immunitaires[3] ;

- Les borrélies copient (répliquent) une partie de leurs gènes, les insèrent dans leur paroi, se séparent de cette partie de paroi et envoient ce fragment, dit *blebs*, en voyage dans l'organisme de l'hôte. De cette manière, elles troublent les cellules défensives de l'hôte et les détournent ;
- Elles ont donc la capacité, de diverses manières, de se montrer plus malines que le système immunitaire et de se transformer à leur avantage ;
- Elles mènent et manipulent leur hôte par le rejet de peptides et produits de déchets de leur métabolisme, en se créant pour elles un milieu favorable. De cette manière, elles agissent aussi sur les sentiments et les états d'âme de leur hôte ; peut-être arrivent-elles même à influencer ses pensées et ses décisions. Nous connaissons cela à travers les champignons microscopiques (*Candida*) qui peuvent provoquer chez leur hôte humain des envies irrépressibles de produits sucrés ;
- Elles peuvent aussi se cacher dans les cellules, mais leur espace vital est avant tout dans l'espace intercellulaire. Elles se sentent mieux dans des substances colloïdales, gélatineuses (cartilages, synovie, larmes, cellules endothéliales[4], myéline des gaines nerveuses, tissus cicatriciels que dans le sang circulant ou la lymphe). C'est pour cela que souvent elles ne sont pas détectables dans le sérum…
- Les borrélies sont très mobiles. À l'aide de flagelles et d'un fil axial flexible, elles se vissent, comme un tire-bouchon, à travers les tissus corporels et les fluides corporels. De cette façon, elles peuvent en quelques jours traverser le corps et s'introduire dans des tissus plus profonds où les antibiotiques ne les atteignent pas. Les spirochètes peuvent traverser tous les tissus, yeux, foie, rate, articulations, vessie, capillaires, etc. En l'espace de dix jours après la contamination, elles ont déjà traversé la barrière hémato-encéphalique, ce qui n'est même pas possible pour les globules blancs (Grier) ;

3. www.angelfire.com/me2/StarShar/Spiros.html.
4. Endothélium : la couche cellulaire ou le revêtement des vaisseaux sanguins et lymphatiques, du cœur, des côtes et péritoine.

- Elles ont besoin de peu d'oxygène pour survivre. Ainsi, elles peuvent se mettre à l'abri des cellules de défense dans les cartilages, tissus cicatriciels, cordons nerveux, dans les revêtements endothéliaux capillaires et autres tissus peu irrigués, pauvres en oxygène ;
- Au contraire d'autres bactéries, elles n'ont pas besoin de fer (Fe) pour survivre ;
- De même, au contraire de la plupart des autres bactéries, comme staphylocoques ou streptocoques, qui se divisent toutes les 20 minutes, les borrélies se reproduisent très lentement. Elles se divisent toutes les 12 à 24 heures. Ceci les rend moins attaquables par les antibiotiques, du fait que la plupart des antibiotiques attaquent les parois des cellules bactériennes nouvelles, en formation lors de la division et phase reproductive. Si le milieu ne leur convient pas, les borrélies peuvent demeurer aussi très longtemps dans des phases de repos, sans se diviser. Généralement, elles connaissent une fois par mois – ou plutôt en un rythme lunaire de 28 jours – des étapes de reproduction. Les bactéries, qui se divisent toutes les 20 minutes, peuvent être détruites avec des antibiotiques en l'espace d'une ou deux semaines ; pour atteindre la même action chez les borrélies, il faudrait prendre quotidiennement des antibiotiques durant un an et demi (Grier) ;
- Les spirochètes sont très sensibles aux produits chimiques. Elles ont la capacité d'évacuer très rapidement de leur organisme les poisons antibiotiques ;
- Elles peuvent supporter le froid jusqu'à moins 50 °C. Les borrélies vivent même dans les glaces et infestent les mammifères marins. Par contre, elles ne supportent pas de températures supérieures à 42 °C.

Que peut-on dire de cela ? Nous ne pouvons qu'être stupéfaits. Nous avons affaire à un vrai supermicro-organisme.

« On reconnaît le novice dans le traitement de la borréliose au fait qu'il prescrit de façon bornée des antibiotiques qui en général n'agissent que peu de temps, et n'apportent que peu de succès à long terme […]. Nous avons observé (lors d'utilisation d'antibiotique au long cours) des effets secondaires sérieux et persistants comme blocages rénaux, acouphènes, faiblesse du système immunitaire et d'autres. »

Klinghardt,
Docteur en médecine D.
spécialiste de la borréliose, 2005.

LA NOUVELLE ÉPIDÉMIE

Aucune autre maladie ne dupe autant les médecins que la borréliose. Souvent, elle n'est même pas diagnostiquée. La plupart des piqûres de tiques sont sans conséquence, même si l'insecte est infesté de borrélies. Un système immunitaire fonctionnant bien en a vite terminé avec ces intrus à ce premier stade. Mais occasionnellement, il survient tout de même une inflammation. Une éruption rouge en forme de cercle s'étend de façon centrifuge à partir du point de piqûre sur le corps, et disparaît après quelques jours ou semaines. Cette rougeur migrante compte comme le signe diagnostique le plus important d'une infection par des spirochètes ; mais elle ne survient pas dans chaque cas. Par la suite, les maladies en découlant, qui peuvent se révéler par des centaines de symptômes divers, seront la plupart du temps faussement diagnostiquées par le médecin. En réalité il n'y a pas de symptômes directeurs. La borréliose est un maître dans l'art du camouflage et peut imiter presque toutes les autres maladies ; elle peut provoquer des douleurs articulaires, musculaires et des envies changeantes, acouphènes, maux de tête, problèmes visuels, engourdissements articulaires, grande fatigue, troubles du rythme cardiaque, paralysies faciales, fièvre, raideur de nuque, troubles du système nerveux végétatif, douleurs d'estomac ou d'intestin, tremblements des membres, douleurs dans la poitrine, et de nombreux autres troubles. De plus, cela peut déclencher des crises psychiques, des troubles de la mémoire à court terme, abattement, peur et états agressifs. Comment le médecin peut-il s'en sortir avec cette quantité de formes d'apparition possibles ? Il diagnostiquera de la fibromyalgie, syndrome de la fatigue chronique et syndrome d'immunodysfonction, sclérose multiple, lupus, Parkinson, Alzheimer, arthrite rhumatoïde, sclérose latérale amyotrophique, hypersensibilité chimique multiple ou troubles psychologiques, et les traitera en conséquence selon art et manière éprouvés.

De telles erreurs de diagnostic conduisent pourtant à de faux traitements, ce qui rend le tout encore plus compliqué. Celui qui vient en consultation en boitant, avec des douleurs articulaires, sera traité avec des analgésiques, des anti-inflammatoires à base de corticoïdes (glucocorticostéroïdes). Mais, le problème avec ces remèdes miracles est qu'ils sont aussi des dépresseurs du système immunitaire et qu'ils facilitent ainsi la tâche des borrélies. De plus, d'autres effets secondaires désagréables sont à attendre en traitement durable : catabolisme musculaire et osseux, troubles du métabolisme, visage bouffi du fait du déstockage de graisse et d'eau au niveau du visage, hypertension, augmentation du risque de thrombose, diminution de l'épaisseur de la peau, dépressions, troubles du sommeil, et chez les femmes troubles du cycle menstruel. De nouvelles analyses montrèrent que chez 60 % des patients chez lesquels une sclérose multiple a été détectée, les borrélies ont pu être mises en évidence (Klinghardt). C'était donc ces spirochètes ou leurs toxines qui ont endommagé chez eux la myéline, la gaine des fibres nerveuses. Souvent des patients, dont le cerveau et les nerfs sont atteints, sont envoyés en psychiatrie. La commerçante de fournitures de bureau dans notre ville, par ailleurs une femme charmante et paisible, mit une telle pagaille dans son armoire qu'elle disait ne plus se reconnaître. Ceci est pourtant typique de la neuroborréliose.

Si cependant, chez un patient, se présente la rougeur migrante, le fameux érythème migrant, le médecin traitant averti entreprendra un test sérologique. D'abord le test ELISA (Enzyme Linked Immune Sera Assay), et si celui-ci est positif on réalise des analyses plus sensibles avec le test Western-Blot. Si ce test ne montre pas d'anticorps antiborrélies, on traite de façon conventionnelle selon les symptômes. Si cependant il est positif, c'est que le sérum contient des anticorps, alors généralement on le traite durant quelques semaines par antibiotiques. Si, ce qui est souvent le cas, cette cure de tir de chevrotines par antibiotiques n'apporte rien, il ne reste la plupart du temps aucun autre conseil que de donner encore plus d'antibiotiques. Entre-temps, il y a des patients auxquels on injecte – même en intraveineuses – des antibiotiques durant des mois.

Si les symptômes resurgissent à nouveau après un certain temps de succès avec les antibiotiques (un prétendu succès) on parle de « Syndrome Post-Lyme (PLS) ». Ou alors on reproche au patient d'être un simulateur ou un hypocondriaque qui ne fait que s'imaginer sa maladie. En moyenne, cela dure 22 mois et le patient parcourt sept cabinets médicaux, avant que le diagnostic de borréliose soit posé[1].

Pourquoi les tests sont peu significatifs

Beaucoup de médecins croient que les tests Elisa et Western Blot fournissent des données concrètes fiables. Mais quand les tests ont été analysés, il s'avéra qu'ils étaient jusqu'à 55 % erronés[2].

Si cela se passe effectivement ainsi, le médecin pourrait tout aussi bien jeter une pièce en l'air pour faire pile ou face pour voir si le patient est infesté ou non. Un médecin, qui travaille sur ce sujet, pense que le meilleur test est de demander comment se porte le patient.

Ainsi, pourquoi en arrive-t-on à des résultats aussi différents ?

- Les analyses sérologiques, comme Elisa et Western-Blot, constatent simplement les taux en anticorps[3]. Les anticorps IgM se développent seulement dans la 3e semaine après la piqûre de tique, atteignent un pic de la 4e à la 6e semaine, et déclinent à nouveau après la 8e semaine. Si donc le test est réalisé trop tôt, les résultats sont généralement négatifs, même si le patient est infecté ;
- Par ailleurs, les anticorps IgG, qui se développent plus tard, restent dans le sang pendant des années ; même si le patient est depuis longtemps guéri et n'héberge plus de borrélies, le test sera cependant toujours positif ;

1. www.reimerhbo.com/lyme_dis.htm.
2. Comparaison des résultats de tests pour diagnostic de borréliose dans 516 laboratoires – impliqués dans le laboratoire d'État d'hygiène du Wisconsin – collège du programme de tests prophylactiques des pathologistes américains, dans le *Journal of Clinical Microbiologique*, 1997, 35 (3) : 537-43 – des faux positifs (où des sujets non infectés étaient donnés comme infectés) tout comme aussi des faux négatifs (où des sujets infectés étaient donnés comme non infectés). Donc ces tests n'ont que peu de valeur diagnostique. De plus, différents laboratoires donnaient aussi des résultats différents ; souvent des mêmes échantillons sanguins ont été interprétés différemment.
3. Lors de la titration, l'évaluation de la quantité d'un anticorps ou antigène qui peut encore produire une réaction positive prouvable dans la dilution.

- Des réactions faussement positives peuvent aussi apparaître lors de maladies auto-immunes, des infections bactériennes (surtout la syphilis) et quelques infections virales[1] ;
- Un autre problème, essentiel pour le diagnostic, est qu'il existe de nombreuses souches et races de borrélies qui donnent un modèle sérologique divergent ;
- Comme nous l'avons vu dans le chapitre précédent, les borrélies sont maîtres du camouflage et de la manipulation. Elles se cachent dans les cellules humaines et des tissus peu irrigués, et voilent leurs antigènes au point que souvent il n'apparaît même pas d'anticorps ;
- Si les anticorps se fixent sur l'antigène bactérien, pour neutraliser l'intrus, ils ne sont plus identifiables en tant qu'anticorps, mais sont alors un complexe antigène-anticorps. Ces complexes ne sont cependant pas retrouvés avec les méthodes d'analyses actuelles. Ceci signifie que s'il y a beaucoup d'antigènes présents, il se peut que de ce fait il s'ensuive une diminution du nombre d'anticorps : ils étaient présents, mais maintenant comme partie de la réaction de défense, liés aux antigènes. Ainsi, il peut arriver que certains patients avec l'infection la plus grave présentent des titres d'anticorps faibles au niveau des tests ;
- D'ailleurs, le taux d'anticorps se modifie continuellement et peut dans différents stades de la maladie être faible ou ne même pas exister. Personne ne peut dire si l'infection est encore active ou déjà guérie.

À côté des tests Elisa et Western-Blot, il existe encore d'autres tests, mais qui sont tout aussi problématiques :

- **L'analyse du liquide céphalo-rachidien** par piqûre à l'aide d'une aiguille au niveau de la colonne vertébrale, non seulement conduit à 30 % de résultats erronés, mais est en plus douloureuse et liée à des risques ;
- **Le test de la réaction en chaîne à la polymérase (PCR** = Polymerase Chain Reaction) dépiste des séquences génétiques, de petits morceaux d'ADN des spirochètes dans le sang, la peau, l'urine ou synovie, et les

1. Lyme-borreliose : *Merkblätter für Ärzte*, hrsg.BgVV und RKI, Köln, 1996.

multiplie par millions. Mais ce test montre des faiblesses identiques à ceux d'Elisa ou de Western Blot ;

- **Ledit LTT (le test de transformation lymphocytaire)** essaie de détecter l'activité des agents pathogènes, mais il est également insuffisant ;
- **Le test RIBb** (Rapid Identification of *Borrelia burgdorferi*), développé par le Dr. Jo Anne Whitaker (Institut de recherche Bowen, Floride), est une analyse fluorimétrique de la présence d'antigène-anticorps dans les liquides corporels. Depuis 1999, la chercheuse confirme que chaque test sanguin réalisé est positif ; aucun n'a été négatif. Elle en arrive à la conclusion que le problème n'est pas seulement endémique, mais qu'entre-temps il a atteint les proportions d'une épidémie (Whitaker) ;
- **Le Visual Contrast Sensitivity Test (VCS)** se base sur l'intoxication du système nerveux, particulièrement des nerfs de la vision, par des neurotoxines lipophiles. On admet ici que les poisons bactériens liposolubles se lient au nerf optique, ce qui induit que l'individu infecté à une capacité moindre de différencier divers tons de gris. La thérapie en découlant demande tout d'abord l'éradication des borrélies par antibiotiques et par la suite l'évacuation des toxines par le réducteur de lipides Colestyramine (voir le lexique). Des vérifications (Hartmann, Müller Marienbourg) remettent en question si la variation de reconnaissance des tons de gris est seulement spécifiques pour les borrélies.

Du fait que l'amélioration de tests fiables est tellement compliquée, personne ne sait exactement combien il y a de cas de borréliose. Les estimations des experts sont très divergentes. Combien de cas sont faussement diagnostiqués comme d'autres maladies ou même pas signalés ? Ou alors les médecins en diagnostiquent-ils trop ? Le ministère de la Santé suisse (BAG) signale pour la Confédération suisse 3 000 nouveaux cas de borréliose par an ; borrélioses, qui, découvertes suffisamment tôt, seraient faciles à soigner[2].

Les autorités de santé américaines – Center for Disease Control (CDC, Atlanta, Géorgie) – donnent pour les USA une estimation de

2. Hans-Peter Zimmermann dans le *Tagesanzeiger*, Zurich, 25/02/07.

20 000 nouveaux cas par an ; des études à Harvard en revanche, parlent de 200 000 cas de nouvelles infections (Buhner). Le CDC estime le nombre total des infectés à 1,8 million de cas rien qu'aux USA, le docteur en médecine Kinderlehrer (2002) parle même d'un nombre atteignant 18 millions. Selon des statistiques de l'état fédéral allemand concernant la borréliose, du Centre de référence national des borrélies (Munich) et de l'institut Robert Koch (Munich), il y a en Allemagne de 60 à 600 000 nouveaux cas par an. Avec cela, la borréliose est considérée comme la maladie infectieuse la plus répandue après les salmonelloses (Stephan Görisch, *Echo Online*, Darmstadt, 22/03/2006).

Les experts de la borréliose, le Dr. Harvey et Dr.Salvato (Diversified Medical Practices, Houston, Texas) estiment que 15,5 % de la population mondiale, donc presque un milliard de personnes serait infecté par des spirochètes. Et le médecin Lee Cowden pense que la moitié des malades chroniques souffrent certainement de borréliose (*NutraNews*, octobre 2003). Mais, ainsi qu'il est dit, ces chiffres sont simplement des estimations. Chez les experts qui ont à vendre un certain remède miracle ou une nouvelle thérapie, les estimations se situent la plupart du temps à la hausse.

Les stades de la maladie[1]

Comme pour la syphilis, on peut pour l'infection par borrélies définir trois stades ou phases. Même s'il n'y a pas de symptômes directeurs sûrs, on essaie cependant d'en établir. À la phase I, le symptôme directeur serait l'érythème migrant (*Erythema migrans*). À la phase II, il y a la paralysie faciale (paresthésie faciale) – paupière close, bord de bouche tombant – et le syndrome de Bannwarth (une méningite concomittante), et en phase III l'inflammation articulaire chronique (Lyme arthritis) et l'inflammation cutanée chronique (*Acrodermatitis chronica atrophicans*), qui a comme conséquence ladite peau de papier parcheminé.

Comme la syphilis, la borréliose se déroule en étapes. Après diminution des symptômes et après un semblant de guérison, elle peut toujours se remettre à flamber à nouveau.

1. Taylor, Scott : Lyme-Disease, 2004, www.autoimmunityresearch.org/lyme-disease.

Ici quelques-uns des symptômes avec une description plus précise :

1. **La rougeur migrante**, un cercle rougeâtre partant du point de piqûre et s'étendant, qui pâlit au milieu, compte pour beaucoup de médecins comme l'un des signes diagnostiques les plus importants d'une infection à borrélies. Cependant, moins de la moitié des sujets infectés ont ce genre d'éruption. Le cercle compte comme signe d'un système immunitaire qui fonctionne. Fièvre, épuisement, tensions dorsales, maux de tête, douleurs articulaires, ganglions lymphatiques enflés sont d'autres signes de la première phase ;

2. Après des semaines ou des mois : **douleurs par poussées** dans les articulations (Lyme arthritis), qui passent souvent d'une articulation à une autre, douleurs musculaires (myalgies), paresthésies faciales, méningite (neuroborréliose), douleurs dentaires, tremblements, tics nerveux (Bell's Palsy) ;

3. **Phase tardive chronique** : la borréliose de Lyme, la grande imitatrice de beaucoup d'autres maladies, peut à ce stade être diagnostiquée faussement comme sclérose multiple, sclérose en plaques, arthrite rhumatoïde, syndrome de la fatigue chronique, syphilis tardive, Alzheimer, syndrome du côlon irritable, maladie de Crohn, lupus, sclérodermite, fibromyalgie, etc.

Les principaux symptômes sont :

- Inflammations articulaires, le plus souvent dans les genoux, où cela conduit chez 11 % des sujets touchés à des perturbations du cartilage ;
- Peau en papier parcheminé (*Acrodermatitis chronica atrophicans*), qui peut également être prise comme un effet tardif d'un traitement prolongé aux corticoïdes : une peau fine comme du papier à cigarettes, de teinte bleutée, froissée, avec œdèmes et disparition des tissus graisseux sous-jacents ;
- Endocardite, inflammation du muscle cardiaque ;
- Paralysies, dysfonctions mentales (neuroborréliose) ;
- Syndrome de la fatigue chronique due à dysfonction immunitaire ;
- Psychose.

Malgré un traitement biomédical correct (avec des antibiotiques), 50 % des sujets traités se plaignent de complications tardives.

D'où vient subitement la borréliose ?

La borréliose de Lyme est une nouvelle maladie. C'est seulement en 1975 qu'elle fut découverte dans la petite ville de Lyme. Dans la littérature médicale, elle apparut pour la première fois en 1982. Bien que ce soit triste, il y eut au début du XXe siècle des rapports sur la rougeur migrante qui se développe à partir du point de piqûre de la tique ; et, en 1902, les deux médecins allemands Herxheimer et Hartmann décrivent cette peau en papier à cigarette colorée et fripée (*Acrodermatitis chronica atrophians*) que l'on considère aujourd'hui comme une manifestation essentielle de la borréliose de Lyme. En 1930, un médecin suédois observa comment une telle rougeur de la peau a débouché sur une méningite chronique. En dehors de tels cas isolés, cette maladie multisystèmes récidivante que produit cette espèce de spirochètes était inconnue.

Comment est-elle apparue et d'où provenait-elle subitement ? Il y a beaucoup de suppositions et d'hypothèses. Nous voulons suivre ici quelques-unes des théories que l'on entend le plus souvent :

- La borréliose est-elle une ancienne maladie qui auparavant n'avait pas été prise en considération ? Le journal médical anglais *Lancet* (octobre 1995) fait le récit de tiques desséchées sur des renards que l'on avait naturalisés en Autriche en 1884, et que l'on conservait au musée. Deux des tiques conservées contenaient des traces d'ADN de borrélies. Dans les oreilles de souris à pattes blanches du Massachusetts conservées depuis 1894, on a également trouvé des traces génétiques de ces spirochètes. Est-ce qu'autrefois ces bactéries n'étaient pas encore aussi virulentes ? Ou est-ce que les symptômes individuels étaient considérés comme des maladies différentes ?
- S'agit-il d'une mutation, d'une contre-offensive de ces bactéries et micro-organismes auxquels nous avons déclaré la guerre avec nos massives offensives avec des antibiotiques ?
- Est-ce que ces minuscules créatures n'ont pas malgré tout un esprit intelligent qui se propage, qui se venge d'un ou du crime contre la nature ? Est-ce Gaïa, l'organisme terrestre lui-même, qui de cette manière veut maîtriser une humanité à la dérive ?

- S'agit-il même d'un organisme provenant des laboratoires de génie génétique ou des producteurs d'armes biologiques ? Aux États-Unis, la rumeur circule que la borréliose a été créée par des scientifiques nazis comme arme biologique. Tout comme des scientifiques spécialistes des fusées (par exemple, le pionnier mondial Werner von Braun) et des physiciens spécialistes des avions à réaction, des experts d'armes biologiques ont également été entraînés vers les USA dans le cadre de l'entreprise secrète Operation Paperclip. Sur l'île Plumb Island, qui est seulement éloignée de neuf miles de Lyme, ils devaient être engagés par contrat par le Pentagone pour poursuivre leurs expérimentations sur les bactéries et virus. Dans les années cinquante, ils auraient expérimenté des tiques infestées de bactéries et virus, qui auraient été larguées par avion sur les Russes ou Fidel Castro à Cuba. Mais, malheureusement, il y eut des endroits non imperméables et des accidents.

On a depuis toujours observé que par marée basse des chevreuils nageaient de la terre ferme (Connecticut) vers l'île et qu'ils broutaient là-bas. Se sont-ils infectés là-bas avec des tiques manipulées ? Des oiseaux migrateurs faisaient régulièrement escale sur l'île de Plumb Island. C'est ainsi qu'en 1967 s'est certainement répandu à partir de l'île ledit fléau Dutch Duck, la mort de canards sauvages qui se produisit pour la première fois à proximité de Long Island. À peu près au même moment, les mutants de borrélies se sont probablement répandus sans contrôle..

Plumb Island a été entre-temps abandonnée, mais à la suite de cela il a été ouvert un nouveau centre de recherche pour le bioterrorisme à l'université du Texas à San Antonio au sein duquel des épidémies d'affection de la rate, de peste du lapin (tularémie), de choléra, de borréliose de Lyme, de fièvre « Desert Valley » – considérées selon des experts comme armes potentielles pour le bioterrorisme – et d'autres épidémies produites par des parasites et champignons peuvent être étudiées (*Bionia*, *World War 4 Report*, février 2007[1]).

1. www.ww4report.com.

De telles informations abstraites, qui circulent en masse sur Internet, ont naturellement plus à voir avec Hollywood qu'avec la réalité et sont du pain béni pour les paranoïaques de tout acabit :

- Est-ce que ce sont les conséquences de la perturbation massive de l'équilibre naturel par l'intervention humaine sur l'écosystème qui auraient laissé apparaître le problème de la maladie de la piqûre de tique ?

  Dietrich Klinghardt, un médecin spécialisé dans la maladie de Lyme, suppose qu'à cause de l'augmentation de température du fait de l'effet de serre la population des insectes piqueurs et parasites, qui servent de vecteurs à la maladie, augmente rapidement. De plus, du fait de la déforestation la pression partielle d'oxygène a diminué dans les 150 dernières années de 30 à 19% sur terre. Klingardt suppose que dans une atmosphère appauvrie en oxygène la génération d'organismes anaérobies est renforcée et celle d'organismes hautement développés affaiblie (Klinghardt). (Voir aussi le chap. Chevreuils et souris) ;

- Ne serait-il pas possible que les spirochètes de la borréliose ne soient pas les agents de la borréliose, mais seulement des micro-organismes opportunistes qui apparaissent quand le système immunitaire est de toute façon touché par des intoxications chroniques – métaux lourds, amalgames, intoxications médicamenteuses, *electrosmog*, effets retards de vaccinations, etc. ?

  Peut-être peut-on expliquer ainsi, pourquoi parmi les animaux, les chiens, vaches et chevaux sont particulièrement touchés. Parce que ces animaux domestiques connaissent sans doute une plus grande faiblesse de leur système immunitaire du fait de mesures de désinfection continuelles et de vaccinations, traitements antiparasitaires et antibiotiques.Ou alors, la borrélie serait-elle un symbiote qui vivait déjà depuis toujours dans notre organisme de façon paisible, et qui a été seulement découvert récemment et serait maintenant tenu pour responsable de diverses affections ?

- Ou alors, la panique de la borréliose serait-elle une conspiration des hommes de l'ombre des *establishments* médico-pharmaceutiques ?

Bien que certains médecins ne voient simplement dans la borréliose qu'une infection bactérienne simple, qui se laisse éliminer relativement rapidement avec des antibiotiques, d'autres experts médicaux parlent d'une pandémie inconnue qui entre-temps a atteint des centaines de millions de personnes. Ils montrent comment les borrélies non seulement trompent le système immunitaire, mais aussi les médecins pratiquants en se camouflant comme d'autres maladies et en se laissant à peine détecter par des tests. 50 % des maladies – telles sarcoïdose, lupus, sclérose multiple, Parkinson, sclérose latérale amyotrophique (SLA), autisme, syndrome de la fatigue chronique, fibromyalgie, hypersensibilité chimique multiple, arthrite articulaire, faiblesse du système immunitaire, Alzheimer, schizophrénie et beaucoup d'autres affections psychiques – seraient en fait des borrélioses méconnues. Selon les déclarations d'un certain professeur L.H. Mattman, les borrélies seraient détectables au microscope dans le sang chez plus de 80 % d'Américains (Klinghardt).

Une pandémie qui se laisse à peine détecter de façon sûre par les tests et qui porte d'innombrables masques est un marché potentiel de milliards. Cancers, sida, SARS et autres scènes d'horreur du même genre perdent progressivement leur effet-choc. Une invasion nouvelle par spirochètes, secrète, quasiment non maîtrisable, survient justement à point pour attiser la peur et faire lâcher des moyens financiers. Des fonctionnaires d'État chargés de la santé et des entrepreneurs de l'industrie pharmaceutique préparent maintenant le terrain, la propagande médiatique contre les vilaines tiques, et les méchantes bactéries pernicieuses commencent et des médecins futés sautent dans le train en marche ;

- Ou encore, s'agit-il peut-être même dans cette nouvelle maladie d'une invasion inconnue d'extraterrestres, venus de Mars ou Pluton ou même d'une galaxie éloignée, comme croient le savoir certains de mes amis « illuminés », danseurs rêvants et « Techno-Freaks » ?

Des intelligences étrangères à peine perceptibles utilisent les spirochètes comme moyen de locomotion pour pénétrer dans notre corps et notre esprit et pour les instrumentaliser.. Ils se montrent plus malins que le système immunitaire, transforment le métabolisme, ce qui modifie également les sensations et émotions des gens. Les envahisseurs colonisent le système d'information humain (système nerveux), et de cette façon influencent irrémédiablement la pensée des humains. Les individus, qui sont ainsi possédés et qui n'ont pas les forces morales et spirituelles pour résister et profondément transformer leur vie dans le moindre détail, seront les instruments de ces êtres – un peu comme ceux qui sont mordus par des vampires et deviennent de ce fait vampires eux-mêmes.

Pour Rüdiger Dahlke, le célèbre psychosomaticien, partisan des jeûnes et thérapeute des réincarnations, les contaminations par les borrélies Mars et Pluton sont en jeu, mais non pas comme planètes lointaines ennemies, mais sous la forme de représentations ancestrales ou principes ancestraux qui agissent de par la profondeur de notre être psychosomatique. Dans ses livres *Krankheit als Symbol* (Maladie en tant que symbole) (Dahlke) et *Agression als Chance* (Agression en tant que chance) (Dahlke), il parle du monde intérieur, de l'espace psychique intérieur, dans lequel Mars représente l'aspect mâle et Pluton l'aspect femelle. Les tiques, ces petits vampires sournois, et les spirochètes, aussi épouvantables et sans pitié qu'elles soient, nous donnent la chance de confronter en nous-mêmes ce principe d'agression. Ils nous incitent à nous confronter avec notre propre sournoiserie et notre manque d'égards pour les autres. Nous devrions tester « jusqu'à quel point on est ancré comme une tique dans la peau d'un autre ou autorise d'autres à se fixer comme une tique sur soi. Quel est le poison qui transforme alors le sujet atteint ? Et dans quel secteur circule-t-il, à quel endroit gêne-t-il ? Comment sa propre mobilité est-elle touchée de ce fait ? »

Pour Dahlke, cette maladie a à notre époque un devoir pédagogique. Dans la mesure où nous la surmontons, elle nous donne une chance de nous développer spirituellement. Pour ce faire, nous devons appeler en nous la force et le courage de Mars fonceur, tout comme l'inflexibilité de Pluton.

Chevreuils et souris : facteurs écologiques

Épidémies et maladies épidémiques n'apparaissent pas dans un espace vide. Des facteurs sociaux et spirituels, historiques d'établissement, d'hygiène, de modes de vie ou d'alimentation jouent un rôle réel comme facteurs de maladies infectieuses. Quand les premiers paysans du néolithique ont parqué des animaux et ont semé des graines, il y eut des problèmes que les chasseurs itinérants et les cueilleurs n'auraient jamais pu imaginer. La nouvelle sédentarité rendait possible le développement de la population par des facteurs de 10 et même 100. Les excédents pouvaient être placés comme réserves, de nouvelles structures de pouvoir réglaient la répartition. Les chambres de réserve et de stockage attiraient cependant des rats et des souris, avec les poux, puces et autres nuisibles qui y étaient associés et qui se révélaient comme transmetteurs de germes. Les plus grandes quantités de déchets en résultant et les produits fécaux devenant des foyers de reproduction de mouches, moisissures et bactéries. Déjà, du temps de la préhistoire, les paysans Bantu en Afrique centrale créèrent les conditions idéales pour les mouches transmettant la malaria, ceci en rasant une partie de la forêt vierge. Jusqu'à aujourd'hui, les matières fécales arrivées dans les rivières, lacs et canaux d'irrigation provoquent des maladies telles que les hépatites, le choléra et – avant tout en Égypte, en Afrique tropicale et Amérique du Sud – la bilharziose (*Schistosomiasis*), qui après la malaria devint la maladie tropicale la plus répandue. Les escargots aquatiques, qui se nourrissent de matières fécales, sont des hôtes intermédiaires pour les *Schistosoma*, parasites qui lors de bains ou pataugements dans l'eau transpercent la peau et avancent jusque dans les organes internes, foie et cerveau.

Depuis le néolithique, les animaux domestiques partagent l'espace habitable immédiat de l'homme. Beaucoup des microbes qui envahissent les animaux se sont adaptés à l'organisme humain et ont trouvé en lui un nouvel hôte. C'est ainsi que le virus de la peste bovine a muté en virus de la rougeole et entre-temps de la forme infantile atténuée de la maladie. Variole et tuberculose semblent être une autre dot des bovidés. Nous devons certainement la grippe aux canards, les brucelloses aux vaches, moutons et chèvres, et notre meilleur ami le chien nous a fait cadeau de la coqueluche (Diamond). Pour les micro-organismes, les mammifères sont un vaste terrain de jeu dans la mesure où ils ne vivent pas librement dans la nature selon leur espèce, mais lorsqu'ils sont contraints, mal nourris et entourés de leurs propres excréments.

Des écologistes sont convaincus que des transformations dans l'environnement naturel ont aussi joué un rôle important dans l'apparition et la propagation de la borréliose. Aux alentours de 1990, on est devenu conscient que l'arthrite de Lyme, cette maladie détectée pour la première fois en Nouvelle-Angleterre, se répandait aussi de façon épidémique dans tous les États des États-Unis et aussi en Europe. Cependant, 90 % des cas de borréliose furent déclarés en Nouvelle-Angleterre et ceci dans des régions rurales qui autrefois avaient été totalement défrichées. Entre 1982 et 1990, le nombre de cas a doublé dans les régions côtières entre New York et le Maine. Spielmann, professeur à Harvard, et ses collègues ont poursuivi leurs recherches sur la base de ce constat ; ils rendent responsables de cette nouvelle maladie l'environnement humain dégradé (Garret).

Vers la fin du XVIIIe siècle, on avait besoin de la forêt comme source d'énergie pour l'industrie métallurgique et comme matériau de construction. Au XIXe siècle, on en est arrivé au point qu'il a fallu importer du bois de chauffage. Les forêts vierges ont disparu pour toujours et avec elles les loups, coyotes et pumas. Progressivement les broussailles poussèrent, ce qui ne produisait pas beaucoup d'ombre. Des érables clairsemés et des broussailles de bouleaux couvraient maintenant les collines autrefois rasées. Sans avoir besoin de craindre les prédateurs, les chevreuils, opossums et rongeurs comme écureuils gris, écureuils rayés, taupes et souris à pattes blanches se multiplièrent au point de devenir presque un fléau. Progressivement, ils pénétrèrent sans gêne jusque dans les localités. Bambis et mignons écureuils pâturaient maintenant sans être dérangés sur les vastes gazons entretenus, les jardins, aires de jeux et terrains de golf des faubourgs se développant dans les terrains autrefois libres. Dans le même biotope, les chiens et chats font les fous, les enfants crapahutent, des jeunes jouent au football et softball et des familles profitent de leur pique-nique du dimanche. Les tiques de cervidés (*Ixodes dammini* ou *I. scapularis*), qui sont accrochées sur les chevreuils et rongeurs, arrivent de cette façon jusqu'à l'espace de vie des humains. Même si l'on tirait tous les chevreuils, comme le dit le professeur Spielmann, cela ferait à peine une différence, parce que les réservoirs à long terme des borrélies sont les souris à pattes blanches qui servent avant tout de source alimentaire aux larves et nymphes des tiques de cervidés. Non seulement les prédateurs qui tenaient autrefois en échec ces rongeurs ont disparu, mais également les puissants chênes et mélèzes dont l'ombre

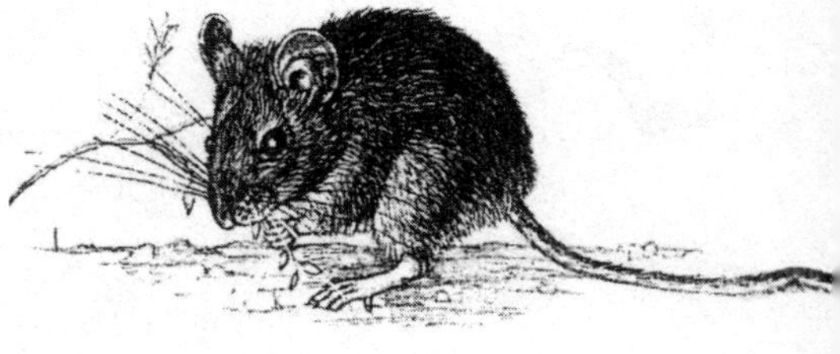

Souris américaine à pattes blanches

en été était si profonde que les tiques ne pouvaient pas naître facilement.

De façon déterminante se sont développées aussi les utilisations massives, depuis les années cinquante, des produits dits phytosanitaires dans les jardins et les champs. Les insecticides et pesticides pulvérisés sans aucune retenue ont tué les fourmis, araignées et guêpes, mais aussi les oiseaux qui s'occupaient des œufs, larves, nymphes et tiques adultes.

La maladie de Lyme ne se limite plus depuis lors seulement au secteur rural de la Nouvelle-Angleterre. Depuis les années quatre-vingt, des personnes sont aussi infectées par la borréliose en Californie. Là-bas, le long du Pacifique, il n'y a pas de tiques de cervidés ni de souris à pattes blanches qui pourraient servir de réservoir de spirochètes, mais pour cela il existe les rats de broussailles à pattes sombres qui servent d'hôtes pour deux espèces de tiques. Au Texas et dans les États du Sud-Est, c'est la Lone-Star-Tick (*Amblyomma americanum*) qui sert de mauvais lutin qui porte en lui des borrélies. En Australie, c'est de nouveau un autre hôte, une autre espèce de tique (*Ixodes holocyclus*) et une autre espèce de borrélie qui sont rendus responsables de symptômes similaires à la borréliose. Au Japon ce sont les *Borrelia japonica*, *B. tanukii*, *B. myamoto* et *B. turdae*, en Chine *B. sinica*, qui toutes comptent au sens large (*sensu lato*) comme *B. burgdorferi*.

En Europe, le vecteur de la borréliose n'est pas la tique des cervidés, mais, comme nous l'avons vu, la tique à bouclier (*Ixodes ricinus*), et les spirochètes ne sont pas nécessairement des *Borrelia burgdorferi*, mais peuvent être aussi *B. afzelii*, *B. garinii*, *B. spielmani* ou au Portugal *B. lusitaniae*, en suisse *B. valaisianae*. En Europe, des facteurs écologiques jouent aussi un rôle Les tiques de l'espèce *ricinus* peuvent supporter des températures basses, mais de longs hivers très froids en font périr la plupart. Certainement, le réchauffement climatique qui ces dernières années nous a procuré des hivers particulièrement doux a-t-il favorisé la multiplication explosive des tiques. Avec le climat plus doux, des agents pathogènes qui auparavant n'existaient que dans les régions du sud avancent maintenant vers le nord. Une population de chevreuils et cerfs maintenue élevée par un nourrissage hivernal artificiel – les hôtes préférés des tiques adultes sexuellement –

correspond à cette multiplication de tiques. Il est possible aussi qu'à côté de cette surpopulation en gibier, le fait de décimer les renards, qui avant tout se nourrissent de petits rongeurs, soit un facteur supplémentaire.

On entend toujours des ouvriers forestiers, des paysans et des amoureux de la nature se plaindre qu'il n'y a jamais eu autant de tiques dans le temps qu'aujourd'hui. En été, dans la région du lac de Constance on ne peut même plus se coucher impunément dans une prairie, se coucher sous un arbre et rêver tranquillement. Et comme me l'a raconté un forestier, il a vu des chevreuils sur lesquels des centaines de tiques étaient fixées.

Une maladie alibi ?

Malgré tout, cela est quelque part mystérieux qu'en même temps en Europe, en Amérique et en Australie, la maladie de la piqûre de tique, qui avant les années quatre-vingt était inconnue, se propage à la manière d'une épidémie.

Monika Falkenrath, qui elle-même a été sérieusement touchée par la maladie, ne croit pas tout à fait que seuls les facteurs écologiques soient en jeu. Dans son livre (qui mérite d'être lu) *Volkskrankheit Borreliose* (Borréliose, maladie populaire, 2003), cette ancienne institutrice décrit son calvaire qui a conduit à sa retraite prématurée. Elle se demande quand et où en fait il n'a jamais été apporté une preuve scientifique irréfutable que les borrélies provoquent réellement tous les symptômes qui sont attribués à la borréliose ? (Falkenrath).

Il y a des individus, chez lesquels la présence des spirochètes ou des anticorps a été prouvée, mais qui n'en ont encore jamais eu les symptômes. En même temps, il y a des patients qui souffrent de paralysies, douleurs musculaires, problèmes articulaires, crises neurologiques et tout un spectre d'autres affections et chez lesquels la borréliose est diagnostiquée, bien que les tests concernant les spirochètes ne soient pas clairs.

Si, par ailleurs, lors de symptômes identiques on n'a pas cependant trouvé de borrélies, mais d'autres bactéries ou virus ou même rien identifié comme cause de maladie, la maladie s'appelle subitement syndrome de la fatigue chronique (CFS) ou fibromyalgie ou sclérose multiple (MS) ou Epstein-Barr, ou ehrlichiose, ou … Et quand un instituteur souffre de ces symptômes, on l'appelle subitement *Burn-out-Syndrom* ().

Plus loin, l'auteur se pose la question : comment en fait peut-on expliquer la subite apparition de si nombreuses maladies difficilement diagnosticables et nouvelles, et expliquer leurs symptômes identiques ? Alors qu'en 1993 elle alla chez le médecin avec des paralysies partielles, des crampes musculaires, des douleurs articulaires et des troubles importants de la mémoire et de la concentration, on lui a diagnostiqué une poliomyélite. Effectivement, son taux d'anticorps polio était largement au-delà de la valeur limite. Comment cela se pouvait-il ? N'a-t-elle pas été vaccinée dans l'enfance contre la polio ? Et où aurait-elle pu attraper ces virus ? D'eaux souillées ? Il est connu qu'en République allemande on a vacciné avec des virus vivants contre la polio, qui sûrement alors sont passés dans les stations d'épuration puis dans les eaux. Cependant, plus tard l'ancienne institutrice, malgré le taux du titre polio, était déclarée être atteinte de borréliose par les huit médecins qu'elle a consultés. La polio n'était plus en question. Selon des statistiques de l'OMS, il n'y a plus dans le monde occidental de polio grâce au succès impressionnant de la vaccination massive. Est-ce que ce succès annoncé était en réalité un artifice de définition ?

Cela ne la laissa pas en paix. Elle apprit à l'institut Robert Koch de Berlin que la vaccination orale avec des virus vivants a été instituée en 1998, entre autres parce que vingt à trente ans après la première vaccination trop de sujets étaient atteints de polio. Quand elle entendit ceci, cela lui traversa la tête : dans les années cinquante et soixante – à la fin des années cinquante aux USA, début des années soixante en Europe –, les enfants reçurent dans tout le monde occidental des vaccins oraux.

Maintenant, après trois à cinq décennies, c'est-à-dire depuis les années quatre-vingt, apparaissent en nombre des maladies « nouvelles » comme borréliose, syndrome de la fatigue chronique, sclérose multiple, sclérose en plaques, fibromyalgie et d'autres similaires. Pour les sujets touchés, il s'agit essentiellement de sujets entre 40 et 60 ans, donc justement la génération qui a été soumise à cette campagne de vaccination orale massive. Le syndrome post polio (PPS) a comme réaction tardive la même symptomatique que celle qui frappe après trois à cinq décennies un sujet touché par la polio autrefois : fatigue, douleurs musculaires, intolérance au froid, abattement, troubles du sommeil et de la respiration et neuropathies[1].

1. De.wikipedia.org/wiki/Post-polio-Syndrom.

Les mêmes symptômes touchèrent également beaucoup de vétérans de la guerre du Golfe ; ils souffraient dudit syndrome de la guerre du Golfe. Ces soldats ont dû se soumettre à nombreuses vaccinations de protection avant de se rendre en Arabie. Pour Monika Falkenrath, cela souleva le soupçon que dans tout cela il pouvait s'agir d'un seul et même tableau clinique : intoxication par produits chimiques, dommages dus aux vaccinations et médicaments, particulièrement effets nocifs retards dus à la vaccination polio.

Si cela était démontrable de façon irréfutable, l'industrie pharmaceutique ne pourrait plus se sauver face à l'avalanche de plaintes en dommages et intérêts ! C'est pourquoi le lobby pharmaceutique très influent oriente l'attention du public dans une autre direction : avec une offensive médiatique et une campagne publicitaire on dirige l'attention des médecins et des instances officielles vers toute une série de maladies multisystémiques et multifactorielles produites par divers agents. Ce qu'au départ savent seulement des experts internes et spécialistes se diffuse généralement jusqu'à ce qu'enfin chaque sujet touché ait trouvé enfin, avec ses troubles nombreux, étranges, multifactoriels et complexes, son tiroir qui convient : syndrome de la fatigue chronique, sclérose multiple, fibromyalgie ou borréliose. Les horribles tiques sont responsables ! On ne peut même pas assez souvent et de façon suffisamment repoussante le montrer aux gens, cela se grave dans la mémoire, fait peur et une hystérie antitiques bien conduite maintient les gens occupés, loin de la nature et de la réflexion (Flakenrath).

Peut-être Monika Falkenrath a-t-elle raison avec son hypothèse. Peut-être que ce sont des intoxications aux métaux lourds, aux médicaments ou des effets secondaires des vaccinations qui sont responsables des symptômes complexes des nouvelles maladies multisystémiques et pas tels ou tels micro-organismes. Peut-être ceux-ci sont-ils simplement présents, quand de toute façon le système immunitaire est endommagé. Un peu comme les mouches qui sont présentes dans des chambres sales et mal entretenues, sans être la cause de la saleté et du mauvais entretien ?

Une note nécessaire concernant la polio

Je me souviens personnellement très bien de cette campagne de vaccination massive, des images d'enfants avec des béquilles, d'enfants sous respirateurs artificiels (poumons d'acier) et de la peur qui était liée à la paralysie des enfants. Dans ma classe, nous avons tous avalé consciencieusement le vaccin oral et j'étais content que cela ne pique pas ni ne fasse mal comme d'autres vaccins ou comme les piqûres de pénicilline.

Le Dr Jonas Salk, qui a cultivé les virus de la polio sur des reins de singes broyés – selon ses propres dires, il lui fallut rien que dans son laboratoire 17 000 singes rhésus – compte comme le sauveur des enfants et héros de la médecine. La réalité, qui est moins connue, c'est que avant la vaccination orale la polio était en diminution de 47 % aux USA et aux environs de 55 % en Grande-Bretagne (Engelbrecht).

Avant le XXe siècle, la polio était une maladie inoffensive bénigne qui se déroulait exclusivement sans les paralysies redoutées. Durant la Première Guerre mondiale, la production massive de chlorobenzol commença dans les environs de New York. Ce produit chimique dangereux était la base pour l'explosif à l'acide picrique, pour des gaz poisons pour la guerre, et plus tard pour les herbicides, bactéricides et insecticides dans l'agriculture et le ménage. La soudaine et massive production de ce poison correspond exactement dans l'espace et dans le temps à une épidémie qui toucha le système nerveux central de beaucoup de personnes, avant tout des enfants aux alentours de New York[1].

En 1942, il y eut à nouveau une épidémie de polio, de nouveau après une production massive de chlorobenzol comme partie essentielle du DTT. Les surplus des quantités énormes du poison, qui ont été produites pour une utilisation éventuelle comme arme chimique, ont été à la suite de la Seconde Guerre mondiale autorisés par le gouvernement pour le libre commerce sur le marché public, dans l'agriculture pour combattre les nuisibles, pour pulvériser dans les étables contre les mouches, pour épandage sur de grandes surfaces marécageuses et eaux stagnantes dans le but d'éradiquer les moustiques responsables de la malaria, comme sprays domestiques contre les cafards, blattes, mites et mouches. Le point culminant de l'utilisation

1.http://www.initiative.cc/Artikel/2004_08_23%20Polio%20und%20Pestizide.htm.

du DDT aux USA entre 1950 et 1955 coïncide avec le point culminant de l'épidémie de poliomyélite.

Dans ces années-là, le DDT était considéré comme le remède miracle, comme partie du progrès inexorable qui nous conduirait à un avenir en or. Quand chez nous toute la famille partait pour faire les achats de fin de semaine au Shopping Center, avant de partir les fenêtres étaient fermées et toutes les chambres brumisées avec du DDT en spray. Quand on revenait au bout de quelques heures, les chambres sentaient désagréablement la chimie, mais de nombreuses mouches et cafards étaient morts. Les voisins enveloppaient leurs jardins de nuages de DDT pour tuer les insectes rampants qui sinon attaquaient les fruits et les légumes.

L'utilisation de DDT avait un succès sans limites et était incontournable : les couvertures et textiles ont été pulvérisés de DDT, même des personnes contre poux et mouches ; les chiens domestiques, les chats et les animaux des élevages ont été saupoudrés contre les poux, guêpes et autres nuisibles au point qu'ils semblaient avoir été couverts de sucre en poudre.

Au point de vue actuel, il est sûr que la diffusion de la paralysie infantile après la Seconde Guerre mondiale dans le monde occidental – les pays en voie de développement restaient de ce point de vue protégés – avait comme cause un empoisonnement massif. De plus, on aurait pu le savoir. Au milieu des années quarante l'Office américain de la Santé (National Institut of Health) a montré que le DDT endommageait apparemment chez les animaux la même partie de la moelle épinière que celle qui est également défectueuse dans la paralysie infantile (Engelbrecht). En 1952 et 1953, des études ont été publiées aux USA et en Suisse qui démontrent que la cause de la paralysie de veaux était le DDT dans le lait. Petit à petit, on a pris conscience que le DDT était hautement toxique ; on commença à réduire son utilisation et à sa place on utilisa les organophosphorés. Mais on n'a pas mis le poison en relation avec la paralysie infantile ; on ne se laissa pas détourner de l'idée de chercher comme cause un agent pathogène, un virus.

Je peux me souvenir aussi de l'émotion et de l'explosion de joie publique quand Jonas Salk, le 12 avril 1955, fit connaître le vaccin contre la polio. Le découvreur reçut personnellement du président Einsenhower la plus grande distinction. La guerre contre l'épidémie était donc gagnée. Cependant, cela ne dura pas longtemps jusqu'à ce que parmi les enfants vaccinés il y eut une augmentation dramatique de cas de polio. Le vaccin oral était en fait composé de rien d'autre que du liquide qui a été obtenu à partir de reins de singes broyés inoculés de virus de la polio et simplement filtré. Le filtre était suffisamment grand pour retenir des bactéries, mais pas pour d'autres virus. Par mégarde, le vaccin oral était ainsi contaminé avec le virus du singe (Simian Virus 40 ou SV40) (Buhner). Des centaines de millions de personnes dont 98 millions d'Américains ont été vaccinés entre 1955 et 1963 avec un vaccin contaminé au SV 40. Chez 30 millions d'Américains cela amena une infection et diverses maladies, parmi elles aussi des maladies cancéreuses.

« Tu ne trouveras pas de livre qui pourrait te faire plus prendre conscience de la sagesse divine que d'aller sur une prairie verdoyante et fleurie ; là tu verras, sentiras, goûteras la puissance merveilleuse de Dieu. »,

Jacob Böhme

« La borréliose doit être diagnostiquée cliniquement, car il n'existe actuellement pas un seul test qui puisse prouver ou nier indiscutablement l'infection par cet agent pathogène, ou qui puisse témoigner si les symptômes du patient trouvent leur cause dans l'infection. »

Joseph J.Burrascano Jr. MD, 2000

PEUR DE LA NATURE

La guerre était passée, mais la faim insatiable poussait les citadins vers la campagne pour faire des réserves comme un hamster. Nous aussi nous allions avec le train tortillard chez les paysans et faisions du troc : couverts en argent et nappes contre farine, œufs et saucisses. Nous connaissions bien la famille Dienert. Elle possédait une fermette, une propriété rurale délabrée, quelques vaches, poules et des céréales des champs. Et le week-end, il y avait pratiquement toujours chez eux des gâteaux saxons à la levure. La plupart du temps on ne savait pas, en observant le dessus, si sur la tôle il s'agissait d'une tarte au sucre croquant, une tarte aux prunes ou une tarte au fromage blanc, parce qu'une couche de mouches d'étable recouvrait la surface. Quand le succédané de café fut terminé, la brave paysanne chassa les mouches, coupa les parts et les distribua. Cela était très bon. Je n'arrive pas à me souvenir que les mouches aient dérangé quelqu'un.

Autrefois, les enfants se battaient et se blessaient souvent jusqu'au sang lors de jeux violents. Des genoux éraflés et des plaies béantes n'étaient pas rares. Là où aujourd'hui on prendrait tout de suite des antibiotiques et des piqûres contre le tétanos, les enfants d'alors prenaient quelques feuilles de plantain hémostatiques, les mâchaient et les appliquaient sur la blessure et cela s'arrêtait là. Peut-être y eut-il aussi une fois ou autre une tique, mais je ne peux pas m'en rappeler ; mais là aussi cela aurait été quelque chose qui n'inquiétait personne.

Plus on s'éloigne de la nature, d'autant plus menaçante elle apparaît

Aujourd'hui, c'est différent. Pour les gens d'aujourd'hui, la nature semble de plus en plus menaçante. Récemment, j'étais en visite dans le Vorarlberg.

Quand mon hôte constata qu'une tique s'était incrustée dans sa peau, il sauta en hâte dans la voiture et alla en ville pour se faire administrer une piqûre d'antibiotiques par le médecin.

Carl Djerassi, le père de la pilule anticonceptionnelle, développeur de nouvelles mesures de lutte contre les nuisibles et pionnier de la recherche sur la cortisone, disait il y a quelques années dans une interview journalistique qu'il n'arrivait pas à comprendre les gens qui s'enthousiasment pour la nature ou pour un mode de vie dite naturelle. Parce qu'il n'y aurait rien de plus dangereux que la nature ! Il fallait s'en protéger et il fallait la mettre totalement sous contrôle.

À peine quelqu'un ose-t-il encore manger les savoureuses baies – framboises, mûres, myrtilles ou airelles – qu'offre la forêt.Quand, lors d'une promenade avec une femme et sa petite fille, l'enfant rayonnant voulut cueillir de belles fraises rouges et mûres qui poussaient le long du chemin, sa mère cria comme prise de panique : « Ne touche pas ! Ver solitaire du renard ! ». Les larmes n'y firent rien, la petite devait renoncer aux douces gourmandises. Pauvre enfant, me dis-je, on lui enlève la confiance innée et cela ne peut que conduire à une attitude faussée envers la nature. Dans ce cas, la probabilité qu'un avion tombe sur la maison est plus grande que d'être infesté par un ver solitaire. Dans toute l'Europe, avec ses 700 millions d'habitants, c'est en moyenne 28 personnes par an qui sont infestées par le ver solitaire. Durant la période de 1982 à 2000, 559 cas ont été connus dans toute l'Europe. Pas une seule fois on a réussi à documenter une transmission d'échinococcose (maladie due au ver solitaire du renard) par des plantes sauvages ou fruits.

La forêt, dans les cimes éblouissantes de laquelle nos prédécesseurs entendaient les murmures des dieux, ressentaient leurs visions et inspirations, nous est devenue étrangère. On ne cueille plus les baies et les plantes médicinales, encore moins les champignons, parce que ceux-ci sont donc encore irradiés par Tchernobyl, non ? Et que se passe-t-il si l'on rencontre un renard qui a la rage ? Depuis l'hystérie de la grippe aviaire qui a fait peut-être – pour une population mondiale de plus de 6 milliards d'habitants – 61 morts, avant tout en Asie du Sud-Est, et chez lesquels il n'a même pas été prouvé de façon irréfutable qu'il s'agissait réellement de grippe aviaire, on est devenu encore plus prudent. À titre préventif, on prend du Tamiflu et on ne ramasse plus de plumes que l'on trouve au cours de ses promenades. Quand les médias de masse se sont emparés du sujet, beaucoup de gens se sont débarrassés de leur chat dans des asiles pour animaux ou même les firent euthanasier. Parce que les chats mangent les oiseaux et pourraient être contaminés par le virus H5N1. Pour cela, il n'existe jusqu'à aujourd'hui aucune preuve réelle de l'existence du virus ou de son action pathogène (Engelbrecht/Köhnlein). C'est plutôt l'élevage intensif qui rend malades les volailles, poules et canards. Les poisons répandus pour la protection contre les rongeurs attirent les oiseaux sauvages ; et malgré la grippe aviaire, la mortalité des cygnes et canards n'a pas été plus importante que d'autres années (Engelbrecht/Köhnlein 2006 : 198).

Les plantes aussi sont ressenties de plus en plus menaçantes. La berce géante, (*Heracleum mantegazzianum*), provoque des brûlures ; des néophytes comme *Impatiens glandulifera* ou *Fallopia japonica* étouffent la flore locale ; le *Solidago canadensis* (ou verge d'or du Canada) et *Ambrosia artemisiifolia* provoquent des rhumes – c'est ce qu'on entend journellement des médias. Contre les mauvaises herbes, il n'y a que des mesures conséquentes avec herbicides et lance-flammes.

Ambroisie

(*Ambrosia artemisiifolia*, en anglais ragweed)

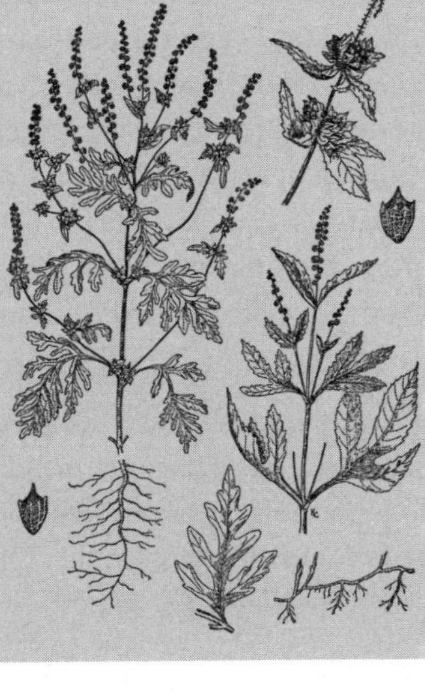

Cette plante, actuellement tout particulièrement diabolisée, provient d'Amérique du Nord. Dans mon enfance dans l'Ohio, la plante sauvage vigoureuse était un compagnon continuel pour moi. Entre-temps, le gouvernement bavarois appelle à une campagne d'éradication de cette ambroisie. Ses pollens comptent parmi les principaux agents du rhume des foins. Pour les personnes saines elle ne pose pas de problèmes, mais nous vivons à une époque dans laquelle il y a de plus en plus d'individus avec des faiblesses immunitaires ou qui sont touchés par des réactions auto-immunes – ceci certainement parce que le système immunitaire ne fonctionne plus correctement à cause des antibiotiques répandus et des vaccinations massives. La plante sauvage (ambroisie) existe déjà depuis environ deux siècles chez nous et elle n'a pratiquement frappé personne jusqu'à ce jour. En Europe de l'Est où règne un climat continental avec des hivers froids et des étés chauds, on la trouve plus souvent qu'en Europe de l'Ouest avec son climat atlantique humide. En Hongrie je l'ai rencontrée souvent, et là aussi elle ne présentait pas de problèmes. Le fait qu'actuellement elle se répande en Europe de l'Ouest semble être un signe du changement de climat. Pour les Indiens, elle est d'ailleurs une plante médicinale : les Indiens des prairies réalisaient une décoction qui était utilisée lors de crampes d'estomac ou intestinales, ou sang dans les selles. En cas de dermatoses, tumeurs et furoncles, les feuilles bouillies étaient appliquées en compresses.

Il semble que cela fasse partie de la stratégie antivie actuelle, de manipulation de conscience sanctionnée par l'État, de diaboliser chaque année une autre plante ou un autre animal. Avant l'ambroisie, on a fomenté une hystérie à cause du séneçon (*Senecio jacobea*). Ainsi, l'humanité est coupée en fin de compte de ses racines et de la nature. Les institutions étatiques – assurances, rentes, police, institutions d'aides, fonctionnariat, écoles, etc. – doivent seulement procurer la sensation de sécurité, mais non pas servir de médiateur pour les choses ancrées, enracinées et présentes dans l'environnement naturel qui nous nourrit et les liens familiaux qui nous portent. En ce qui concerne les nouvelles plantes sauvages que la terre nous offre : nous ferions mieux de prendre notre temps pour méditer avec elles, pour apprendre ce qu'elles veulent nous dire !

Plus la nature recule, d'autant plus menaçante elle nous apparaît. La nature paraît dangereuse, particulièrement la forêt. Pour la plupart des gens, c'est la surface de projection de leurs peurs subconscientes.Ce qui est sauvage se laisse difficilement contrôler. Ce qui est incontrôlable fait peur. La confiance c'est bien, le contrôle c'est mieux – n'est-ce pas ce qu'à dit un jour Lénine, celui qui voulait améliorer l'humanité ? Dans la forêt sont aux aguets la rage, le ténia du renard, les champignons irradiés, les nuisibles de toutes sortes – et maintenant, en pleine progression aussi, les tiques infectées transmetteuses de borréliose ! Alors, nous nous enfuyons de préférence dans le monde virtuel de la communication.

Les hommes n'ont encore jamais eu aussi peur de la nature qu'aujourd'hui. Parce qu'ils ne se sont encore jamais autant éloignés d'elle. La peur des borrélies et des tiques actuellement inculquée est-elle peut-être exagérée ? Peut-être est-ce une hystérie ? Les tiques et les bactéries nous livrent-elles peut-être un point d'ancrage pour les nombreuses peurs diffuses, autrement indéfinissables et inconscientes, qui nous affligent dans des temps d'insécurité ? Peut-être qu'une fois de plus nous faisons des éléphants à partir de mouches !

Maladies à la mode

Le thème de la borréliose est *in*. C'est avec 800 000 rapports que la nouvelle maladie infectieuse parcourt l'Internet (2007). La borréliose est un thème de discussion apprécié dans les *chatrooms* – chacun a ici la possibilité de présenter « sa » borréliose en public. Des montagnes de livres, publications et écrits sérieux tout comme pseudoscientifiques et des rapports d'études s'y ajoutent en plus. Les médecins diagnostiquent de plus en plus souvent la maladie. Quelques médecins se vantent d'appartenir à une élite comme experts de la borréliose[1].

À la différence de médecins habituels, incompétents pour la borréliose, ils croient avoir un accès privilégié de clientèle par un savoir différencié et être capables, derrière le nombre important de symptômes, de reconnaître les vraies causes. En même temps se multiplient les propositions de traitement, et de plus en plus de remèdes et médicaments luttent pour une part de la niche de marché.

Se pourrait-il que la borréliose soit avant tout due à l'apparition d'une mode ? Il a toujours existé diverses souffrances, la plupart du temps mal définissables, qui progressent en une maladie à la mode. Les maladies ne sont pas seulement des processus biologiques, mais aussi des apparitions culturelles. L'éthnomédecine se heurte toujours de nouveau au phénomène

1. Dans la littérature américaine, ils sont décrits comme *Lyme Wise Medical Doctors, LWMD*.

suivant, que des troubles ou des affections qui sont traités comme maladies graves sont quasiment ignorés dans d'autres populations. Même dans notre culture, il y a toujours de nouveau des souffrances qui atteignent pour ainsi dire un statut de culte, qui deviennent à la mode, de nouveaux complexes de symptômes qui – comme adiposité, ménopause, dépendances à Internet ou, chez les écoliers, le déficit d'attention, troubles de l'hyperactivité – sont définies comme des maladies nécessitant traitements.

L'histoire de la médecine connaît beaucoup de ces maladies à la mode et ces modes de diagnostic. Au Moyen Âge il s'agissait de possessions démoniaques ou de mauvais sucs, au XVIIIe siècle la grippe et les problèmes intestinaux furent les thèmes dominants, au XIXe siècle l'hypocondrie, l'hystérie et « comme faiblesse générale du monde féminin », la neurasthénie. Au XIXe siècle et jusqu'à la Première Guerre mondiale, la tuberculose fut « romantisée » comme le destin des êtres sensibles, natures spirituelles, artistes. Cette maladie à la mode servit à Thomas Mann dans son roman *Der Zauberberg* (*La Montagne magique*).

Après la Première Guerre mondiale, avant tout aux USA, on diagnostiqua très souvent une anémie ferriprive. Quand un individu pâle, particulièrement maigre arrivait au cabinet médical et se plaignait de fatigue chronique, de manque d'appétit, d'accès de vertiges et de manque d'entrain, mais que par ailleurs il n'y avait pas de troubles cliniques détectables, il ne pouvait s'agir que de déficit en fer. Les femmes étaient particulièrement en danger, du fait que lors des menstruations beaucoup de fer était éliminé avec le sang. Les jeunes avaient besoin aussi de fer en raison des fréquentes masturbations ; les femmes enceintes aussi du fait que dans leur ventre le fœtus suçait le fer comme un petit vampire. Alors, le médecin prescrivait toujours dans ces cas des préparations à base de fer et mettait en demeure de manger beaucoup d'épinards en boîtes.

Derrière cette « illusion » de fer et de chlorophylle se situait en fait l'industrie agroalimentaire qui justement avait investi des centaines de millions de dollars dans des espaces cultivables irrigués et dans des fabriques de conserves. Avec le petit marin musclé Popeye, qui tirait sa force des boîtes d'épinards, les enfants devaient être motivés pour manger des épinards. En même temps, des recherches par contrat ont été ordonnées et qui devaient prouver combien l'épinard était sain. Et ceux qui ont constaté des résultats

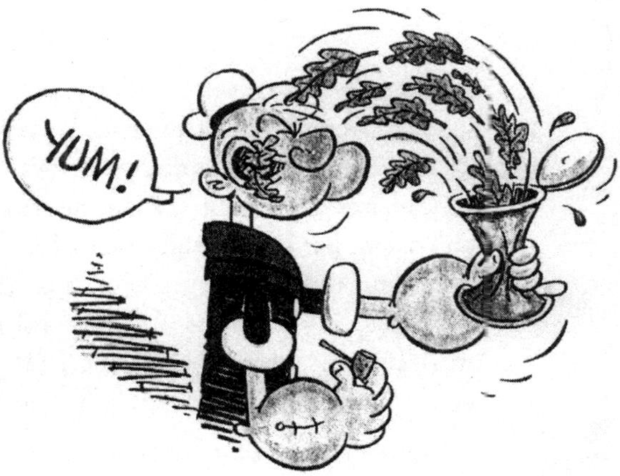

Popeye, marin gringalet, messager publicitaire engloutissant de l'épinard.

positifs sur les rats nourris avec des épinards en laboratoire ne se firent pas attendre. La croyance que le légume contenait beaucoup de fer repose sur une erreur de frappe du fait que la virgule a été déplacée d'une espace vers la droite, ce qui multiplia la teneur en fer par dix. En réalité, l'épinard ne contient quasiment pas de fer assimilable par l'organisme du fait de sa haute teneur en acide oxalique (Storl).

Dans les années cinquante, le diagnostic à la mode a été le « foyer infectieux ». Caché quelque part dans le corps, la plupart du temps sous les dents ou au niveau des amygdales, une infection couvait et libérait continuellement des poisons bactériens avec la conséquence que le patient manquait d'entrain, était fatigué, pâle et sans courage, avait les mains et les pieds froids et ne se sentait pas bien en général. À titre préventif on enlevait les amygdales, arrachait des dents et prescrivait de la pénicilline.

Quand je suis allé au collège, c'est la mononucléose qui était le mot magique. Pour les adolescents, c'était atroce parce que la maladie était transmissible par les baisers. La mononucléose – scientifiquement une maladie infectieuse provoquée par le virus Epstein-Barr – affaiblit et fatigue de façon chronique. Sous le terme syndrome de la fatigue chronique (CFS Chronique Fatigue Syndrom), c'est toujours encore un diagnostic en vogue qui se laisse poser facilement parce que le virus est présent chez 90 % de la population (Blech). Dans les années quatre-vingt et quatre-vingt-dix, on en vint à une véritable hystérie du cholestérol dans le domaine médical. (Langbein et al.). Troubles de la circulation, apoplexie, infarctus du myocarde et des problèmes rénaux provoqués par l'hypertension comptent comme les principales causes de décès dans les pays occidentaux, et pour cela on rend responsable le cholestérol. Pour prévenir l'artériosclérose, on essaya d'obtenir une teneur en cholestérol saine chez des personnes âgées en les traitant de façon routinière avec des médicaments abaissant le taux de cholestérol – pour les laboratoires pharmaceutiques un marché de milliards. Beaucoup de ces médicaments anticholestérol ont des effets secondaires désagréables, allant de maux de tête aux troubles du sommeil, en passant par des troubles musculaires et des dommages rénaux, jusqu'à des dommages hépatiques et rénaux (Langbein et al.). Ils n'abaissent pas seulement le « mauvais » cholestérol LDL (Low Density Lipoprotein), mais aussi le « bon » cholestérol HDL (High Density Lipoprotein) et éliminent aussi les vitamines liposolubles.

Entre-temps, de nouvelles études ont montré, qu'il n'y a même pas de relation entre le cholestérol et les infarctus (Pollmer/Warmuth). Ceci confirme aussi la comparaison ethnologique : les Esquimaux mangent traditionnellement surtout des viandes grasses, et malgré tout ont un taux de cholestérol faible. Et les peuples bergers d'Afrique de l'Est aussi absorbent des quantités impensables de graisses animales, mais ne souffrent pas – aussi longtemps qu'ils s'en tiennent à leur alimentation transmise – non plus de maladies circulatoires ou cardiaques. Le corps a besoin de cholestérol et le fabrique lui-même. La fonction de cette substance voisine des graisses est de stabiliser les membranes cellulaires. Elle protège les globules rouges avant fonte, est nécessaire à la nouvelle fabrication de cellules immunitaires, maintient ensemble la couche isolante des cellules nerveuses et est une partie importante du lait maternel ; à partir du cholestérol, de nombreuses hormones sont fabriquées, les hormones sexuelles, du stress, la vitamine D, les acides biliaires pour la digestion des graisses et les lipoprotéines pour le transport des graisses dans le sang (Pollmer/Warmuth). Pas étonnant que chez les peuples de la nature la graisse est considérée comme l'aliment le plus délicieux. Peut-être ce ne sont pas les cholestérines qui cassent notre système cardio-vasculaire, mais le stress continuel, le harcèlement dans lequel nous met la société de consommation faisant toujours tourner plus vite la roue du hamster, qui nous sortent de notre rythme.

D'autres exemples de maladies et diagnostics à la mode peuvent être produits. La borréliose, seulement découverte récemment, est prioritairement adaptée comme maladie à la mode. Elle est par ailleurs difficile à diagnostiquer. En fait, elle ne peut être diagnostiquée cliniquement que par un spécialiste de la borréliose. Aucun test n'est clair ; beaucoup de résultats de tests sont erronés ou discutables ; les spirochètes se camouflent et peuvent se révéler dans un nombre infini de symptômes. Peut-être est-ce effectivement une maladie à la mode qui en fin de compte veut atteindre le destin de toute mode, notamment celui de se faire oublier.

« Les antibiotiques ont déçu dans le traitement de la borréliose chronique de Lyme en tant que monotraitement. Les antibiotiques ne nous aideront pas à venir à bout des épidémies qui nous arrivent. »,

D. Klinghardt,
docteur en médecine
spécialiste de la borréliose, 2005

« Cherche l'étincelle qui allume le feu de ta puissance de guérison en toi ! »

Paracelse

« L'eau le fait bien sûr, cependant l'air est situé plus haut et au plus haut la lumière. »

Arnold Rikli
Der Sonnendoktor, 1855 – (Le Médecin Soleil)

REMÈDES NATURELS

Pour moi, la borréliose n'a été ni une maladie à la mode ni une imagination. Elle fut tout à fait réelle. Je souffrais de réels symptômes. L'érythème migrait en cercle s'agrandissant sur le ventre et le bas du corps. Je me sentais mal comme lors d'une grippe. De plus, commencèrent des forts maux de tête au point que je me coiffais d'un bonnet de laine bien que d'habitude je ne mette pas de casquette. Des douleurs articulaires, des troubles de l'équilibre et des insomnies me tourmentaient. Que pouvais-je seulement faire ?

Je ne savais pas encore grand-chose de cette maladie infectieuse. Je ne savais pas, par exemple, qu'on avait une très bonne chance – au moins théorique – d'éliminer la borréliose si, dès les premiers jours, aussitôt qu'apparaît l'érythème, on absorbe tout de suite de la doxycyline[1].

La **doxycycline** appartient au groupe des antibiotiques à spectre large des tétracyclines. Les tétracyclines ont une action bactériostatique. Elles n'attaquent pas la paroi des bactéries durant la phase de mitose, elles ne tuent pas non plus les bactéries immédiatement, mais elles bloquent la production de substances protéiques, et ainsi les bactéries ne peuvent plus se multiplier. La doxycycline pénètre les tissus et reste longtemps dans l'organisme (Maxen et al.). La plupart des experts partent du principe que lors de borréliose une prise durant deux à trois semaines est insuffisante, mais qu'il faudrait en prendre au moins durant deux mois. Le traitement devrait commencer dès qu'apparaît l'érythème. Le dosage efficace indiqué va jusqu'à 600 mg par jour.

1. À côté de la doxycycline, la minocycline (qui pénètre légèrement dans les tissus graisseux et est prescrit de ce fait en cas d'acné) et l'amoxicylline seraient également efficaces.

Comme pour d'autres antibiotiques, peuvent survenir comme effets secondaires du traitement aux tétracyclines, mycoses et diarrhées – un signe que la flore microbienne symbiotique est atteinte aussi. Fièvre et éruptions cutanées tout comme hypersensibilité à la lumière solaire (photosensibilisation) sont d'autres réactions allergiques possibles au médicament. Cependant, ce sont des symptômes dont sont rendus responsables les borrélies la plupart du temps. Lors d'utilisation au long terme, comme cela est recommandé en cas de borréliose, on en arrive à des colorations dentaires. L'émail dentaire est endommagé, les dents deviennent plus fragiles aux caries. C'est pourquoi les enfants en dessous de douze ans ne devraient pas être traités avec ces antibiotiques (Maxen et al.). Chez les diabétiques, s'installe une légère hypoglycémie lors du traitement aux tétracyclines. Chez les cardiaques qui prennent de la digitaline cela induit une augmentation du taux de digoxine dans le sang. Chez les femmes enceintes et allaitantes surviennent des dommages aux os et dentition de l'enfant à naître.

Cependant, pour moi les antibiotiques étaient hors de question. J'avais fait de mauvaises expériences avec ces tueurs de microbes, j'étais pour ainsi dire un enfant « brûlé ». Contre la fièvre dengue en Inde, un médecin diplômé occidental m'avait prescrit du chloramphénicol avec pour résultat que durant plus de deux ans j'ai dû me battre contre une superinfection (Storl). Je faisais confiance à mon intuition et étais persuadé que ce serait la meilleure cure que de renforcer les forces de défense autant que possible. En tout cas, les mesures suivantes seraient pour cela d'une grande aide.

Suffisamment de sommeil

« Pour l'homme, le sommeil est le temps des plantes où la nourriture fait progresser la croissance et où même l'âme, embrouillée par le jour, renaîtra également. »

Christoph Wilhelm Hufeland
Lebensregeln[1]

1. Christoph Wilhelm Hufeland, *Lebensregeln. Eine Makrobiotik in Merkversen* (« Règles de vie. Une macrobiotique en vers mnémotechniques », dictée sur son lit de mort en août 1836), (Kurth 1974 : 188).

Le sommeil régénère, construit, nous permet de faire le plein d'énergie vitale. C'est pour cela que le besoin de sommeil augmente lors de maladies graves, lors de guérison de plaie, lors de convalescences, lors de fatigues comme aussi après surmenages corporels ou spirituels. Les enfants, dont les organes vitaux sont impliqués dans la croissance et le développement, ont besoin de plus de sommeil que des adultes, les bébés et nourrissons encore plus, et l'embryon dans le ventre maternel encore plus. Le sommeil est un soulagement ; empêcher le sommeil est l'une des méthodes de torture les plus mauvaises.

La conscience éveillée, le bombardement continuel par d'innombrables irritations des sens, épuisent et se nourrissent de nos forces. De même, le processus de pensée continuel qui suit le flot de stimulations se nourrit comme une flamme de bougie de la cire. Notre âme doit digérer toutes les impressions et événements, sinon elle tombe malade et ne peut plus rester dans le corps.Ce qui n'est pas digéré se transforme en poison, comme le dit Paracelse. Dans le sommeil, notre âme s'éloigne du monde extérieur, plonge dans la profondeur intérieure, se laisse tomber dans le monde des rêves, dans le monde spirituel, retourne à la source primitive. Maintenant, le monde spirituel intérieur devient l'environnement de l'âme. Comme un enfant caché dans le ventre maternel, protégé d'impressions extérieures, elle puise de nouvelles forces vitales. Pendant ce temps, des processus cataboliques végétatifs se déroulent dans le corps, sous forme de détente musculaire progressive, abaissement de la température corporelle, ralentissement des courants cérébraux, de la respiration et des battements cardiaques, modification de l'activité glandulaire, etc., et qui sont mesurables scientifiquement. Les tissus fatigués, entraînés comme par compassion, seront régénérés. Autrement exprimé par les mots de Rudolf Steiner : « Durant la nuit, les anges travaillent sur le corps éthérique de l'homme. »

Dans le sommeil, l'homme tombe dans un état qui ressemble à celui des plantes. Passif comme les plantes qui accueillent la lumière nourrissante du soleil et la force vitale de la terre, l'homme accueille la lumière des images originelles (dieux). L'image originelle de l'archétype du corps sain rayonne aussi sur lui, constructive et guérissante. Des profondeurs du monde intérieur brille l'étoile de la sagesse. C'est pourquoi le dicton russe dit : « Le matin est plus sage que le soir », ce qui signifie que non seulement le corps est renouvelé et rafraîchi, mais également l'âme trouve des instructions et des conseils nécessaires.

Le rythme de sommeil et de veille se situe en accord avec le rythme cosmique du jour et de la nuit, avec le cours du soleil et de la terre. Aussi, même si dans une certaine mesure nous nous sommes affranchis des rythmes de la nature et qu'il nous est permis un certain espace de jeu, il est cependant raisonnable et salutaire de dormir la nuit et de veiller le jour. Il faut y veiller particulièrement lors de maladie. « Le meilleur sommeil est celui d'avant minuit », rappelait toujours ma grand-mère. Le sommeil de midi, la sieste, est aussi une réaction normale du corps et de l'âme au rythme cosmique et marque le point où le soleil a dépassé le zénith. La guérison signifie de se mettre toujours en accord avec les origines, avec le rythme tissant du macrocosme.

Air frais et soleil

« Homme, l'air est ton élément, tu ne vis pas séparé de lui, c'est pourquoi tous les jours va à l'air libre, et encore mieux sur les hauteurs des montagnes. »

CHRISTOPH WILHELM HUFELAND
Lebensregeln

« Je nomme le soleil, main ordonnatrice des choses de la vie. »

HANS PETER DÜRR,
physicien à l'institut Max-Planck

Le soleil détermine par son cours le rythme de l'année et du jour dans toute la nature. Il détermine et conditionne aussi notre vie biologique et culturelle. Les rituels journaliers et annuels – moments de dévotion ou de prière, repas, fêtes – se sont établis avant tout d'après le cours du soleil. L'astre du ciel donne la mesure, met en ordre. Il n'offre pas seulement à nous, mais à tous les êtres vivants le rythme de vie. Aux plantes il donne la force de se dresser, aux feuilles et fleurs il donne leur stature harmonique et géométrique. Il suffit de voir des pommes de terre germantes dans une

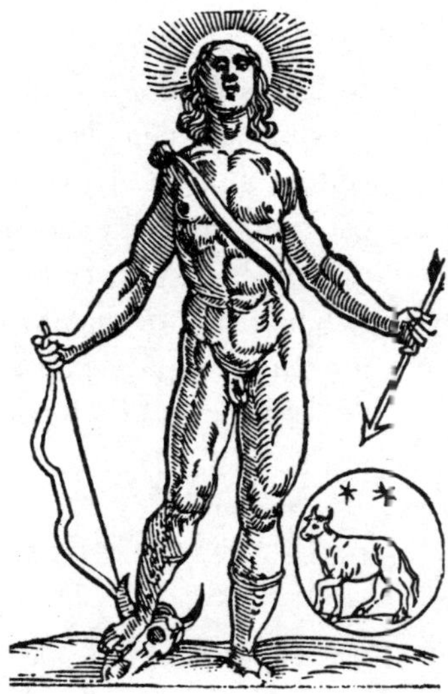

Apollon, le dieu du soleil de l'Antiquité

cave sombre au printemps : les pousses pâles serpentent sans forme ou direction définie jusqu'à ce qu'elles rencontrent un rayon de soleil ; alors elles deviennent immédiatement vertes, se dressent et prennent la géométrie typique de l'espèce. La plupart des animaux vivent en accord avec le rythme quotidien et annuel du soleil. Un lapin de clapier qui n'arrive pas à voir une lumière solaire directe meurt.

La puissance du soleil et de son action constructive sur la vie ne peut être décrite que comme divine. Elle fut aussi fêtée dans les cultures traditionnelles comme divinité puissante. Les Celtes nommaient le dieu du soleil Bhel ou Belenos, les Scandinaves Baldur. Il est le véhicule de la déesse des plantes ; il l'attire chaque printemps de ses profondeurs, l'emmène dans la verdure, les fleurs et les germes et éveille dans les plantes les forces de guérison. Sa lumière comptait comme le principe qui a donné forme et structure au Chaos matériel (Storl). Le sauveur aussi, qui ôte toutes nos peines et maladies et au nom duquel au Moyen Âge les plantes médicinales étaient cueillies, apparaît dans la croyance populaire comme le « soleil qui chasse les ténèbres ». Chez les peuples celtes et germaniques convertis, le Christ apparaît comme un cerf soleil. Pour les paysans du mégalithique, le soleil était une mère aimante des créatures.

La lumière solaire est guérissante. Le corps a un besoin incontournable de lumière solaire dans tout son spectre, non filtrée par des vitres, lunettes de soleil ou cloche de brume sur les grandes villes. Au-dessus des yeux, la fenêtre de l'âme, la lumière agit sur l'hypothalamus. L'hypothalamus, le cerveau du cerveau, est le point de relation avec le cortex cérébral qui a affaire avec les attitudes apprises (culture, temps, ego) et avec les sens extérieurs, et l'ancien cerveau reptilien qui a la maîtrise des réflexes et des instincts (agression, stimulations sexuelles, stimulation d'appétit, contrôle territorial). L'hypothalamus relie l'extérieur et l'intérieur, coordonne les réactions du corps et de l'âme. Il régule la température corporelle, la pression sanguine, les sensations de faim et de soif, les envies, le rythme veille-sommeil, il dirige le système nerveux végétatif (sympathique-parasympathique) et donne des instructions à l'hypophyse, qui de son côté maîtrise les glandes endocrines. L'hypothalamus est mis à contribution dans la fabrication des neurohormones, comme l'ocytocine, qui entre autres provoque l'euphorie durant l'acte sexuel et contribue au maintien du taux de sérotonine (« hormone du bonheur »).

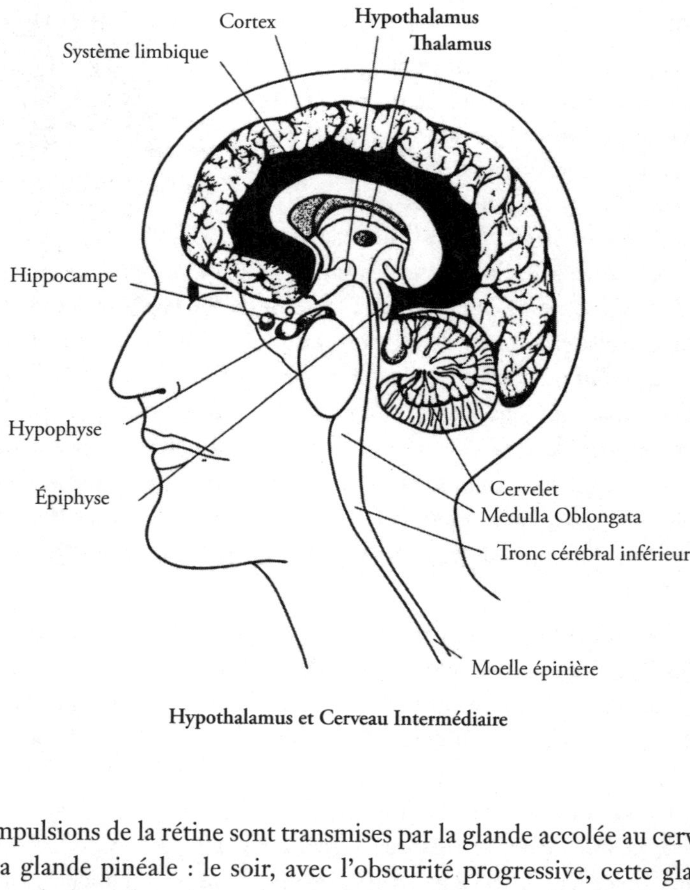

Hypothalamus et Cerveau Intermédiaire

Les impulsions de la rétine sont transmises par la glande accolée au cerveau vers la glande pinéale : le soir, avec l'obscurité progressive, cette glande déverse de la mélatonine qui nous fatigue. Vers trois heures du matin – l'heure à laquelle la plupart des mourants quittent la vie –, le taux de mélatonine est le plus élevé. La lumière du soleil bloque la fabrication de mélatonine. En hiver, quand les journées sont courtes et les nuits longues, cela en arrive souvent à un excès de mélatonine qui s'exprime comme dépression de l'hiver, fatigue et troubles du sommeil. Là aussi, il est utile d'aller à l'extérieur pour s'exposer et emmagasiner du soleil. Ou alors on boit des tisanes de millepertuis parce que cette plante apporte de la lumière solaire. Le millepertuis fleurit de façon luxuriante en plein été et transforme la lumière solaire emmagasinée en une huile rouge, l'hypéricine, qui se fixe au niveau des feuilles. En deux mots, le rayonnement solaire apporte de la joie de vivre.

Le soleil agit favorablement non seulement au niveau des yeux, mais aussi directement sur la peau. Là, il stimule la production de vitamine D qui est importante pour l'absorption du calcium pour renforcer les os et les dents. De ce fait, le bain de soleil sert à la prévention des fractures, de l'ostéoporose, de la tuberculose et du rachitisme. Le rayonnement ultraviolet de la lumière du jour amène la santé de la peau ; il agit comme bactéricide, antiviral et antimycotique, augmente les forces de défense, stimule les hormones tissulaires et les lymphocytes : celui qui travaille au grand air est moins en danger qu'un sujet restant en chambre. La lumière solaire diminue le taux de cholestérol, la tension artérielle tout comme la glycémie, augmente l'endurance, multiplie les hormones sexuelles et élève la capacité de résistance aux infections (Konz). Franz Konz conseillait, de ce fait, d'avoir une activité physique en pleine nature aussi souvent que possible (la lumière solaire artificielle n'est pas un ersatz ici). Mais de nos jours on est averti de ce fait. On fait circuler la peur que le fort rayonnement solaire peut conduire au cancer de la peau. Il le peut effectivement, mais seulement chez des sujets qui ne s'alimentent pas correctement, dont le système immunitaire est endommagé et qui se couchent de façon déraisonnable durant des heures sur la plage, sans généralement s'acclimater. Il y a de fortes chances que les substances chimiques des crèmes solaires modernes (crèmes de protection) soient plus dangereuses que la lumière solaire elle-même.

On peut considérer la maladie comme un dérangement dans les fonctions corporelles, comme perte de rythme de vie. La lumière solaire est une force qui « range » dans la nature tout comme dans notre corps et âme. Cette force, nous pouvons l'absorber directement par nos yeux et par notre peau ; nous pouvons aussi l'absorber à travers notre alimentation en consommant des légumes biologiques et des céréales de culture non intensive. Ou alors nous pouvons absorber indirectement cette force solaire lors du sommeil, en dormant sur des matelas de paille ou des lits de paille. Parce que, comme le dit le médecin bernois Jörg Reinhard : « La paille et les fétus de paille ne sont rien d'autre que de la lumière solaire en or, des rayons solaires en or. », (Reinhard).

Activité physique

> *« Bouge tous les jours ton corps, que ce soit par le travail ou le passe-temps ; trop de repos te transforme en vase, insensible autant au niveau du corps que de l'âme. »*
>
> Christoph Wilhelm Hufeland
> *Lebensregeln*

Le mouvement fait du bien, courir ou nager renforce et détend les muscles tendus, repose les nerfs et renforce le cœur et les poumons. Mais particulièrement le système lymphatique – glande thymus, rate, amygdales, glandes et circuits lymphatiques –, qui forme la base de notre système immunitaire, profite de l'activité physique. Les circuits lymphatiques n'ont notamment pas de pompe comme la circulation sanguine. C'est notre activité physique journalière qui fait circuler la lymphe. Lors de borréliose, l'activité physique, fendre du bois, bêcher le jardin, se promener et autres activités qui nous font transpirer abondamment sont une véritable bénédiction.

Lymphe

Le clair fluide lymphatique jaunâtre provenant de notre sang absorbe graisse et protéines à partir de l'intestin et aussi des toxines de notre sang. La lymphe transporte des substances de déchets, des micro-organismes morts, des cellules endommagées – par exemple, les spirochètes morts et les lipoprotéines de bactéries pathogènes, qui lors de borréliose peuvent provoquer des réactions inflammatoires dans tous les organes – et les évacue.

La lymphe contient des lymphocytes, les cellules du système immunitaire, qui repèrent et reconnaissent les antigènes intrus (agents infectieux, protéines étrangères, qui stimulent la production d'anticorps). Ces lymphocytes ont une mémoire immunologique, c'est-à-dire qu'ils sont capables de se souvenir des intrus indésirables. Ils peuvent distinguer plus de cent millions d'antigènes.

Parmi les lymphocytes qui font partie de la réaction immunitaire, on distingue les suivants :

- **Lymphocytes B** : ces globules blancs fabriquent des anticorps et portent sur leur surface des immunoglobulines. Ils fonctionnent aussi comme cellules mémoire immunologiques. Ils reconnaissent leurs ennemis, tout comme une clé reconnaît la serrure adaptée ;
- **Lymphocytes T** (dépendant du thymus) : ces cellules de défense apparaissent dans la moelle osseuse et sont préparées à leurs fonctions au niveau du thymus. Certains d'entre eux sont appelés cellules tueuses (macrophages) et tuent des cellules malades, infectées par des virus ou des bactéries, même des cellules cancéreuses, qui se forment toujours de façon spontanée dans tous les organismes vivants ;
- Mais ils peuvent aussi réagir de façon excessive et ne plus faire la différence entre des cellules normales et des substances étrangères, et ainsi on en arrive à des réactions auto-immunes, comme lors d'arthrite rhumatoïde, où les propres défenses attaquent le cartilage et les os, ou lors de sclérose multiple où les gaines nerveuses sont attaquées par les propres cellules immunitaires ,
- Souvent la borréliose se masque sous les aspects d'une maladie auto-immune. Il arrive aussi qu'un système immunitaire troublé réagisse de façon hypersensible à des substances sans danger de l'alimentation ou

dans l'air (pollen) ou à des piqûres d'insectes, et ainsi produise des rhinites allergiques, rhumes des foins, urticaires, dermatites, eczémas et allergies alimentaires. À l'heure actuelle, les deux, c'est-à-dire maladies auto-immunes et allergies, augmentent de façon dramatique. Le système immunitaire de l'homme moderne est affaibli. Les causes sont multiples : modes de vie antinaturels, exposition à l'*electrosmog*, micro-ondes, stress, substances toxiques ou additifs alimentaires, aussi antibiotiques et vaccins qui dépassent le système immunitaire ;

- **Lymphocytes aides-T** : ils contrôlent la synthèse des anticorps tout comme les réactions inflammatoires, comme le déversement des cytokines qui régulent l'intensité et la durée de la défense immunitaire ;
- **Cellules dites limitantes des lymphocytes T** qui stoppent la défense immunitaire.

Le thymus fait partie des organes du système lymphatique. Il est le cerveau de la défense. Se frapper souvent sur la poitrine comme le font les gorilles doit le stimuler. Il est intéressant de constater que souvent des sachets de plantes médicinales ou des amulettes sont portés à ce niveau de la glande située derrière le sternum. En cette ère de progrès, lors de stress, rayonnements et chimiothérapie, le thymus se rabougrit. Dans les années cinquante, avant que l'on ne connaisse leur fonction comme organe immunitaire, et qu'on le considérait encore comme un vestige de l'évolution, on a diagnostiqué chez des enfants avec un thymus développé une hypertrophie de la glande qu'on a soumis aux rayons radioactifs pour la réduire. Les amygdales aussi ont été ôtées chirurgicalement en prévention d'inflammations. Par ailleurs, sont aussi liés au système lymphatique la rate, les ganglions et le gros intestin.

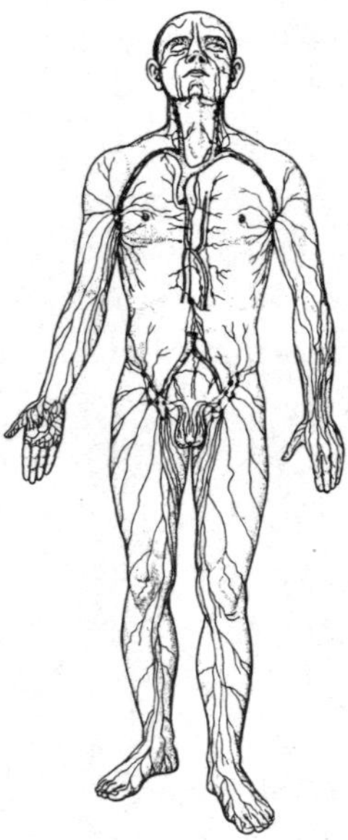

Les voies lymphatiques

Lors de perturbations lymphatiques et aussi en tant que soutien d'un système immunitaire stressé, par exemple lors de borréliose, on peut se tourner vers des remèdes à base de plantes purifiantes de la lymphe. Parmi les plantes les plus importantes pour la lymphe comptent le gui (*Viscum album*), la scrofulaire (*Scrofularia nodosa*), le gaillet ou caille-lait (*Galium verum*), chrysosplenium et sorbier des oiseleurs (Sorbus aucuparia) – (voir Plantes de la rate et de la lymphe). Dans le creux des aisselles se trouve un centre important du système lymphatique. Des produits chimiques, comme des déodorants, sont facilement absorbés par les voies lymphatiques à cet endroit et circulent à travers toutes les régions du corps où ils peuvent se lier avec des protéines en molécules complexes, qui de leur côté peuvent conduire à des stases lymphatiques et autres troubles. Les sujets touchés devraient être particulièrement prudents avec les déodorants, sprays, maquillage, renforçateurs de cheveux et produits similaires (Mauch).

Manger raisonnablement

> *« Que ta table soit toujours simple, associée à force et pleine de goût (…). Mange de façon mesurée et sans hâte pour ne jamais sentir l'estomac lourd, apprécie aussi avec joie, ainsi cela te donnera un sang sain. »*
>
> Christoph Wilhelm Hufeland
> *La Macrobiotique ou l'art de prolonger la vie*

Manger doit procurer de la joie. La table doit être bien mise, avec une jolie nappe et peut être décorée d'un petit bouquet de fleurs ou d'une bougie. Manger crée un lien avec le cosmos, ce n'est pas seulement une alimentation de la machine-corporelle.

« L'alimentation est Brahman. Seul celui qui est conscient qu'il mange Dieu, mange réellement. », c'est ainsi qu'il est dit dans le *Taittiriya-Upanishad*. La bonne alimentation est pour les malades une des mesures les plus importantes du traitement.

Il y a naturellement des papes de l'alimentation grognons qui représentent de façon acharnée une quelconque ascèse alimentaire. Dans le village de cure près de Genève où j'ai travaillé autrefois comme jardinier, on s'en tenait dur comme fer à des tableaux de calories et des ordres stricts alimentaires. Malgré tout, les gens souffraient de troubles de digestion et de ballonnements. Quand un jour le paysan philosophe Arthur Hermes vint en visite, il dut rire : « Heureusement qu'il y a encore des instincts qui nous disent ce qui nous plaît et ce dont nous avons besoin. Parfois le ventre est plus intelligent que l'intellect. »

Ceci est bien sûr aussi valable dans le régime concernant la borréliose. On doit manger ce qui nous plaît et ce qui nous fait du bien. Évidemment, on doit éviter les plats précuisinés, pour micro-ondes, de manger devant la télévision, et autres produits contaminés par antibiotiques, traces de pesticides, arômes artificiels et conservateurs, produits génétiquement manipulés et proposés de façon agressive par la publicité, l'alimentation de masse produite industriellement[1].

C'est toujours le mieux quand on sait d'où proviennent les aliments, par exemple du propre jardin ou du propre poulailler. Les aliments portent des informations pour notre corps et pour notre âme. Les légumes et céréales malades ou les sujets affaiblis, stimulés aux engrais chimiques et poisons insecticides ou qui sont devenus étrangers et ont été bouleversés dans leur existence par des manipulations génétiques, donnent des informations fausses, de façon déconcertante, à nos organes. Cela se produit de la même façon avec de la viande, du lait ou des œufs provenant d'animaux non aimés et élevés de façon intensive non naturelle : les informations de leurs souffrances se transmettent à notre organisme. Leur souffrance devient notre maladie.

Des produits alimentaires naturels nous envoient par contre des informations guérissantes. « Nous nous informons avec un ordre cosmique, en consommant de la nourriture saine », dit Fritz Albert Popp, le physicien, qui a réussi à mesurer les quanta de lumière (photons) dans l'alimentation. (Popp). Les plantes fixatrices de lumière qui sont pleines d'énergie vitale et chargées d'informations non faussées sont les plantes sauvages et les plantes médicinales. Aucune vitalité ne leur a été retranchée. Si nous les récoltons et les consommons aux périodes correspondantes de l'année, en harmonie avec les rythmes solaires et lunaires, alors elles nous aident à

1. Littérature complémentaire sur le sujet : Hans-Ulrich Grimm, *Die Suppe lügt* ou « Le potage ment » (Knaur 1999) et *Aus Teufels Topf* ou « Issu de la casserole diabolique » (Klett-Cotta, 1999), Volker Angres et al., *Futtre fürs Volk* ou « Bouffe pour le peuple » (Knaur, 2002).

parvenir à l'harmonie avec la grande nature. Toutes les plantes sauvages comestibles sont des plantes médicinales. Beaucoup de peuplades proches de la nature ne font pas de différence entre plantes médicinales et plantes sauvages comestibles parce que toutes ont une certaine action sur nos organes et nos sensations (Storl). Si on compare les quantités de substances nutritives et vitales – la teneur en vitamines, particulièrement vitamine C ou provitamine A, en minéraux (K, P, Mg, Ca, Fe) et oligoéléments – entre des plantes de culture et des plantes sauvages, les plantes sauvages sont bien plus riches. De plus, elles contiennent des principes amers qui stimulent le métabolisme, les sécrétions de l'estomac, la formation de bile et soutiennent les fonctions hépatiques, en plus des huiles essentielles qui bloquent les mycoses et les bactéries et qui soutiennent de différentes façons les processus de l'organisme, tout comme des substances de ballast qui maintiennent les intestins en bonne santé. Les plantes sauvages excitent les glandes et assainissent notre sang (Fleischhauer). La plupart des mauvaises herbes du jardin et des champs sont comestibles et étaient depuis toujours cueillies et consommées par les gens.

Il est avant tout important pour ceux qui souffrent de borréliose de suivre un régime équilibré avec beaucoup de fruits frais et légumes, avant tout carotte et betterave rouge avec sa teneur importante en caroténoïdes qui jouent un rôle important dans la lutte contre les infections. De même beaucoup d'ail, ail des ours et oignons dont les huiles essentielles (allicine) riches en soufre montre une action antiseptique et en même temps augmente l'activité des cellules tueuses (lymphocytes T). On devrait éviter toute alimentation « civilisée » et sucre.

Prendre des plantes immunostimulantes

« Ton esprit et mon esprit, ensemble nous pourrions former un esprit de guérison. »

Paroles d'un guérisseur Ojibwah à une plante médicinale.

Pour ma borréliose, le renforcement du système immunitaire par l'utilisation en cures de plantes stimulantes du système immunitaire me semblait sensé. Le phytothérapeute américain renommé Dr James A. Duke prescrit comme traitement de soutien au stade primaire de l'infection, à côté d'un régime et de mesures naturopathiques adaptées, une cure de 3 semaines d'échinacée (racines). Par jour, on devrait prendre 6 gélules à 450 mg de cette poudre de racine, stimulante des défenses immunitaires (Duke). L'utilisation devrait durer au maximum 3 semaines, sinon il y a inversion d'activité et il y aurait abaissement des défenses.

La tisane amère résultant de l'infusion des feuilles ou racines du mélange de cunégonde renforce également les forces de défense (eupatoire – *Eupatorium cannabinum*). La tisane excite le système immunitaire, agit comme diurétique et cholagogue. Du fait qu'entre-temps on y a trouvé des alcaloïdes pyrrolizidiniques toxiques pour le foie, la commission européenne du ministère de la Santé, qui est chargée des essais de drogues végétales, avertit quant à l'utilisation de cette plante. Des experts, comme le professeur Rudolf Fritz Weiss, sont cependant d'avis que pour le dosage thérapeutique ces alcaloïdes ne représentent aucun problème. De même, mais d'action encore plus forte, agit l'eupatoire américaine de la même famille que celle d'Europe (*Eupatorium perfoliatum*, en anglais *Boneset*). Les Indiens en utilisent la tisane, également amère, lors de grippe et autres maladies fiévreuses. Moi-même, lors de différentes maladies, j'ai fait des expériences étonnantes avec cette tisane sudorifique et tonifiante. Les polysaccharides (hétéroglycanes) seraient à l'origine de l'augmentation de la résistance ; ils stimulent l'activité des lymphocytes B et T et activent la formation d'interféron, une substance produite par les propres cellules corporelles, qui bloque la multiplication des virus, tumeurs, tout comme de bactéries et protozoaires.

De même, des plantes médicinales et baies sauvages comme cynorrhodon, baies de sureau, baies de cassis (*Ribes nigrum*) ou sorbier (*Hippophae rhamnoïdes*), acérola, camu-camu qui contiennent beaucoup de vitamine C, soutiennent le système immunitaire. Le sorbier « la capsule multivitamines des buissons » est aussi un capteur de radicaux libres, stimule la respiration cellulaire et a une action antioxydante protectrice des cellules (Bühring), (autres plantes renforçant le système immunitaire : voir appendice).

Des tisanes diurétiques, dépuratives sanguines, qui détoxifient l'organisme et évacuent les toxines semblaient une bonne thérapie de soutien. En premier lieu, il y a l'ortie (*Urtica dioïca*). Millefeuille, décoctions de prêle ou tisanes de feuilles de bouleau ou élixir de bouleau de Weleda rendent également d'excellents services. (Voir appendice.)

Joie de vivre, sens de la vie

> *« Le mieux, si l'on a le bon sens, c'est de prendre tous les événements de bon cœur comme un bienfait de Dieu. Par la prière on obtient tout, la prière est un remède universel. »*
>
> NOVALIS
> *Im Einverständnis mit dem Geheimnis*
> (En accord avec le secret)

L'acceptation de la vie et la joie de vivre s'avèrent positives sur le système nerveux. Même des études cliniques le montrent. Mais la joie de vivre ne se laisse pas ni prescrire ni imposer ; il faut qu'elle soit souhaitée. Elle nous tombe dessus comme une grâce de Dieu et il faut savoir l'accepter. Le mieux c'est d'aller dans la nature, de respirer l'odeur des fleurs et de laisser son âme traverser le ciel bleu comme le busard ou de se laisser porter par les nuages blancs, s'accorder avec le chant des oiseaux, la symphonie des grillons ou le murmure d'un ruisseau, d'aller pieds nus et de sentir la peau de la mère-terre. Prends le temps pour cela, ne te laisse pas voler ton existence ! Dans toutes les beautés de la nature agissent les images ancestrales, tinte le chant des dieux, l'harmonie de la création. Particulièrement, le malade a besoin de se mettre en accord avec cette symphonie de l'être et y trouver sa place.

Pour apprécier, la volonté de guérison doit être impérativement présente. Le meilleur médecin et les meilleurs remèdes ne servent à rien si le patient lui-même ne veut pas réellement être en bonne santé. Souvent la maladie est un langage par lequel un individu insatisfait demande quelque chose ou cherche à montrer une solution à la frustration, peur ou colère, si ce n'est pas possible par une autre façon. De cette manière, la femme ou le mari délaissé, la grand-mère seule, l'enfant frustré, incompris, forcent l'aide qu'ils n'obtiendraient pas autrement. De cette manière, la maladie paye, elle devient un moyen de pression, un poids dans la société.

Tomber malade peut être aussi une révolte, une rébellion contre des routines indignes, lassantes et du travail n'ayant pas de sens, contre des pressions. C'est une voie d'évitement. L'écolier reste simplement au lit pour éviter le stress de l'école, la femme a prématurément ses règles, et celui qui ne maîtrise plus sa vie, il est possible qu'inconsciemment il fuit dans des affections chroniques telles que fonte musculaire, sclérose multiple, syndrome de la fatigue chronique, problèmes de dos (expression « Je ne peux plus le supporter. »), ou ne se débarrasse plus de la borréliose, car il en a bien besoin. Les spirochètes sont prêts alors à l'aider.

En priorité pour la guérison il y a le sens de la vie, une raison de vivre, un devoir, une vraie vocation. Pour trouver celle-ci, ce n'est pas toujours facile. Surtout dans une culture qui renie la métaphysique et préconise que le sens de la vie est simplement de travailler pour amasser du pouvoir et de l'argent, d'emmagasiner des biens de consommation et de consommer, d'avoir du plaisir, d'être sexy et cool – et tout cela dans un monde où animaux et espèces de plantes, guerre de matières premières dépassent la raison, où les glaciers fondent, où les impôts augmentent, où les *chemtrails*[1] couvrent le ciel, où les familles éclatent, où menace le chômage, où la décadence « bouffe » la culture. Comment peut-on ne pas tomber malade ?

Si l'homme est entouré d'un manque d'amour et de manque de sens de la vie et que le carnaval de la société de consommation ne prend plus, alors la maladie nous vient en aide. Elle nous oblige à nous regarder plus en profondeur, à chercher nos racines, pour trouver dans les ténèbres l'étoile brillante conductrice, le propre dharma, pour reconnaître le propre devoir ancestral de la vie. Dans ce sens la maladie est salvatrice.

Ainsi, la borréliose peut être comprise comme une invitation de notre âme à devenir présente, à retrouver sa raison divine profonde. Elle est une exécutrice du karma et peut être une inexorable enseignante, un gourou.

« Les maladies sont des années d'apprentissage de l'art de la vie et de la formation d'âme sensible. », nous dit le sage poète Novalis (Novalis). Être dans le vrai être, c'est cela la santé.

1. *Chemtrails* : complexes chimiques qui proviennent de mélanges de poussières d'aluminium et baryum des kérosènes de l'aviation. Les petites particules flottant dans l'air réfléchissent les rayonnements solaires et contribuent ainsi au réchauffement climatique.

Vacances : le temps pour la connaissance

> *« Voyages : leur utilité est indescriptible.*
> *Les plus sains et les plus utiles sont les voyages à pied*
> *ou encore mieux, à cheval. »*

CHRISTOPH WILHELM HUFELAND
Hausartzneimittel

J'ai laissé régner la raison de la naturopathie et m'en tins à ces règles. Ainsi, j'ai pu m'acquitter de mes tâches, mais j'étais continuellement épuisé et fatigué, des douleurs sautaient d'une articulation à l'autre comme de petits diables, d'un genou à l'autre, et toujours je retombais dans les vallées profondes et sombres de la dépression. Alors, la voix intérieure me dit : détends-toi une fois totalement, prends du temps pour prendre conscience, prends des vacances au soleil et à la mer.

On devrait toujours écouter la voix intérieure ; alors je regardais sur Internet pour un vol de dernière minute en direction de l'Inde du sud – l'Inde, on peut se le permettre ; c'est comme une mère et là les dieux sont à proximité. Bientôt je me retrouvais dans une simple chambre chez des paysans simples, sous des palmeraies tout près d'une plage de sable chaud avec ses hautes vagues turquoise, loin de tout trouble. Durant la première nuit, j'ai fait un rêve très fort. J'ai rêvé qu'un parasite couleur peau, donc invisible, collait sur ma peau. C'est seulement à ces contours et plis que je pouvais deviner qu'il me parasitait à cet endroit. J'ai essayé de l'enlever en grattant avec mes ongles, ce qui enfin me réussit. Il tomba sur la plage et disparut dans le sable. Le premier rêve à un nouvel endroit où l'on n a jamais été auparavant a la plupart du temps un caractère prophétique. Et c'est ainsi que je l'interprétais aussi. Ce qui toujours me tourmentait allait me quitter. C'était la bonne décision de venir ici !

Jour après jour, j'étais couché ruisselant de sueur sur le sable chaud sous le soleil tropical. Du fait que j'étais habitué au soleil par le jardinage, je pouvais le risquer, sans prendre de coup de soleil et le pelage de peau qui s'ensuit, ce qui généralement arrive aux touristes. Une chaleur bienfaisante pénétrait tous les jours mon corps. Comme le disait Franz Konz : « Ne soupçonnons-nous pas combien de forces solaires les cristaux de sables ont emmagasinées depuis des millénaires qu'ils sont sur la plage, et qu'ils nous les transmettent ! Donc debout pour le bain de sable ! » (Konz)

Quand la chaleur devenait insupportable, je sautais dans la mer fraîche et jouais plein d'extase avec les vagues vierges. Nager et monter les vagues représente un massage total du corps et est un câlin. Cela renforce le cœur, stimule la circulation sanguine et fait circuler la lymphe. L'eau de mer salée et minérale nettoie et nourrit la peau. La mer est la mère de la vie. Rendue enceinte par la lumière du cosmos, percée par le rayonnement phallique du soleil, elle a produit tous les innombrables êtres vivants, bactéries, plantes et animaux qui aujourd'hui peuplent la terre. Depuis toujours la concentration en sel de la mer est identique à celle de notre sang. Nous portons la mer en nous, sommes nous-mêmes la mer sur laquelle la mer nous observe de l'extérieur.

Une partie de la cure au bord de la mer a été aussi une légère et saine diète. Je vivais de lait de coco, poissons, riz et fruits. Une alimentation raisonnable, ressemblant tout à fait à un régime que les Indiens karibi utilisent en cas de syphilis, qui est également une maladie due à des spirochètes. (Voir plus loin.) Le lait de coco est actif en cas d'acidose des tissus corporels, agit comme diurétique, augmente le tonus des reins, stimule le métabolisme et – ce que je ne savais pas à l'époque – élève, grâce aux polysaccharides contenus (glycanes) la force de résistance contre la tuberculose et autres agents pathogènes bactériens (Upada). Les Pères de l'Église, au début du Moyen Âge, recommandaient avant tout, pour la guérison des infirmités humaines, la prière, la communion et le pèlerinage. Pour les plantes médicinales, ils étaient longtemps réticents parce que celles-ci étaient considérées du domaine de leurs rivaux, les prêtres profanes, et des femmes guérisseuses. Lors du synode de Liftinae (743 apr. J.-C.), le missionnaire anglo-saxon Winfried (saint Boniface) interdisait même le ramassage des sachets de plantes traditionnels. Plus tard, des moines cultivèrent dans les jardins des cloîtres des plantes non indigènes, méditerranéennes. C'est seulement avec Hildegarde de Bingen que des plantes médicinales indigènes – plus seulement celles invoquées dans la Bible – ont à nouveau été intégrées dans la médecine occidentale.

Pour atteindre la guérison, on entreprenait autrefois des pèlerinages. Ces voyages de pèlerins conduisaient à des endroits de grâce, où des saints avaient vécu ou où des miracles avaient eu lieu. Déjà bien avant que l'on ait construit à ces endroits des églises, des chapelles ou même des cathédrales, ils étaient pour les Celtes ou les Germains païens et avant eux pour les paysans du mégalithique considérés comme des endroits divins où se déroulait l'action des dieux. Il s'agit notamment de lignes de force. À ces endroits, montagnes, mers ou sources saintes, agissent surtout des forces géomagnétiques, des forces magnétiques terrestres qui aujourd'hui sont mesurables avec des instruments et qui agissent sur notre organisme, même sur notre corps éthérique (corps de forces formatrices, corps de substances fines) et sur notre conscience de façon énergétisante, revivifiante et calmante. Même celui qui souffre de borréliose peut ressentir dans ces endroits une augmentation de leur puissance. Comme la mer et la haute montagne, ces lieux ont la capacité de nous transporter au-delà de nos limites.

« Ce n'est pas le médecin dans sa longue blouse qui nous instruit du haut de sa chaire ; c'est l'homme qui erre partout, remarque et note, étonné, qui est assailli par joie et douleur et qui nous en impose un partage passionnel. »

Johann Wolfgang von Goethe
Œuvres d'histoire naturelle

UN MÉDECIN SOUS FORME DE POUDRE BRUTE ET GRAINS DE BLÉ

Les mesures naturopathiques étaient raisonnables et m'ont amené plus loin. Cependant, je ne me sentais pas tout à fait à la hauteur. Il me manquait encore quelque chose. J'allais donc chez mon ami et voisin, le guérisseur plutôt non orthodoxe, mais efficace, le Dr Gerhard Orth. Il habitait dans une ferme à proximité d'un petit hameau dans la vallée en contrebas. Son cabinet rappelait le laboratoire du Dr Faust, « avec des verres, boîtes posées autour, surchargé avec des instruments, conseils d'ancêtres introduits dedans ». Des livres, des notes gribouillées, des paquets de plantes médicinales, des instruments de toutes sortes recouvraient les tables et les étagères de son atelier de soin. Il prit en main son pendule Biotensor et le promena au-dessus de mon corps. Ce Biotensor est un genre de pendule moderne ; sur les courants d'eau souterrains il tourne à gauche, et sur toutes les autres perturbations à droite. Le Dr Orth utilise le Biotensor pour ressentir les perturbations de champs électromagnétiques dans l'environnement du patient, dans les habitations ou les ateliers de travail. Mais du fait que l'organisme humain possède lui-même un léger champ électromagnétique, il utilise aussi cet instrument pour détecter des maladies et des troubles dans les organes. La science d'école est naturellement très sceptique concernant ces diagnostics radiesthésiques. Cependant pour moi, ethnologue, ce scepticisme était quelque peu amoindri. N'ai-je pas vécu des séances de guérison indiennes où un guérisseur testait l'organisme d'un patient à l'aide d'une plume d'aigle, et mettait fin à des souffrances de longue date en remettant en place et en harmonie les individus ? Les curanderos sud-américains peuvent voir de tels troubles de champs énergétiques à l'aide d'Ayahuasca et autres substances développant la conscience, et rétablir l'ordre avec chant, imposition de mains et éventuellement avec la plante médicinale adaptée. Pourquoi cela ne serait-il pas possible aussi chez nous ?

« Oui, dit-il, après m'avoir questionné et testé avec le Biotensor, sans aucun doute borréliose. Là, les antibiotiques n'aident pas. J'ai déjà eu toute une série de patients qui, malgré des traitements fortement dosés en tétracycline, amoxilline, érythromycine, céphalosporine et bien d'autres, qui sont venus me consulter en fauteuil roulant. Certains d'entre eux en avaient déjà eu en intraveineuse ! » Quand il vit à quel point j'étais choqué, il ajouta rapidement : « Pas de souci, cela n'a pas besoin d'en arriver jusque-là ! Nous allons déjà anéantir les sales bêtes. »

Recours au guérisseur

Le Dr Gerhard Orth n'est pas un médecin intellectuel, mais un guérisseur de vocation. Le destin, son dharma ou, comme il le dit lui-même, Dieu, lui a donné cette vocation. Jusqu'au début des années quatre-vingt, il était actif comme chimiste au niveau d'un poste de direction chez Siemens. Il dirigeait un laboratoire et développait de nouveaux produits. En ami de la nature, il se promenait volontiers et pagayait passionnément en kayac à travers des eaux vives. Et justement parce qu'il était lié à la nature, il s'énervait contre toutes les perturbations environnementales, la pollution des eaux et l'exploitation abusive d'un système agricole qui avait échappé à tout contrôle. Ami d'Herbert Gruhl, l'auteur du livre exemplaire *Ein Planet wird geplündert* ou « Une planète est en train d'être pillée », il se rallia au mouvement des Verts et devint un activiste écologique. Comme « combattant de la guérilla écologique », il partait la nuit en tenue camouflée. Non pas pour scier des poteaux électriques ou faire du sabotage, mais pour prélever des échantillons d'eau de rivières et de lacs qui étaient officiellement classés comme propres. Il analysait les échantillons d'eau dans son laboratoire et- publiait les résultats. Mais les virées nocturnes ne passèrent pas inaperçues. Les analyses ne pouvaient provenir que de son laboratoire. Du côté de son entreprise, on lui communiqua qu'il devait cesser ses activités extraprofessionnelles sinon on serait amené à le licencier. Cependant, le chimiste vert continua et il arriva ce qui devait arriver.

Il perdit son poste et entraîna du même coup sa famille dans une crise, car ils étaient justement sur le point d'acheter une ferme dans l'Allgau où ils voulaient cultiver des légumes et des fruits bio sans poisons. La malchance arrive rarement seule, dit le dicton. Et il en fut ainsi : un jour de juin 1983, il ressentit un léger mal de tête avec des tensions dans la nuque et qui s'intensifia jusqu'à l'insupportable. Le lendemain il rampa, comme il le raconte, à moitié aveugle sur le plancher de la pièce où son fils le trouva. Le médecin de garde contacté constata une méningite. Peu après, il était relié à une perfusion d'antibiotiques à l'hôpital. Les analgésiques dont il a été bourré n'avaient pas d'effet. « C'était comme un poing monstrueux de la maladie qui pressait la vie hors de mon corps », écrivit-il dans son livre *Unheilbare Krankeiten* ou « Maladies incurables », (Orth 1996 : 26). Le dixième jour, le neurologue compétent avoua que les médecins avaient fait tout ce qu'ils pouvaient ; ils étaient arrivés au bout de leur art.

Il ne resta rien d'autre à faire pour Orth que de prier Dieu pour un signe. Alors lui tomba entre les mains le livre *5 x 20 Jahre leben* ou « Vivre 5 fois 20 ans » dans lequel un médecin de campagne, le Dr D.C. Jarvis, avait noté la médecine populaire de son pays d'origine du Vermont (New England, USA)[1].

Là, dans la médecine populaire humaine et animale, le vinaigre de cidre joue un rôle central : il est bu et utilisé en compresses dans les douleurs articulaires, perte de mémoire, chute de cheveux, eczéma, maux de tête, crampes, douleurs d'estomac, saignements de nez, blessures, taches de vieillesse, sueurs des pieds, mycoses des pieds et bien d'autres affections ; en cas d'inflammations de la gorge, des gencives, on gargarise avec le vinaigre de cidre. En tant que chimiste, Orth n'eut pas de problème dans sa réflexion sur le fait que le simple vinaigre de cidre pouvait l'aider. C'était logique en buvant du vinaigre de cidre, l'équilibre acido-basique est déplacé. Dans l'organisme, des acides organiques se décomposent en gaz carbonique et la partie restante est basique (ou alcaline). Ainsi on amène à une alcalose ; le sang devient sucré, ce qui modifie le terrain pour les bactéries. Bactéries et champignons se développent mieux en tissus et sang acides que dans l'alcalin. Immédiatement, il envoya sa femme pour acheter une bouteille de vinaigre de cidre. Jusque tard dans la nuit, il se lava avec du vinaigre

1. Le livre est paru en 1958 sous le titre *Folk Medicine* et avait déjà atteint un tirage de 500 000 exemplaires après un an. À cette époque, c'était le premier aux USA concernant ce thème. À l'époque d'une croyance absolue en le progrès, la médecine populaire, tout comme la médecine par les plantes, était considérée comme une médecine primitive dépassée « d'Indiens superstitieux ».

de cidre et but entre-temps cinq fois un verre d'eau chaude avec chaque fois deux cuillérées à soupe de vinaigre et un peu de miel. En faisant cela, il remarqua que quelque chose se modifiait dans le corps. Toute la pièce sentait le vinaigre de cidre et des chiffons imprégnés jonchaient, çà et là. Le matin, les infirmières et médecins étaient debout devant la porte et l'observaient bouche bée. Aux médecins sidérés, il dit : « Je quitte l'hôpital, il ne me manque plus rien ! » Bien sûr, cela dura quelque temps jusqu'à ce qu'il soit à nouveau en pleine possession de ses forces. Il déménagea avec sa famille dans la ferme nouvellement acquise et s'essaya comme jardinier biologique.

Quand nous sommes devenus ses voisins, il m'aida avec son vieux tracteur, dont le pot d'échappement dégageait un nuage noir et dont le moteur se noyait continuellement, à faucher le fourré d'orties autour de la maison pour que je puisse aménager un jardin potager. Désinvolte, il déclara : « Nous allons montrer aux gens de l'Allgau comment on jardine vraiment biologique et sans poisons. » Peu après, un de ses voisins du village arriva et examina curieusement mon projet de jardin : « Là-haut, rien ne poussera. » « Je le sais, je suis d'ici. » « Achetez plutôt vos légumes chez Aldi, c'est moins cher et demande bien moins de travail. » C'est ce que j'ai dit aussi à Gerhard Orth. Quand récemment je lui ai rendu visite, je lui ai demandé : « Alors, comment cela se passe-t-il avec la récolte ? » Gerhard répondit : « Mes patates se vendent comme des petits pains ! » Je demandais alors : « Mais où est ton champ de pommes de terre ? » « Mais ici, ne vois-tu pas, nous sommes sur le champ. » Je regardais autour de moi, mais il n'y avait que des mauvaises herbes. Alors il prit la bêche et déterra quelques pommes de terre grosses comme des billes. Il rit et ajouta encore le conseil bienfaisant suivant : « Ici, avec ce climat et à cette altitude on ne peut pas vivre du jardinage. »

Le voisin du village avait donc raison. Avec le jardinage bio, Gerhard Orth avait peu de succès ; en fin de compte, il se vit contraint d'abandonner. Pour cela, il eut d'autant plus de succès comme guérisseur.

Son expérience avec la méningite aiguë représentait comme une sorte de maladie initiatique inaugurative. C'était une expérience de vocation comme cela arrive à beaucoup de chamans et guérisseurs des peuples traditionnels ou à des personnalités de guérisseurs comme Sebastian

Kneipp, la phytothérapeute Maria Treben ou le découvreur des essences de plantes Edward Bach (Scheffer/Storl). La douleur, la proximité de la mort purifient et brûlent les choses sans importance de l'âme, ils rendent sensible et ouvrent à la lumière de l'inspiration.

Bientôt, de plus en plus de patients vinrent chez lui, d'abord des environs proches et plus tard de loin, demandèrent ses conseils et furent aidé. Vers la fin, ce furent avant tout des malades du sida ou des cancéreux qui étaient considérés comme incurables et qui avaient derrière eux toute la brochette de la chimiothérapie, chirurgie et antibiotiques et qu'on ne pouvait plus aider. Il les accepta. Sa maladie initiatique lui avait ôté la peur de l'enfer, de la maladie, de la mort et du diable. Il avait fait lui-même le chemin jusqu'aux limites de la vie et ainsi il pouvait prendre en charge psychiquement ses patients et leur donner courage. Il n'existe pas de maladie incurable ! Les processus pathologiques peuvent être inversés ! Il en était convaincu. Cette conviction devint contagieuse, agit littéralement comme convaincante. Il recommanda rigoureusement à ses patients de changer leurs habitudes alimentaires, de déplacer leur lit sur des endroits sans ondes telluriques perturbantes, de faire des cures d'eau et d'air, pour stimuler les forces d'autoguérison, et de prendre des préparations à base de plantes et des tisanes. Il eut des succès extraordinaires avec les pilules stimulantes du métabolisme hépatique, des pilules détoxifiantes, diurétiques et dépuratives, particulièrement avec « Multiplasan ». Composé de plusieurs poudres de plantes comprimées en pilules, « Multiplasan » était à l'origine un remède vétérinaire pour le traitement de perturbations digestives chez le cheval. Comme j'étais sceptique, j'ai regardé la composition de ce remède de cheval. Les pilules se composaient presque exclusivement de plantes stimulantes du métabolisme hépatique, diurétiques et dépuratives du sang. Cela est sans aucun doute une thérapie sensée : il est juste, lors de maladies infectieuses, de soutenir le foie dans sa fonction détoxifiante, stimulante du métabolisme.

Orth se construisit un laboratoire, analysa plasma et sang avec le microscope sur fond noir et travailla avec différentes préparations et avec la thérapie par biorésonance (fréquences)[1].

1. De plus amples renseignements dans le livre de Gerhard Orth *Lebensaft reines Blut –Vorbeugung von Übersäuerung und Verpilzung*, Ritterhude : Fit fürs Leben Verlag 1998 ou « Jus de vie, sang pur – prévention de l'acidose et des mycoses ».

La cure du Dr Orth pour la borréliose

Le traitement du Dr Orth consistait dans les mesures suivantes :

1. Prendre deux fois par jour 5 comprimés de Multiplasan® H 33 et deux fois par jour 5 comprimés de Multiplasan® Gl 17 avec beaucoup de liquide. Entre les repas il faut boire beaucoup – tisane de verge d'or (*Solidago*), tisane pour le foie ou de l'eau pure, pour que les plantes contenues dans les pilules agissent bien imprégnées d'eau.

Multiplasan® H 33 (diurétique, dépuratif, stimulant du métabolisme) se compose de :

- **Genièvre** (*Juniperus communis*) : les baies sont antiseptiques et agissent comme diurétiques urique (attention ! elles peuvent irriter les reins !) ;
- **Arrête-bœuf ou bugrane** (*Ononis spinosa*) : la racine agit comme diurétique (sans évacuer d'électrolytes) ; usage en cas de goutte, affections rhumatismales, dermatoses, calculs urinaires ;
- **Ortie** (*Urtica dioïca*) : est utilisée comme drainante et évacuatrice de chlorures et urée, dans le traitement d'affections rhumatismales et dermatoses ;
- **Menthe poivrée** (*Mentha piperita*) : la plante agit comme antispasmodique, désinfectante, cholagogue ;
- **Acore** (*Acorus calamus*) : la racine agit comme calmante, sudorifique, antipyrétique et stimule la fonction pancréatique ;
- **Anis vert** (*Pimpinella anisum*) : les huiles essentielles des semences agissent légèrement comme antispasmodiques, antiballonnements (carminatives) et stimulent les glandes, avant tout la bile ;
- **Carvi** (*Carum carvi*) : les semences stimulent les glandes digestives, sont antispasmodiques et carminatives ;
- **Fenouil** (*Foeniculum vulgare*) : les semences sont fluidifiants des mucus, expectorants, antispasmodiques, carminatives, légèrement diurétiques, cholagogues et antibactériennes ;

S'y'ajoutent : sels minéraux qui stabilisent équilibre électrolytique et pH sanguin aux env. de 7,35 (Orth 1998 : 107) :

- **Sulfate de sodium** : le sel dit de Glauber existe naturellement dans la mer tout comme dans la source thermale de Karlsbad en Bohème ; en usage interne il agit comme laxatif ;
- **Bicarbonate de sodium** : ce « soda », qui est contenu aussi dans les levures chimiques ou poudres pour limonades, est un antiacide qui agit en cas d'hyperacidité gastrique ;
- **Carbonate de magnésium** : cette poudre blanche est un antiacide et un laxatif qui stimule le transit intestinal ;
- **Chlorure de sodium** : sel de cuisine.

Multiplasan® GL 17 (laxatif, stimulant du pancréas, du foie et de la production biliaire) se compose de :

- **Pissenlit feuilles et racines** (*Taraxacum officinale*) : agissent comme diurétiques puissants, stimulent la digestion, protègent le foie, stimulent la bile et le pancréas ;
- **Aigremoine eupatoire** (*Agrimonia eupatoria*) : la racine agit comme astringente et anti-inflammatoire ; utilisée traditionnellement dans les maladies hépatobiliaires ;
- **Chardon-Marie** (*Silybum marianum*) : les semences sont considérées comme le meilleur remède en cas de dommages hépatiques, maladies inflammatoires chroniques du foie, troubles de la vésicule biliaire et cirrhose ;
- **Chardon béni** (*Cnicus benedictus*) : la racine agit comme principe amer, stimule la production de bile, de salive et des sucs gastriques, est considérée comme un excellent remède pour le foie. La plante était autrefois attribuée à sainte Bénédicte qui protège soi-disant des empoisonnements (Storl) ;
- **Angélique racine** (*Angelica archangelica, A. sylvestris*) : la racine agit comme stimulante de la digestion, antispasmodique et immunomodulatrice. Les domaines d'application sont la grippe, entérites, gastrites,

affections hépatobiliaires, mycoses intestinales et faiblesses pancréatiques (Storl) ;

- **Artichaut feuilles** (*Cynara scolymus*) : les extraits de ce chardon ont une action antioxydante forte sur le foie ; un excellent remède en cas de troubles hépatobiliaires, abaisse le cholestérol et la teneur en triglycérides (Schönfelder) ;
- **Menthe poivrée** (voir Index) ;
- **Achillée millefeuille** (*Achillea millefolium*) : fleurs et feuilles agissent en guérissant les troubles hépatiques, les spasmes biliaires, les abcès intestinaux, la dystonie du petit bassin (lors de règles insuffisantes ou trop abondantes), diurétique, dépurative, hémostatique externe et interne, stimulant immunitaire et antiviral (Storl) ;
- **Chélidoine (*Chelidonium majus*)** : cette plante médicinale importante, du célèbre phytothérapeute Maurice Mességué, est un remède hépatique particulier. Elle guérit la jaunisse, les inflammations hépatiques, les crampes et encombrements muqueux des voies biliaires (Mességué) ;
- **Fenouil** (voir Index) ;
- **Ményanthe** (*Menyanthes trifolia*) : comme remède amer, la tisane stimule les sucs digestifs et le métabolisme hépatique ;
- **Matricaire** (*Matricaria recutita*) : les fleurs ont, en usage interne comme externe, une action anti-inflammatoire, cicatrisante, antibactérienne et antispasmodique. La tisane est surtout active au niveau de l'estomac et intestin ;
- **Gentiane racine** (*Gentiana lutea*) : les substances amères stimulent l'ensemble de l'appareil digestif ;
- **Acore** (voir Index) ;
- **Valériane racine** (*Valeriana officinalis*) : la racine a un effet calmant dans les états d'excitation nerveuse, dans les troubles cardiaques d'origine nerveuse et les crampes au niveau de l'estomac et de l'intestin ;
- **Glucose.**

Depuis, on peut aussi se procurer en Suisse la préparation ayurvédique indienne Liv.52, qui est composée de plantes provenant du haut Himalaya et qui stimulent le foie, et qui sont à mon avis tout aussi indiquées que Multiplasan. De même, la tisane d'achillée millefeuille (3 tasses par jour), l'infusion de racines de pissenlit, la tisane de chicorée (*Cichorium intybus*) ou des préparations à base de chardon-Marie développent des activités stimulantes du foie adaptées.

Liv.52, préparation hépatique ayurvédique

La préparation ayurvédique (selon la recette de l'Himalaya Drug Co., Bangalore) est considérée comme « secret des alcooliques », parce qu'elle prévient la cirrhose hépatique et s'avère excellente pour les hépatites. Elle contient les plantes, écorces et racines suivantes :

- 65 mg *Capparis* spp. (en indien *kanthari* ou *kapra*) ;
- 65 mg chicorée (*Cichorium intybus*) : semences et racine comme tonique hépatique ;
- 32 mg douce amère (*Solanum nigrum*), (en indien : *makoi*) ; extrait frais en cas de cirrhose ;
- 32 mg *Terminalia arjuna* (en indien : *arjun*) ; écorce hypotensive, diurétique, tonique hépatique ;
- 16 mg achillée millefeuille (*Achillea millefolium*), (en indien : *gandana*), principes amers actifs sur le foie ;
- 16 mg T*amarix gallica* (en indien : *jhau*) ;
- 33 mg *Mandur bhasma*, cendres médicinales.
- Ces ingrédients sont travaillés avec *Eclipta alba*, *Phyllanthus amarus*, *Boerhaevia diffusa*, *Tinospora cordifolia*, *Berberis aritata*, *Raphanus sativus*, *Phillanthus emblica*, *Plumbago zeylandica*, *Embelia ribes*, *Terminalia chebula*, *Fumaria officinalis*. Les quantités exactes ne sont pas données pour ces plantes – certainement pour garder le secret de fabrication.

2. À côté de ces pilules pour le foie, le patient devait boire jusqu'à un litre de tisane de verge d'or – de préférence un mélange de verge d'or européenne (*Solidago virgaurea*) et de verge d'or du Canada (*S. canadiensis* ou *gigantea*). La tisane (une cuillérée à soupe par litre) est faite en infusion ou en macération à froid durant huit heures avant de la boire. Elle stimule les reins et protège les tissus rénaux d'irritations qui peuvent provenir des baies de genièvre dans le mélange Multiplasan.

3. Le matin, prendre 5 gouttes de Mucokehl® D5.

Tout à fait dans l'esprit de Claude Bernard, l'adversaire de Pasteur, cette thérapie part du principe que tout dépend essentiellement du milieu intérieur, du terrain – « Le microbe n'est rien, le terrain est tout » –, et que virus, bactéries et champignons n'envahissent que si les conditions écologiques dans l'organisme s'y prêtent.

Cette préparation repose sur une théorie aujourd'hui controversée que le professeur Günther Enderlein avait publiée dans les années 1915-1916 : il avait à l'aide de la microscopie sur fond noir découvert de minuscules endobiontes, végétaux qui en soi sont sans danger, mais qui dans des conditions de milieu défavorables (baisse du pH du sang, produits toxiques, manque d'oxygène, etc.) se liaient en paquets d'autres formes (bactéries, champignons) du fait de manque de nourriture, trop de graisse et de sucre, tout comme un mode de vie antinaturel, puis mutaient et pouvaient alors provoquer des maladies. Mais, les endobiontes sont aussi en mesure de neutraliser les micro-organismes pathogènes parasitaires en se liant à eux (copulation). De là, apparaissent lesdites chondrites, qui peuvent être évacuées par l'urine et les selles, tout comme par la peau. La préparation Mucokehl contient des endobiontes primitifs préparés sous forme pharmacologique, qui de leur côté rendent les mutants pathogènes inoffensifs. La préparation, qui contient également de l'acide lactique, améliore le terrain dans les fluides corporels et tissus conjonctifs et produit la désintoxication (Rosen). Le mucokehl s'avère plus efficace si le traitement est accompagné d'un régime végétalien de crudités (Rosen).

4. Trois fois par jour, se frictionner surtout le creux des genoux et les plis du coude avec l'huile aromatique H-14 ; l'huile est composée de 3 parties d'huile d'olive et de 2 parties d'huiles essentielles (genièvre baies, menthe poivrée, acore, anis, romarin, géranium, carvi, fenouil, eucalyptus, citron, mélisse, sauge, citronnelle, thym, cannelle, clous de girofle, lavande). Cette huile a été développée sur la base des recherches de Dr Jean Valnet, médecin français pionnier de l'aromathérapie. Absorbées par la peau, les huiles essentielles diffusent dans le corps et ont une activité bactériostatique (bloquant le développement bactérien), (Valnet). Elles bloquent également le développement des borrélies. L'huile est en plus un remède préventif précieux contre les infections au cours de voyages dans les tropiques.

5. En plus, le Dr Orth prescrit 0,5 gramme de propolis (cire d'abeille riche en flavonoïdes) avec 0,5 gramme de cannelle, à prendre dans une purée de pomme ou dans un yoghourt. Là aussi on atteint une activité antibactérienne.

Je suivis le conseil du Dr Orth et remarquais que je me portais mieux. Je n'avais plus de symptômes. Cependant, j'avais l'impression que les borrélies étaient toujours aux aguets en moi et attendaient le moment opportun, quand mon système immunitaire serait à nouveau affaibli, pour se développer à nouveau. Le corps est plus sage que la raison : il sait s'il lui manque quelque chose et si les démons de la maladie épient encore.

Poisons nerveux et débris de bactéries

Quand plus tard j'ai eu l'occasion de lire le livre révélateur de Monika Falkenrath, *Volkkrankheit Borreliose* (« Borréliose, maladie populaire »), dans lequel l'auteur décrit son expérience personnelle de la maladie et des mesures de traitement naturopathiques, mes pensées intuitives contre la cure d'antibiotiques ont été confirmées.

Fakenrath cite le médecin américain Richie C. Schoemaker qui défend la thèse que ce ne sont pas obligatoirement les borrélies elles-mêmes qui provoquent les divers symptômes et troubles, mais les produits de déchets qu'elles évacuent, les dites biotoxines ou neurotoxines. Les neurotoxines activent un déversement excessif de cytokines stimulantes d'inflammations (cytokines = protéines qui règlent l'intensité et la durée des défenses), (Shoemaker 2001 : 3). Les biotoxines entrent en action métabolique synergique avec des métaux lourds et des poisons environnementaux, et provoquent des réactions auto-immunes allergiques (Klinghardt 2005). Si cela est exact, alors les thérapies détoxifiantes – remèdes à base de plantes stimulant le métabolisme hépatique, comme le Multiplasan du Dr Orth, Liv. 52 et particulièrement la racine de cardère, sur laquelle nous reviendrons ultérieurement – seraient effectivement un mode de traitement parfaitement raisonnable.

Shoemaker écrit que bien sûr les antibiotiques combattent les borrélies, mais non les neurotoxines qu'elles produisent. C'est pourquoi l'idée que la borréliose puisse être guérie avec trois semaines d'antibiothérapie lui semble insensée (Shoemaker). Il admet que les neurotoxines sont stockées dans les graisses et suivent un circuit entérohépatique, c'est-à-dire que par le métabolisme des graisses de la bile elles seraient réabsorbées au niveau de l'intestin (Klöpfer). En d'autres termes, les neurotoxines sont difficiles à évacuer ; elles circulent simplement à nouveau à travers l'organisme et provoquent des réactions inflammatoires.

Les neurotoxines sont constituées avant tout de protéines de surface (BLP = lipoprotéines de surface) ou leurs débris quand les bactéries meurent. Ces toxines liposolubles induisent une cascade de réactions immunitaires et provoquent une hyperstimulation de production de cytokines, ce qui occasionne à nouveau des réactions inflammatoires complexes dans les tissus et organes : douleurs musculaires et osseuses tout comme crises neurologiques, endocrines et immunologiques[1].

Ce sont avant tout ces lipoprotéines qui sont responsables pour presque tous les symptômes de la borréliose (Scott Taylor, *Lyme Disease*, 2004)[2].

Ces toxines sèment le trouble chez les neurotransmetteurs[3], des neurones sont stimulés, mais transmettent les messages de façon imprécise ; les inflammations qu'elles provoquent peuvent bloquer les minuscules vaisseaux, ce qui provoque un manque d'oxygénation des tissus.Si les borrélies sont tuées par des antibiotiques ou d'une autre manière en grande

1. Selon Marshall, Trevor G., SarcInfo, Thousand Oaks, Kalifornien, trevor.m@yarcrip.com
2. Les BLP activent les toll-like receptors (TLR2) et permettent la synthèse de l'Interleukine-1B (Il-1B), des cytokines provoquant les inflammations. Voir www.autoimmunityreasearch.org/lyme-disease.
3. Les neurotransmetteurs, comme l'acétylcholine, adrénaline, dopamine, sérotonine, sont des substances qui au niveau des synapses entre les cellules nerveuses transmettent les *stimuli*.

quantité, il y a libération d'autant plus de BLP toxiques ; celles-ci circulent dans le sang, ce qui entraîne à nouveau une aggravation des symptômes. Cette aggravation est appelée Jarisch-Herxheimer-Reaction ou Herx-Reaction.

Si cette théorie est exacte, qu'avant tout les toxines liposolubles sont responsables des symptômes, alors le meilleur traitement serait de les évacuer de l'organisme par des mesures d'élimination de grande envergure. C'est à cette conclusion qu'arrive cet expert en borréliose, le Dr Richie Shoemaker. Le produit que lui et ses élèves préconisent est la colestyramine, une résine échangeuse d'ions qui peut abaisser le taux de cholestérol de près de 20 %. Cette résine échangeuse lie les acides biliaires dans l'intestin et libère à la place des chlorures. Normalement, les acides biliaires, lesquels transportent les particules grasses, sont de 80 à 90 % réabsorbés par l'intestin. En utilisant de la colestyramine, ils sont cependant liés à la résine et sont évacués de l'organisme par les selles. Comme effet secondaire de ce traitement de « dégraissage » il peut y avoir envies de rendre, ballonnements, constipation, maux de tête et douleurs musculaires (Langbein et al.). De ce fait, les vitamines liposolubles A, D, E et K sont naturellement éliminées aussi et il faut donc les compenser par des comprimés vitaminés. Les résultats de ce traitement sont satisfaisants. Avec le test Grauton-Seetest (VCS) les patients s'en tireraient mieux après le traitement. L'utilisation d'antilipidiques, lesquels évacuent du corps les acides biliaires avec les lipoprotéines bactériennes, paraît géniale.

Je redoute cependant que cela n'entraîne beaucoup d'effets imprévus et de risques. Il existe sûrement des produits naturels avec moins d'effets secondaires et qui sont à privilégier. Probablement le Multiplasan et Liv. 52 suffisent pour assurer l'évacuation de poisons bactériens liposolubles.

Les produits naturels suivants sont de meilleures alternatives aux antilipidiques synthétiques :

- **Principes amers et produits de ballast.** Des principes amers, comme ceux contenus dans la racine de cardère, renforcent la sécrétion d'acides biliaires (Bühring) ;

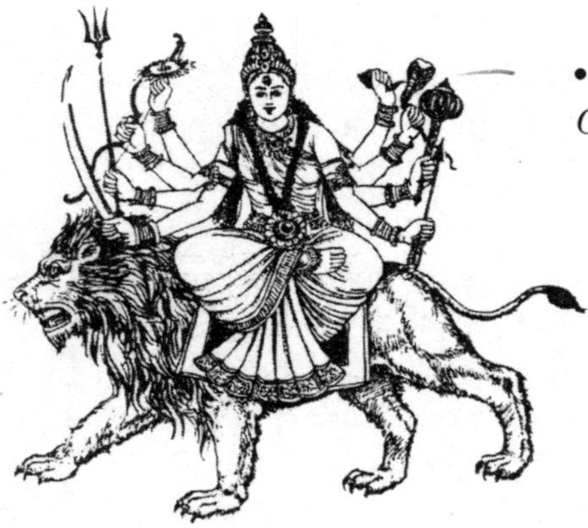

Durga, maîtresse de la racine de curcuma

- **Artichaut** (*Cynara carduncculus, C.scolymus*) : cette vieille plante de culture de la famille des chardons contient des principes amers qui non seulement stimulent la bile, mais agissent également comme régulateurs lipidiques. Ils abaissent le taux de cholestérol et triglycérides de 10 à 15 %. Ils bloquent la biosynthèse du cholestérol dans le foie. De plus, l'artichaut protège le foie des radicaux libres grâce à son fort pouvoir antioxydant (Schönfelder) ;
- **Chardon-Marie** (*Silybum marianum*) : cette ancienne plante médicinale avec ses feuilles aux veines et taches blanches est également un chardon. Autrefois, on croyait que les taches blanches provenaient du lait qui gouttait des seins de la mère de Dieu sur ses feuilles, c'est pourquoi on lui attribuait aussi un pouvoir de guérison particulier. On utilise les semences mûres qui sont pilées dans un mortier et ensuite infusées dans de l'eau bouillante (une cuillérée à soupe par tasse, 3 fois par jour). Le principe actif complexe silymarine protège le foie de dommages toxiques, empoisonnements, lipotoxines et dommages médicamenteux. Même en cas d'empoisonnement mycosique, le « chardon de Marie » aide s'il est donné suffisamment tôt. Comme chaque chardon, le chardon-Marie stimule le métabolisme hépatique et la fonction biliaire ;
- **Curcuma** (*Curcuma longa*) : la poudre de racine jaune de cette plante indienne de la famille des gingembres est indissociable de la cuisine indienne, comme additif dit curry, et tout aussi peu de la médecine populaire où elle représente quasiment une panacée. Cuite dans du beurre (*ghee*) en onguent, elle guérit en un clin d'œil des abcès perforants. La racine de curcuma est consacrée à la déesse à la peau jaune Durga qui chevauche un lion et qui, avec son sabre, tranche la tête de toute maladie démoniaque qui s'en approche. Le curcuma stimule la fonction biliaire et la digestion des graisses, diminue les teneurs

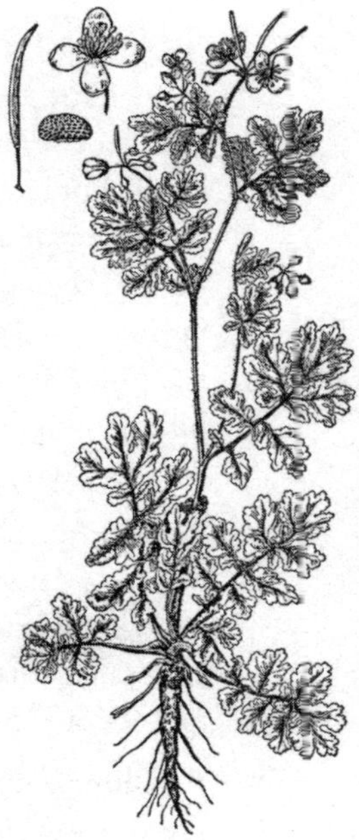

Chélidoine

sanguines en graisse et montre généralement des propriétés anti-inflammatoires, immunostimulantes et antibactériennes ;

- **Chélidoine** (*Chelidonium majus*) : cette plante, légèrement toxique, de la famille des pavots, est la plante médicinale la plus importante pour Maurice Mességué. Ceci est compréhensible si l'on pense que Mességué vient de la Gascogne, où il y a des vignobles et où l'eau de vie est pratiquement la principale boisson des hommes. Déjà, la signature oriente vers un remède hépatique : le jus jaune a une odeur de bile, les feuilles, qui ressemblent à de petits lobes hépatiques, sentent, si on les froisse, le foie cru. Effectivement, c'est l'un des remèdes détoxifiant du foie les plus efficaces. De plus, elle est antispasmodique pour les voies biliaires, et avec le suc jaune appliqué sur les verrues on les élimine ;
- **Grande bardane** (*Arctium lappa*) : la bardane avec ses boutons floraux à griffes était pour les Germains et les Celtes une plante des ours, qui ôte la peur des démons de la maladie. Les semences peuvent être utilisées comme celles du chardon-Marie. La racine, en poudre ou tisane, a avant tout une action dépurative sur le sang et la lymphe. La bardane renforce le foie et la fonction biliaire. Elle fut utilisée comme détoxifiante, diurétique et sudorifique en cas de syphilis. La racine fraîche ou séchée, pilée et appliquée en cataplasme, aide en cas de douleurs articulaires comme lors d'arthrite de Lyme ;
- **Chlorella :** Ces algues vertes unicellulaires, que l'on peut acheter comme complément

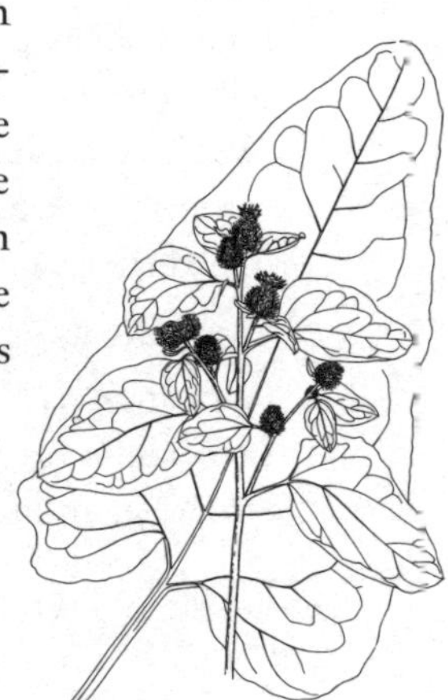

Bardane

alimentaire, sont aujourd'hui très à la mode. À fortes doses, elles agissent comme antioxydants et antilipidiques. Elles lient des graisses, également des lipoprotéines bactériennes et autres poisons, et activent leur évacuation des intestins. Cependant, il y a des voix qui affirment que ces algues sont elles-mêmes contaminées par des métaux lourds et poisons. Franz Konz pense que nous, en tant que primates, ne sommes pas programmés génétiquement pour consommer des algues unicellulaires en grandes quantités ; de plus elles contiennent une surdose d'iode (Konz) ;

- **Coriandre** (*Coriandrum sativum*) : Cette plante condimentaire sentant désagréablement la punaise stimule avant tout la digestion, la production de sucs gastriques et agit comme antispasmodique dans les ballonnements et les coliques. Selon le Dr Klinghardt, elle aurait aussi une action détoxifiante – pas encore prouvée ;
- **Psyllium** (*Psyllium afrum ; plantago ovata, P.ispaghula*) : les semences de presque tous les plantains, ainsi que celles de notre plantain à feuilles larges, contiennent des mucilages qui gonflent.lorsqu'ils sont humides. De cette manière, elles restent collées aux semelles des humains ou animaux et envahissent ainsi les chemins et sentiers. Les semences qui contiennent le plus de principes actifs sont celles du plantain indien (*ispaghul*). Ceci le rend utile pour tous les individus avec un péristaltisme intestinal faible. Le gel agit comme amollissant en cas de risque de constipation et lie les selles liquides en cas de choléra et diarrhée. En même temps, il abaisse le taux des graisses. « 15 % des acides biliaires et cholestérol sont liés aux mucilages, évacués avec les selles et de ce fait éloignés du circuit entérohépatique[1] » (Bühring). Avec leur action protectrice des muqueuses et liante des bactéries et toxines, les semences de plantain contribuent au maintien d'une flore intestinale saine ;
- **Son d'avoine** (*Avena sativa*) : le son, un produit de déchet lors de la fabrication des flocons d'avoine, agit comme les semences de plantain. Le bétaglucane, un composant de ballast soluble, interrompt le circuit entérohépatique, en liant et évacuant les acides biliaires. De ce fait,

1. Circuit entérohépatique : évacuation et réabsoption des acides biliaires et substances grasses dans l'intestin.

les lipoprotéines bactériennes (les neurotoxines) des spirochètes sont également éliminées (Bühring) ;

- **Ail** (*Allium sativum*) et **ail des ours** (*allium ursinum*) : les deux espèces de poireaux sentant fort comptaient déjà depuis toujours comme purifiants sanguins. Ils n'agissent pas seulement comme désinfectants, vermifuges, stimulants de la digestion, légèrement hypotenseurs, mais aussi d'une certaine manière prouvée comme antilipidiques et antioxydantes ;
- **Topinambour** (*Helianthus tuberosus*) : cette espèce de tournesol, qui provient de la prairie nord-américaine, n'est pas seulement le légume le plus nourrissant que nous puissions implanter dans notre jardin, mais également un antilipidique. Dans l'intestin, le topinambour lie les acides biliaires, le cholestérol, les triglycérides, phospholipides et autres acides gras libres, et les évacue. Un tuyau pour tous ceux qui veulent maigrir (Bühring). La racine contient beaucoup d'inuline, un sucre que les diabétiques supportent bien. L'inuline est décomposée par les micro-organismes intestinaux, ce qui entraîne une multiplication des bifido-bactéries, ce qui contribue aussi à la santé de l'intestin (Schönfelder) ;
- **Griffe du chat** (*Uncaria tomentosa*) – Samento® : cette plante sud-américaine nouvellement découverte devrait aussi pouvoir bloquer les neurotoxines (voir plus loin) ;
- **Chitosan :** ce complément alimentaire ne provient pas d'une plante, mais est tiré des déchets de la pêcherie de crabes, notamment des carapaces de crustacés

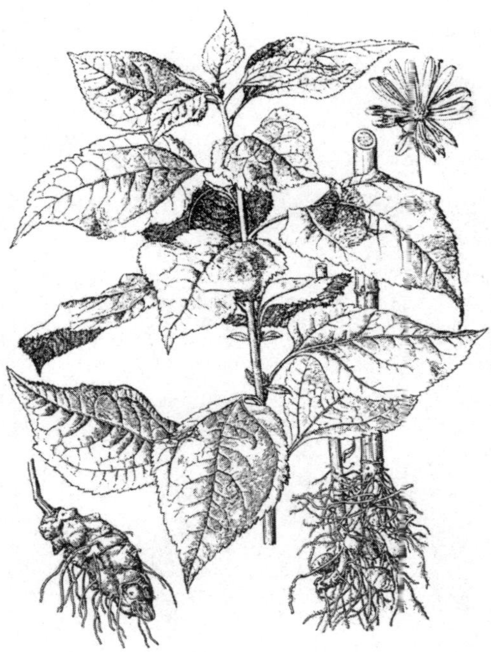

Topinambour

riches en chitine. Le Chitosan est vendu aux USA comme bloqueur de graisse, comme un aimant à graisse qui donne un sauf-conduit pour l'évacuation de l'organisme. Naturellement, il réduit aussi les vitamines liposolubles ;

- **Argile, terre verte ou argile pulvérisée,** que l'on trouve en magasins de produits diététiques, est considérée comme un des meilleurs antilipidiques. L'argile verte adsorbe 20 % de son poids de substances grasses et les évacue par les selles (Konz). Aussi, du fait de la présence d'électrolytes chargés positivement dans la bentonite, une argile colloïdale contenant de l'eau (silicate d'alumine), des lipides floculent en sont éliminés.

« Va vers le sapin si tu veux savoir quelque chose du sapin,
vers le bambou si tu veux savoir quelque chose sur le bambou. »

Basho
maître japonais de haiku

IL EXISTE UNE PLANTE POUR CHAQUE MALADIE

Personne ne pourrait vivre sans plantes. Le monde des plantes permet notre présence et il joue un rôle central dans chaque cosmos culturel : les plantes nous nourrissent et nous habillent, nous humains, elles sont pour nous bijoux et nous abritent, nous chauffent et servent à cuire nos repas, et elles nous offrent les meilleurs remèdes. Pour toutes ces raisons, elles sont considérées comme des divinités, comme des anges incarnés, comme Devas et « mères plus vieilles de trois âges terrestres que les dieux » (*Atharaveda*). En considération de cette réalité culturelle anthropologique, cela n'est pas étonnant que partout, chez presque tous les peuples endogènes, il subsiste la conviction qu'une plante a poussé pour chaque maladie.

C'était également la conviction du vieux sorcier guérisseur cheyenne Bill Tallbull, avec lequel j'ai parcouru la prairie à la recherche de plantes, le long des berges de fleuves et dans les montagnes du Big Horn. Alors, il me raconta le mythe connu chez plusieurs peuples d'Indiens nord-américains concernant l'origine des maladies et des remèdes : dans la nuit des temps, humains et animaux vivaient ensemble de façon pacifique. Ils parlaient le même langage. Mais au cours du temps, cela devenait de plus en plus évident pour les bipèdes de se servir auprès des animaux. Sans attention et sans les remercier, ils prirent ce dont ils avaient besoin : viande, peaux, plumes, griffes, cornes. Souvent ils coupaient seulement les meilleurs morceaux du filet sur les animaux abattus, et laissaient les restes sur place. À la fin, la mesure était pleine. L'ours, le maître des animaux, réclama des excuses. Mais les humains n'écoutèrent pas. Là-dessus, chaque espèce animale – à l'exception des chiens qui se retirèrent tristement de l'assemblée des animaux – envoya à l'attention des humains des jurons et pour chacun respectivement une maladie spécifique. Les chevreuils envoyèrent les rhumatismes et des douleurs de genoux, les souris la fièvre, les serpents leurs apparaîtraient en rêve et les rendraient malades. Les êtres minuscules, vers, mouches et insectes rampants étaient particulièrement en colère. Sans discernement, les humains les piétinaient et les écrasaient. Plus les animaux étaient petits, d'autant plus graves étaient les maladies qu'ils leur transmettaient. Sûrement tous les humains seraient morts de ces affections si les plantes n'avaient pas écouté. Le « peuple vert » qui lui-même était souvent visité par des animaux broutant, suçant, voleurs de graines, rongeurs de racines avait de la compassion pour les humains. Les esprits des plantes apparurent aux guérisseurs dans leurs visions et leur firent savoir qu'ils avaient le pouvoir d'apporter la guérison pour chaque maladie. Si une épidémie rôdait autour d'eux, il suffisait d'aller vers les plantes pour les prier de dévoiler leur force de guérison. Pour chaque maladie une plante serait adaptée.

La conviction que pour chaque maladie existait une plante ne régnait pas seulement chez nos prédécesseurs païens, les Celtes, les Germains, Baltes et Latins, mais même les érudits et médecins du Moyen Âge la partageaient. Le recueil des proverbes de Salerne provient de l'école de médecine de Salerne (sud de l'Italie) où se retrouvaient ensemble des érudits chrétiens, arabes et juifs. Dans l'un des vers, il est dit : « *Cur moriatur homo, cui salvia crescit in horto* ? » Ceci est généralement traduit par : « Pourquoi un homme devrait mourir, alors que la sauge (ou le salut) pousse dans son jardin ? » Mais avec *salvia* (du latin *salvus* = sain, guéri, sauvé) on ne pensait pas nécessairement à la sauge du jardin, mais de façon générale aux plantes médicinales. Pourquoi donc, se demandaient les médecins de Salerne, l'homme devrait mourir si son jardin est rempli de plantes médicinales ? La ligne suivante donne la réponse : « Bien sûr qu'il existe une plante contre chaque maladie, mais contre le poison de la mort il n'en existe pas »[1].

Celui qui cherche trouve

La croyance que Dieu a créé une plante pour tout a été ébranlée dans le monde occidental quand la « maladie du serpent », la syphilis, se répandit de façon épidémique par Colomb, de la mer des Antilles vers l'Ancien Monde. Ni les plantes des guérisseuses ni celles des moines ne purent stopper la

1. « *Contra vim mortis non est medicamen in hortis.* »

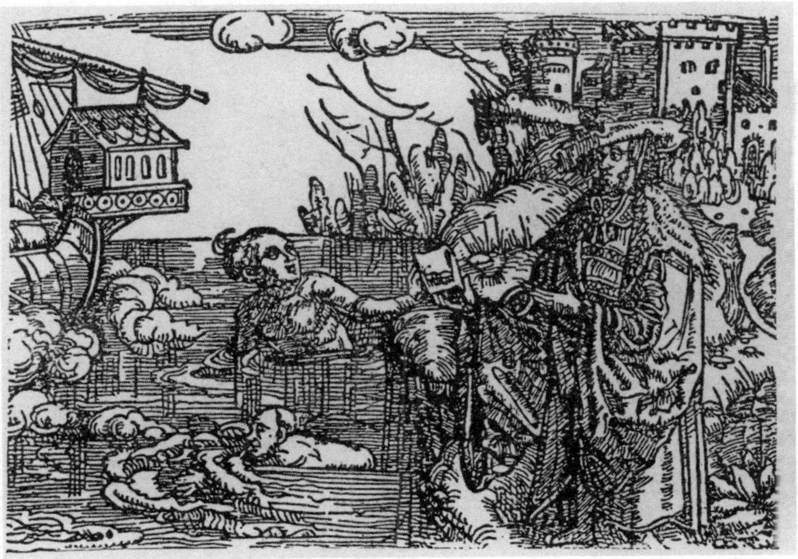

Colomb et indienne dans le bain. Sculpture sur bois tirée de Ptolémée, *Geographiae errationes*, Strasbourg, 1525.

colère de la terrible épidémie. Ni les plantes « vénusiennes » émollientes, apaisantes, comme la mauve, le fenugrec, le plantain ou le millefeuille, ni les plantes « du contraire », les plantes « marsiennes » utilisées, comme l'écorce de chêne astringente, le narcisse ou l'ortie dépurative, ne purent arrêter cette maladie vénérienne. En fin de compte, on se tourna vers les préparations toxiques à base de mercure de l'alchimie arabe – c'est ainsi que la médecine chimique est née. Cet « onguent sarrasin » (musulman), qui à l'origine était utilisé contre des parasites de la peau et mycoses, semblait faire reculer la syphilis, mais les effets secondaires étaient presque aussi graves que la maladie elle-même (Storl).

Cependant, il n'y avait pas de vraie raison pour écarter le traitement par les plantes, parce que les Indiens des Antilles soignaient avec succès la syphilis et la framboesie apparentée avec la combinaison suivante :

- Des bains très chauds ;
- Activité physique fatigante, qui active la circulation sanguine et lymphatique ;

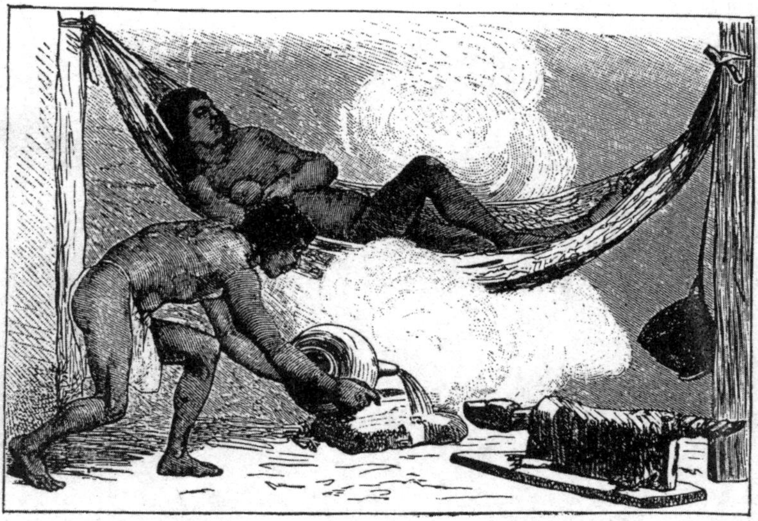

Bain de vapeur des Indiens Roucouyenens. Selon Creveaux, Brunswick, 1881.

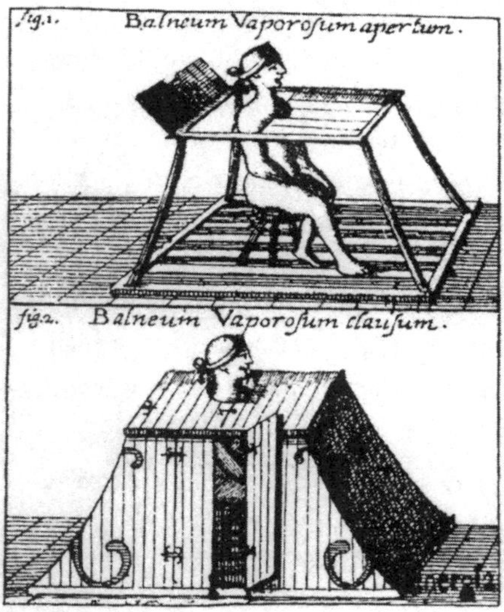

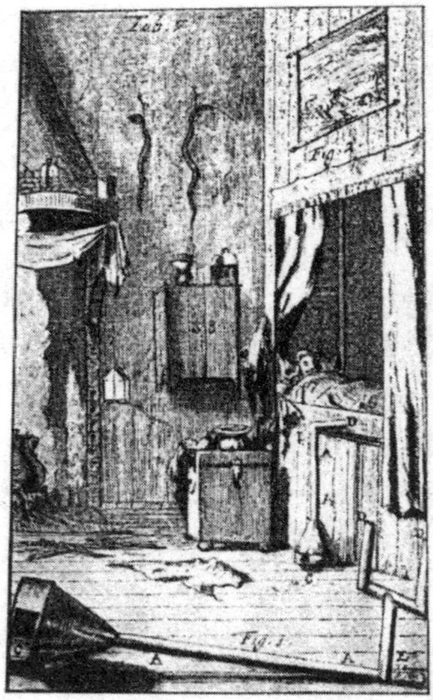

Bain de vapeur en Europe.

À gauche : cuivre de *Thermarum Aquisgranensium* et *Porcetanarum elucidatio*, Aix-la-Chapelle, 1688.

À droite : lit de transpiration pour syphilitiques, Amsterdam, 1696. La représentation de serpents en forme spirochètes au mur est intéressante.

- Un régime particulièrement léger ;
- Décoction de la résine de « bois à variole » ou bois de gaïac (*Guajacum officinale*). Au Vénézuéla, la salsepareille de Veracruz (*Smilax aristolochiaefolia*) était utilisée pour le même usage.

Entre-temps, des études montrèrent que des bains de vapeur, qui élèvent la température corporelle à 42 °C, et le fait de boire de grandes quantités de décoction de bois de gaïac sont parfaitement capables de tuer dans l'organisme les spirochètes de la syphilis (Griggs). Bien que les Indiens des Antilles traitassent la syphilis avec autant de succès, le traitement échoua en Europe. Les raisons en étaient les suivantes :

- La thérapie d'hypersudation des bains de vapeur chauds des Indiens a été remplacée par la station dans des pièces chaudes non aérées ;
- L'activité physique fatigante ne parut pas nécessairement sensée. On ne voulait pas non plus renoncer ni à la bonne chair, ni à l'alcool et aux plaisirs de l'activité sexuelle ;
- Le bois de gaïac importé par les commerçants n'a pas été préparé correctement d'un point de vue pharmacologique et se passait de la cire amère, épaisse, de couleur vert-brun qui contenait les principes actifs.

De toute façon, ces mesures thérapeutiques semblaient beaucoup trop compliquées et trop païennes. Ainsi, il n'est pas étonnant qu'on se sépare alors définitivement des remèdes phytothérapiques. Nous en apprendrons plus à ce sujet au chapitre « Le juron du dieu soleil ».

En théorie on pourrait aussi, en cas de borréliose, mettre en œuvre cette thérapie de la syphilis – action dépurative phytothérapique par le gaïac, la thérapie par la chaleur et le régime léger, car il s'agit également d'une infection similaire, rémittente, produite par des spirochètes. Les borrélies aussi, qui se reproduisent le mieux à une température de 36 °C, sont inactivées par une température corporelle de 42 °C. Les Américains ne parlent pas non plus sans raison de la maladie comme de la « syphilis du chevreuil » (*Deer syphilis*). En phytothérapie, le bois de gaïac est encore utilisé occasionnellement en cas de rhumatismes articulaires, arthrites ou dermatoses (dosage : 1 g de résine pour 250 ml d'eau, à boire par gorgées, ou prendre de 20 à 30 gouttes de teinture par jour). Maintenant, il est difficile de se procurer de la résine de gaïac de bonne qualité.

J'ai réfléchi à l'existence éventuelle d'une autre plante pour cette maladie, une plante poussant chez nous et plus facile à obtenir.

La syphilis du chevreuil

Dans le compétent livre *The Book of Herbal Wisdom* (1997) du phytothérapeute américain Matthew Wood, j'ai enfin trouvé. Wood est un naturopathe qui s'y connaît autant en phytothérapie occidentale qu'en homéopathie ou qu'en médecine chinoise à base de plantes. En ce qui concerne le traitement de la syphilis du chevreuil, il fit une découverte. Il reconnut que les Chinois dans un domaine de symptômes qui ressemble beaucoup à celui de la borréliose, utilisent la cardère (*Dipsacus asperoïdes* ou *D. japonica*). La phytothérapie chinoise désigne la plante sous le terme *Xu Duan* (« réapparition de ce qui est cassé ») et la recommande pour les traumatismes articulaires et musculaires. Elle compte parmi les meilleurs remèdes pour le renforcement de l'« essence du rein » (Yin) et du « sang hépatique ».

En médecine traditionnelle chinoise, Yin désigne la quantité d'énergie originelle, l'état de santé hérité de nos parents. Le siège du Yin est le rein, « la racine de la vie ». Le Yin est durant toute la vie soutenu par la qualité de notre alimentation, de l'eau, de l'air que nous respirons. On pourrait comparer cette énergie avec le courant d'une batterie : si on laisse les phares ou la radio allumés trop longtemps, alors l'énergie faiblit progressivement. De la même façon, notre énergie est épuisée par le stress, mode de vie déraisonnable, surmenage, déficience alimentaire, gaspillage de sperme (aussi par masturbation), vie nocturne excessive et tout ce qui peut encore aller sur les reins. Avec l'avancée de l'âge, il reste de moins en moins de Yin à disposition, il est utilisé : les cheveux blanchissent et tombent, les os deviennent cassants, les muscles mous, le dos et les articulations des genoux deviennent raides et douloureuses, l'énergie sexuelle diminue, les menstruations s'arrêtent, la fertilité s'épuise, on dessèche, la vision baisse, les dents deviennent cassantes et tombent, on perd l'ouïe et les acouphènes s'installent (*Tinnitus*), la force spirituelle diminue, on perd la mémoire (Hicks).

Selon la médecine chinoise, le foie a deux devoirs : il active la circulation de l'énergie *Chi* et stocke et distribue le sang. S'il ne remplit pas correctement cette fonction ou si le « sang du foie » manque, les muscles, ligaments et tendons ne sont plus nourris, deviennent affaiblis, occasionnent des crampes, se tendent et sont sujets aux inflammations. Les ongles aussi deviennent fragiles et les yeux voient moins bien (Kaptchuck).

Du point de vue de la médecine chinoise, la syphilis trouble « l'essence du rein ». Ceci entraîne alors la perturbation des os, des articulations et du cartilage. Psychiquement, cela a comme conséquence que l'individu perd sa stature, il s'écroule également psychiquement et subit des crises psychiques. La même chose survient lors de borréliose avancée, qui est apparentée à la syphilis.

Pour Matthew Wood, la borréliose de Lyme, qui est aussi désignée par les Américains comme *Deer syphilis*, est une forme moderne des « miasmes syphilitiques » – par allusion à l'étude des miasmes homéopathiques de Samuel Hahnemann (voir plus loin « Hahnemann et le miasme syphilitique ») – et est à traiter en conséquence. Selon Wood, les spirochètes transmis par les tiques stimulent chez les brocards la pousse des bois, cependant elles agissent chez les humains comme une infection syphilitique : elles produisent une inflammation chronique des muscles et des articulations (Wood).

Si en médecine chinoise il est question de reins, foie ou autres organes, on ne pense pas aux structures anatomiques solides que nous définissons dans notre cercle culturel comme organes. On pense plutôt aux fonctions physiques, énergétiques, spirituelles et émotionnelles qui sont reliées ensemble – et les cercles de règles qui ont leur point focal dans les organes en question et qui sont reliés entre eux par des méridiens.

La racine de cardère soutient le Yang – l'aspect masculin, procréateur, chaud, remplissant de l'énergie *Chi* universelle. En renforçant le cercle des fonctions rénales, les os et articulations sont renforcés et les accouchements prématurés sont évités ; par la stimulation du cercle des fonctions hépatiques, la plante médicinale renforce aussi les muscles et la circulation sanguine (les stases sanguines sont rendues responsables de fortes douleurs).

La cardère (*Xu Duan*) possède les propriétés empiriques suivantes :

- Régulation de température (*Xing*) : « **légèrement chaude** » (*Wie wen*), ce qui signifie augmente le métabolisme et libère l'énergie *Chi* ;
- Goût (*wei*) : elle est considérée comme **amère** (diurétique, dépurative, anti-inflammatoire, asséchante, stimulante de la digestion à faible dose), **sucrée** (tonifiante, équilibrante) et **piquante** (soutien la transpiration, dispersante et libérant les blocages, libérant le *Chi* et le sang, pour que l'énergie vitale circule vers la surface, vers la peau) ;
- Cercle des fonctions : reins, foie.

En médecine phytothérapique chinoise, largement documentée, les plantes médicinales sont cependant rarement utilisées seules, mais presque toujours en combinaison avec d'autres. La plupart du temps, il y a 4 composants : le remède principal, « l'empereur »), le remède complémentaire (« le ministre »), le remède accessoire (« l'aide ») et le remède messager (« le messager »), (Suwanda/Tian). Ainsi, on utilise la cardère qui est accompagnée d'armoise (*Artemisia argiji*), sanguisorbe, astragale et angélique lors de saignements utérins et maux de ventre.

En médecine occidentale aussi, qui se réfère aux enseignements du médecin gréco-romain Galien (129 à 199 apr. J.-C.) et qui fut poursuivie par la médecine des cloîtres et des apothicaires, on utilisa souvent des médicaments dans lesquels beaucoup de diverses semences, écorces, racines, plantes et substances ont été mélangées entre eux. La thériaque et les élixirs de vie contenaient parfois jusqu'à une centaine d'ingrédients. Cependant, en médecine populaire c'était différent : les femmes guérisseuses et plus tard Paracelse préféraient l'utilisation de plantes unitaires (*specifica* ou *simplicia*, en anglais et espagnol *Simples*). Avec ces

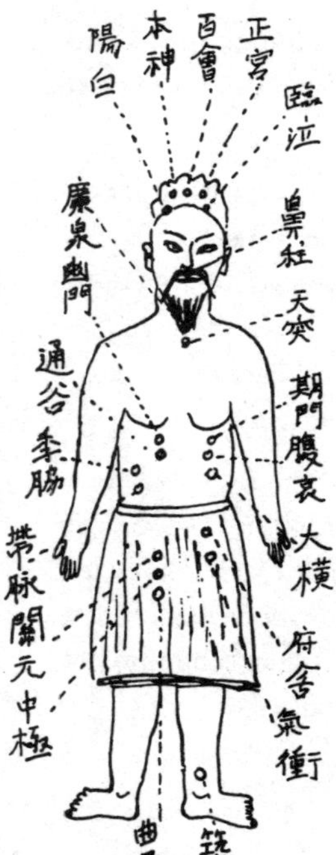

Médecine chinoise : méridiens, cycles de fonctionnement, points d'acupuncture.

remèdes simples, non mélangés, on pouvait reconnaître plus exactement l'activité spécifique.

Quand j'ai informé une doctoresse qui pratiquait la médecine chinoise traditionnelle (TMC) que Mathew Wood utilisait la cardère pour traiter la borréliose, elle réagit assez en colère : « D'abord en médecine chinoise traditionnelle on ne soigne pas des maladies, mais des modèles – reins-*Yang*-faiblesse, *Chi* hépatique en augmentation, chaleur humide dans le réchauffeur inférieur, etc. –, et deuxièmement, on n'utilise pas normalement de monothérapie végétale. En définitive il faut simplement considérer qu'un individu montre la plupart du temps plusieurs modèles qui doivent être traités en même temps par différentes catégories de remèdes. Wood ne peut pas être un vrai représentant de la médecine chinoise traditionnelle. Je suis étonnée de sa monothérapie. Radix Dispsaci[1] ne fait que renforcer le Yang rénal et hépatique, donc seulement les os, muscles et système immunitaire, et stimule la circulation du sang stagnant qui est responsable des douleurs. Mais que se passe-t-il avec les autres symptômes comme les inflammations des organes internes ou les éruptions cutanées ? Pour cette problématique, bien d'autres plantes sont encore nécessaires ! Et du fait que chaque individu présente d'autres modèles, chaque individu nécessite ainsi une prescription individualisée », m'expliqua-t-elle, et ajouta encore là-dessus : « Il se peut même qu'un thérapeute de médecine chinoise traditionnelle puisse écarter la cardère dans le traitement de la borréliose aussi longtemps que le modèle “chaleur”, c'est-à-dire inflammations, est en avant-plan parce que la racine de cardère est également “réchauffante” » !

Il se peut qu'elle ait raison. Cependant, Matthew Wood est plus proche de la phytothérapie traditionnelle occidentale avec ses *simples*, ses plantes unitaires. Suivant la stimulation de la médecine chinoise, Wood développa une teinture alcoolique de racine de cardère (*Dipsacus sativa* ; *D. fullonum*, *D. sylvestris*) et traita avec celle-ci les cas de borréliose dans son cabinet.

1. Racine de cardère.

Préparation de la teinture de cardère

(selon Matthew Wood)

La racine de la plante bisannuelle est récoltée à la fin de la première année, en automne, hiver ou printemps, avant qu'elle ne pousse. Elle est lavée, découpée en petits morceaux, mise en bocaux de conserves en verre et noyée dans de l'eau-de-vie ou de la vodka. Après une macération de 3 semaines dans un endroit chaud, l'extraction est terminée.

Dosage : trois fois trois gouttes par jour[1].

Durée de la cure : 3 à 4 semaines.

Il serait favorable de continuer l'absorption durant les 12 mois suivants, en prenant la teinture une fois par mois pour la durée respective de trois jours (ceci doit être préventif dans l'étape de multiplication mensuelle possible des borrélies).

Le premier cas que Wood a traité se déroula de façon dramatique. Une femme d'âge moyen, qui cinq ans après la contamination était devenue inapte au travail et invalide, a réagi après deux semaines de prise de la teinture, d'abord avec une éruption au niveau génital. Après trois semaines et demie, elle se sentit nettement mieux. Toutes les quatre analyses sanguines suivantes s'avérèrent négatives ; en d'autres mots, aucun spirochète n'était détectable. La patiente supposa que l'action de la cardère avait aussi activé le système immunitaire.

Pour le second cas, il s'agissait également d'une femme inapte au travail avec divers symptômes qui allaient de fortes douleurs musculaires et vaginites jusqu'à des dépressions. Là aussi la teinture provoqua d'abord une éruption, suivie d'une guérison.

Le troisième cas était une femme qui était contaminée déjà depuis six ans et qui présentait des symptômes typiques : douleurs musculaires et articulaires, fatigue chronique et perte de clarté au niveau psychique. L'absorption de teinture provoqua tout d'abord une aggravation des

1. Remarque : l'indication de 3 gouttes 3 fois par jour est hypothétique. L'expérience personnelle montra que cela ne dépendait pas seulement de l'information homéopathique, mais aussi de la quantité. Celle-ci peut être augmentée sans problème jusqu'à une cuillérée à soupe trois fois par jour.

symptômes, suivie d'une éruption cutanée et ensuite d'une amélioration. Les cas suivants que cite Matthew Wood se déroulèrent de façon similaire.

Rituel pour le chardon

Le rapport de Wood me fascina. À la fin de l'été 2001, je donnais un cours de phytothérapie en Hongrie pour l'école de naturopathie appliquée de Zurich. Du fait que là-bas, sur un lœss profond et fertile, poussaient beaucoup de vigoureux plants de cardère, je laissais les étudiants déterrer les racines et préparer la teinture. On ne négligea pas non plus les petits détails accessoires. En médecine ayurvédique et dans d'autres traditions médicales, on prête attention au fait de cueillir et de préparer le remède avec une bonne approche spirituelle, accompagnée par une prière et un sacrifice sous forme de chant. Nous avons remercié « l'esprit » de la plante et avons enfumé avec l'ancienne plante des chamans, l'armoise. Un tel rituel peut se comparer avec un repas : la nourriture se compose de substances nutritives chimiques, et du point de vue physiologie alimentaire il serait totalement indifférent que l'on mange sans envie dans une assiette en matière plastique, tout en regardant accessoirement la télévision, ou que l'on prenne le repas sur une nappe festive en agréable compagnie. Nous ne sommes justement pas des machines dont il suffit simplement de remplir le réservoir, mais nous sommes des êtres spirituels dotés d'une âme. Nous ne consommons pas uniquement des pierres et des carburants pour nous construire. Le repas est un rituel sacré, une communion qui nourrit également l'esprit et l'âme, et contribue à notre santé. Pour un contemporain typiquement matérialiste, le rituel pour une plante médicinale est par principe insensé, un retour dans un modèle de représentation enfantine primitive. De la même façon, on pourrait écrire des lettres au Père Noël ou au matin de Pâques chercher des yeux le lapin de Pâques. Dans le meilleur des cas, on pourrait attribuer au rituel un effet psychologique positif, un genre d'effet *placebo* d'autosuggestion. Dans cette disposition il ne reste alors vraiment que la poussière, les principes actifs chimiques. « Ce ne sont pas les substances qui nous guérissent, mais l'esprit de la plante », comme le dit le sorcier guérisseur cheyenne Tallbull. Pour les chamans et thérapeutes, qui comme lui peuvent « voir » et se promener dans les rêves, le rituel est une évidence. C'est une technique pour appeler l'esprit de la plante, pour demander son aide.

Un tel rituel se déroule à peu près de la façon suivante : on s'assied auprès de la plante, le visage en direction du soleil levant et on la regarde. En écartant toutes les pensées inutiles, on sort du rythme quotidien et pénètre dans l'« espace sacré ». Nous enfumons ou fumons la plante sacrée avec elle, et pénétrons profondément dans son être. Si l'on est suffisamment silencieux et calme, on intègre dans sa propre âme la chanson avec laquelle on peut l'amadouer et lui faire plaisir. Peut-être quelque chose comme :

> *« Fleur pleine de bonté, le bain de la déesse de l'amour, nous sommes pauvres, tu as de la force, avec ta racine, ton jus, purifie-nous, nettoie-nous, produit la liquidation des vers. »*

Quand on ressent que l'on est en relation avec l'esprit de la plante, on peut déterrer la racine et la remercier en même temps en lui laissant toujours un petit morceau de racine, une plume colorée, un peu de farine, une pièce de monnaie ou aussi autre chose. Le meilleur moment pour récolter des plantes médicinales se situe dans les jours autour de la nouvelle lune. Le meilleur moment de la journée est peu avant le lever du soleil. La nuit, les substances qui, au cours de la journée, se sont formées dans les feuilles enrichissent les racines (Wachsmuth). La nuit, la racine déborde de vitalité, ce qui conduit à la multiplication des divisions cellulaires. Selon Rudolf Steiner, la plante respire les forces cosmiques la nuit et le jour elle les restitue. Pour le déterreur de racines, il est donc important de récolter les racines avant que les forces soient à nouveau « expirées ».

Souvent, la plante se choisit elle-même la personne avec laquelle elle veut communiquer ou celle qu'elle veut utiliser comme haut-parleur. C'est ainsi que la cardère vint chez Heidi M., une jeune mère de Zurich, après qu'elle eut rencontré un vieux moine zen dans le Jura français et qu'à la suite de sa visite elle se trouva dans un état d'hypersensibilité. Là, une plante piquante attira son attention, plante dont elle ne connaissait même pas le nom ; elle se sentit émue. Quelques mois plus tard, elle découvrit cette plante piquante dans son jardin. Un ami lui expliqua que c'était la cardère, à partir de laquelle on pouvait réaliser une teinture qui aide en cas de morsure de tique. Bien qu'elle ne souffrit pas elle-même de borréliose, elle fut convaincue qu'elle devait préparer cette teinture. Pour cela elle respecta les règles – enfumer, remerciement, attention à la phase lunaire – comme elle l'avait entendu de la part de son ami et comme cela lui était aussi apparu de façon convaincante.

Avant de déterrer la racine, il lui vint spontanément à l'esprit cette parole :

« Ma Cardère, bonne Cardère, laisse-moi être une partie de la vie ! »

Au cours de la nuit suivante, elle rêva de la cardère. Intuitivement, elle savait qu'elle devait maintenant avaler de cette teinture. Elle dynamisa homéopathiquement la teinture et prit les gouttes durant cinq jours. Dans un courrier, elle m'écrivit : « Le résultat est génial. Je l'ai prise durant cinq jours d'affilée et remarquai l'effet de façon incontestable. Je suis plus relax, plus gaie, et avec plus d'énergie. Les “épines” qui sont en moi et se dirigent contre moi, peuvent se dissoudre. Je décrirais cette couronne d'épines interne que j'avais en moi comme une autoaggression. Moi aussi je me décrirais volontiers comme fine et épineuse. Cela colle. Selon mon mari, l'effet de la teinture était aussi visible de l'extérieur. » (Heidi M., lettre du 29 septembre 2006)

R. Müller, menuisier du pays souabe, a été « mordu » au cours de l'été 2004 par une tique qu'il a enlevée lui-même. Comme son médecin était en congé, une visite n'a été possible qu'après trois semaines. Une semaine plus tard, le résultat de l'analyse sérologique arriva : positive ; il y avait un anticorps présent. M. Müller a été « baratiné » pour une vaccination. La première vaccination, raconte-t-il, provoqua une violente inflammation qui régressa au bout d'une semaine. En janvier 2005 eut lieu la seconde vaccination. Quinze jours plus tard, il eut de violents maux de tête, et la troisième semaine le bras droit était paralysé. Par la suite on lui administra de la doxycycline en comprimés à avaler. Cela ne dura pas longtemps avant que le bras gauche ne soit paralysé et que des douleurs dans les deux hanches, du côté de l'aine droite, au niveau du sternum, du coccyx et dans les côtes firent de sa vie un enfer. La vaccination, lui avait-on dit, était sûre à un million contre un. « Je suis devenu millionnaire si vite », remarqua-t-il laconiquement.

Il se sentait prisonnier dans le cul-de-sac médical. Mais il n'abandonna pas, il voulait à tout prix guérir. Par hasard, il tomba sur un article qu'un certain Dr Storl avait écrit sur la cardère et son utilisation dans la borréliose. Immédiatement, il rechercha la plante et, lorsqu'il la trouva, déterra sept racines. Il ne voulait pas attendre trois semaines pour que la teinture soit prête. Il voulait guérir et c'était tout de suite. Il nettoya les racines et les mit même avec le cœur des feuilles dans le mixer, mélangea la bouillie avec 5 litres d'eau-de-vie, s'en versa un verre plein et le but d'un trait. Chaque jour il buvait maintenant de son élixir, fit des cataplasmes chauds de boue pour les articulations, se frictionna de sel de l'Himalaya, puis avec de l'huile d'olive à laquelle il avait ajouté 103 plantes médicinales sauvages. C'est ainsi qu'il bricola sa santé et remarqua peu après la première semaine une amélioration sensible. Il sentit, comme il le dit lui-même, une amélioration de 30 % de son état. Au bout de quatre semaines, une amélioration à 90 %. Au début de la cinquième semaine, un test sérologique fut effectué ; il m'envoya les résultats, qui montraient encore quelques anticorps. Par la suite, il alla de nouveau parfaitement bien. « Je remercie Dieu et la tique, c'est ainsi que les yeux m'ont été ouverts, ainsi que le cœur », écrit-il, et il se désigne depuis comme « ami de la borréliose ». Il composa la prière de remerciement suivante pour l'esprit de la plante :

« Chère cardère très sainte, ton macrocosme entre en moi,
ton habit épineux m'a délivré de la maladie,
je dois pour cela remercier le Créateur
et reproduire cette cardère. »

Entre-temps, il assiste d'autres malades dans la guérison de la borréliose et répand activement les semences pour la reproduction de la plante qui lui a apporté de l'aide.

Cardère dans l'essai personnel

De retour à la maison, je donnai la teinture de cardère aux connaissances et voisins qui souffraient également de borréliose et qui m'avaient prié de pouvoir essayer la teinture. Ils me confirmèrent que par la suite ils allèrent nettement mieux. Mais avant tout, j'essayai moi-même la teinture dans le cadre de l'expérience personnelle ayurvédique sur mon propre organisme. La médecine ayurvédique indienne étudie l'effet d'un remède non pas sur des animaux, mais sur le propre corps et par observation minutieuse personnelle. Les homéopathes procèdent de la même façon avec leurs médicaments.

Un ami, qui était aussi infecté par la borréliose et souffrait de douleurs articulaires, s'intégra à l'essai personnel. Du fait qu'il soit un maître de la méditation, l'observation minutieuse personnelle ne lui parut pas difficile. Plus d'une semaine durant, nous ne mangions que peu et prenions chaque jour une cuillerée à thé de la teinture de racine, par ailleurs très amère même avec de petits morceaux de racines imbibés de vodka. Dans un endroit calme, non troublé, nous avons plongé notre esprit dans l'observation méditative, en dirigeant la conscience sur le corps et les réactions psychosomatiques comme énergétiques.

Chaque plante que l'on absorbe laisse derrière elle une impression sensuelle immédiate. Elle est âcre, amère, sucrée, visqueuse, juteuse, astringente ou autre. De plus, elle possède une dimension[1] énergétique ou, comme il est dit chez les anthroposophes, une dimension éthérique, qui se fait remarquer par une sensation en profondeur dans le corps.

Par exemple avec l'armoise, si l'on froisse les fleurs et respire l'arôme ou si l'on « enfume » avec la plante, un rayon lumineux énergétique part en direction de la boîte crânienne et « ouvre la tête » – ceci est l'une des raisons pour laquelle la plante, partout où elle pousse, est utilisée pour les « enfumages » chamaniques. La baie du sommeil (*Withania somnifera*) envoie un fort courant énergétique constant dans les organes sexuels. Une espèce d'érigéron (*Erigeron acer*), dans l'infusion de laquelle on baignait les enfants « envoûtés », c'est-à-dire ensorcelés, a un goût brûlant, poivré ; son énergie circule par le cœur et l'intestin à travers tout le corps et vitalise ce dernier. Chaque plante a ses énergies caractéristiques : certaines sont fortes, d'autres douces, certaines « claires » et agréables, d'autres « sombres » et plutôt désagréables. Il serait important pour la phytothérapie d'avenir de ne pas seulement étudier les principes actifs moléculaires, mais aussi leur énergie vitale et leur effet sur notre corps « éthérique ». Cela ne se pratique

1. Ce qui est désigné par R. Steiner comme éthérique se réfère à une énergie ou force vitale qui vitalise et organise les tissus et est ainsi la base du processus vital.

pas à partir d'expériences sur les rats ou sur les singes, le chercheur doit le ressentir sur lui-même. Le mieux, c'est en groupes formés à l'observation méditative consciente et donc pouvant comparer leurs résultats.

Ci-dessous, les résultats de l'expérience méditative avec la cardère :

Impression physique :

On ressentait le goût amer comme un choc qui stimulait les glandes digestives d'une façon réflexe.

Impression énergétique :

Sur le plan énergétique, il arriva à l'un des participants la chose suivante, comme si une forte énergie centrifuge partait de l'intérieur pour rejoindre la surface de la peau. C'était comme si des flèches pointues d'énergie étaient tirées de l'intérieur du corps dans toutes les directions vers l'extérieur. Mon compagnon me confirma avoir ressenti la même expérience. On avait l'impression que les germes pathogènes étaient littéralement poussés vers l'extérieur. Subitement, il me vint à l'esprit l'aspect extérieur de la cardère : la tige, la face inférieure des feuilles, oui, même les fleurs sont parsemées d'excroissances pointues endurcies. Selon les botanistes anthroposophes, les piquants et épines sont des extériorisations visibles de forces éthériques rayonnant vers l'extérieur : parfois cet « éthérique » se condense en piquant – ou formation épineuse – et conserve comme force éthérique dans son secteur ce qui n'a pas pu apparaître dans les feuilles, ou formation de branche. Des remèdes provenant de telles plantes peuvent de ce fait stimuler fortement l'organisation éthérique de l'humain et donc agir de façon vitalisante (Pelikan).

Et c'est exactement ainsi que cela apparut : dans notre observation méditative personnelle, nous avons vécu la façon dont ces énergies éthériques se libéraient dans le microcosme de l'organisme et – en rayonnant vers l'extérieur – comment elles poussaient vers l'extérieur les micro-organismes pathogènes. Certainement, est-ce cette énergie circulant de l'intérieur vers l'extérieur qui est responsable des éruptions signalées par Wood – comme signe avant-coureur de la guérison. La médecine phytothérapique chinoise aussi, dans l'expérience avec la cardère, signale que des patients font des éruptions et peuvent souffrir de démangeaisons. Mais ce n'est pas absolument nécessaire. R. Muller, « l'ami de la borréliose », signale un autre effet sur la peau, comme un effet secondaire de la teinture de cardère, à savoir que les taches de vieillesse disparaissent.

Il est intéressant de constater que la griffe du chat, la bardane comme d'autres espèces de chardons – toutes des plantes avec une physionomie « piquante » – trouvent également leur application dans le traitement de la borréliose. Chez tous ces végétaux se concentrent des forces éthériques, qui déploient alors leur action dans le corps humain. Une connaissance qui voulait se débarrasser de la borréliose avec la teinture, mais qui ne connaissait pas la cardère dans la nature, ramassa par méconnaissance des racines de chardon. Il eut de la chance, parce que tous les chardons contiennent des principes amers stimulant la vitalité et activent le métabolisme hépatique. Avec cette teinture de chardon préparée par ses soins, il se porta effectivement mieux.

Impression spirituelle (astrale) :

D'être conscient d'entrer en relation avec l'âme de la plante n'est pas simple. Souvent cela nécessite un long jeûne et un détachement du journalier. L'âme de la plante vit dans ces dimensions « d'un autre monde » qui sont accessibles pour l'homme avec un esprit clair, en rêve éveillé, en vision ou lors d'un voyage chamanique. Mais cela n'est possible que quand la plante l'accepte, si elle veut se laisser atteindre. Un tel contact ne peut être forcé et de vouloir l'attirer par des fantaisies est insensé. L'âme de la plante apparaît à « son » heure. Souvent, vu par la perspective humaine, elle prend beaucoup de temps. Quand elle se livre à notre conscience, elle peut prendre presque toutes les allures. Souvent, l'âme de la plante apparaît sous forme animale, parfois sous la forme d'un défunt ou un esprit de la nature et transmet son message. Souvent, l'homme ne remarque même pas qu'il s'agit d'une plante qui se confie. Pour la cardère, il n'y eut pas d'impression spirituelle à commenter durant notre essai parce que nous n'avons pas poussé aussi loin.

> *« Montre maintenant, chère petite plante,*
> *la force que Dieu t'a donnée ! »*

Parole qui est dite lors du déracinement de plantes.

LA PLANTE DIVINE GUÉRISSEUSE : LA CARDÈRE

La plante qui m'a aidé moi et bien d'autres est la cardère sauvage (*Dipsacus sylvestris*). Au total, douze espèces appartiennent au genre. La plus connue est la cardère des tisserands (*Dipsacus fullonum* ; *D. sativus*), où il s'agit de celle cultivée pour le peignage des laines (soit *D. sylvestris* ou *D. ferox* sud-européenne). D'autres cardères sont la chevelue, la cardère soyeuse à fleurs blanches (*D. pilosus*), la cardère élancée (*D. strigosus*), la cardère à feuilles lacérées d'Europe de l'Est (*D. laciniatus*) dont les boutons floraux sont utilisés dans le Caucase pour la filtration du vin, et la cardère d'Asie de l'Est (*D. asperoïdes*). Je suppose que toutes les espèces de cardères ont une activité similaire concernant la borréliose. En médecine populaire, qui repose sur une expérience millénaire, on part du principe que des plantes du même genre puissent agir souvent plus ou moins de façon similaire. Il y a aussi comme un genre d'identité de famille entre les plantes : ainsi, toutes les malvacées possèdent des tissus mucilagineux adoucissants, enveloppants ; les espèces de solidago agissent toutes comme diurétiques et cicatrisantes des tissus rénaux ; les labiées sont les maîtres des huiles essentielles ; les gentianes présentent des principes amers ; toutes les rosacées contiennent, surtout dans leurs racines, beaucoup de principes astringents, etc. Les plantes possèdent en quelque sorte un esprit de

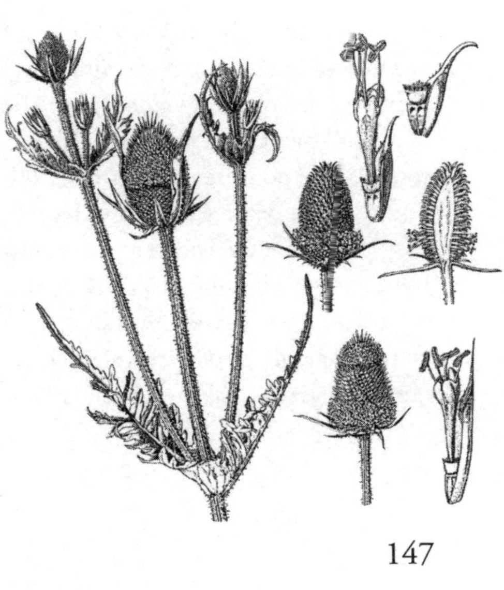

La cardère du tisserand. selon Hegi, 1928.

famille, ensuite chaque famille se spécialise dans sa propre chimie, tout comme elle développe sa propre forme florale (Jean-Marie Pelt).

Autres dénominations de la cardère

En tradition populaire, il est dit que l'on atteint une puissance sur un être quand on connaît son nom. Non seulement le nom est une partie de l'être, mais – *nomen est omen* – il dit aussi quelque chose concernant ses propriétés. Les plantes indigènes ont souvent d'innombrables noms. Si on les connaît tous, alors on en sait beaucoup sur leur histoire, leurs propriétés médicinales et le rôle qu'elles jouent dans la vie des humains.

1. Pour la cardère, l'ethnobotaniste Heinrich Marzell relève d'autres noms :

- En allemand : Rauhkarde, Walkerdistel, Weberdistel, Strähl, Webersträhl, Igelkopf, Kratzkopf, Tuchkart, Kämme, Krempeltestel, Kardätschendistel ;
- En anglais : teasel, brushes and combs ;
- En français : chardon à foulon, peigne de loup ;
- En italien : cardo de lanajoli, scardinaccioli ;
- En russe : vorsjanka.

La plupart de ces dénominations sont liées à l'utilisation des boutons floraux secs dans les travaux textiles. Le nom scientifique pour la variété cultivée *fullonum* provient du latin *fullo* = fabricant de tissus (Brondegard).

Les « têtes » de cardère ont été utilisées pour peigner, crêper ou carder la laine et autres fibres textiles. Carder est le terme de métier pour le peignage de la laine à l'aide d'une « brosse » qui met toutes les fibres dans la même orientation pour que la laine puisse être filée. Mais elle est avant tout utilisée pour nettoyer et lisser les manteaux et tissus en loden et pour rendre, de ce fait, les tissus plus feutrés et plus chauds. Depuis plus de mille ans, la plante a été cultivée par champs entiers pour cet usage en Europe. Le botaniste Hieronymus Bock écrit en 1539 que les tisserands plantaient la cardère dans leur jardin. Les armoiries des tisserands anglais consistent en trois tiges de cardère croisées. Des découvertes archéologiques montrent que la cardère a déjà été *utilisée* à l'ère du fer par les tisserands.

2. Bassin de Vénus, bain de Vénus, Toujours soif, Notre chère dame lavandière, sont d'autres dénominations anciennes en Allemagne. Déjà les Romains connaissaient la plante comme *lavacrum veneris* (bassin de lavage de Vénus) ou *labrum veneris* (baignoire de Vénus). Ces désignations se réfèrent au fait que les feuilles opposées, poussant ensemble par paires au ras du sol, forment un genre de bassin dans lequel s'accumule l'eau de pluie.

3. Les sept bourgeois nommaient la plante « *Spraunzegekreidich* » du fait que l'eau de ce bassin dit de Vénus a été utilisée pour blanchir les taches de rousseur. L'auteur de livres sur les plantes, Hieronymus Bocl, écrit à ce propos (1551) : « L'eau trouvée ainsi dans les feuilles [...] chasse aussi par le lavage toutes les taches brunes sous les yeux, certaines femmes savent bien l'utiliser. »

4. À cause des épines, elle est souvent désignée par « chardon » (*Kardendistel*). Le nom allemand *Karde* est effectivement emprunté au latin *carduus* (chardon).

5. La cardère sauvage (*D. sylvestris*) est appelée aussi *Schuttkarde* (cardère des décombres), du fait qu'elle se trouve souvent en abondance sur les décombres et endroits où la terre a été remuée. D'autres noms : *Wilde Chratzerli*, *Herrgotskamm*, *Wolfssträhl*, *Bürste*, *Gutterebutzer*, *Glasbürstli*, du fait que les têtes étaient utilisées pour nettoyer les bouteilles ; *Spatzenkletten* ; *Stieglitzenbürste* – « En hiver on mettait des collets en crin de chevaux au niveau des tiges florales et on attrapait ainsi les mésanges et chardonnerets » ; les semences sont la nourriture préférée des chardonnerets (Marzell). Dans les monts métallifères c'était l'*Ansprengdistel* et au Luxembourg la *Weihwassersenert*, du fait que les tiges florales ressemblent à une mèche d'allumage d'explosif. Un autre encore est *Zeisel* (de l'allemand *zeisen* = *zupfen*, séparer, apparenté à l'anglo-saxon *toesel*, en anglais *teasle*).

Appartenance à une famille

La cardère appartient à la famille des dipsacacées. Elle est apparentée avec les fleurs *knautia*, les *succisa* et les scabieuses.

Les feuilles de *knautia*, appelées aussi plante à gratter, ont été utilisées dans les dermatoses chroniques, scrofules et maladies des voies respiratoires basses (Hiller/Melzig). Le médecin phytothérapeute Nicholas Culpeper

(1616-1654) écrit à propos de cette plante : « Une décoction de racine prise durant quarante jours ou un dram[1] de poudre de racine dans du lait apporte – comme Mattioli[2] l'écrit –, une grande aide pour ceux qui sont atteints de démangeaisons, lichens ou champignons en forme de cercles sur la peau, oui, même si celles-ci proviennent de la syphilis. » Le Dr Withering, qui devint célèbre grâce à la digitale active sur le cœur, décrit une décoction fortement dosée de *knautia* comme le remède empirique secret contre la gonorrhée (Coffey). La racine de *Morsus diaboli* a aussi été utilisée en médecine populaire comme dépurative du sang, diurétique, vermifuge, pulmonaire et en usage externe en cas de dermatoses. Le nom de scabieuse vient du latin *scabies*, démangeaison, parce qu'elle a été utilisée dans cette affection. On attribue donc généralement aux plantes de type cardère un effet purifiant, car toutes contiennent des iridoïdes anti-inflammatoires similaires.

Remarque botanique concernant la cardère

La cardère, qui pousse volontiers sur les décombres, le long des voies ferrées, au bord des chemins, sur des prairies, sols argileux ou talus ensoleillés n'est pas, malgré son aspect piquant, un chardon, comme beaucoup pourraient le croire. Les épines courtes sont aussi tout à fait différentes de celles des chardons, elles ne sont pas aussi pointues que des aiguilles, mais ressemblent plutôt à de petites dents acérées.

La cardère indigène est bisannuelle ; la première année elle rassemble des forces sous forme de rosette, pour la deuxième année elle produit la hampe florale d'un à deux mètres de hauteur. Sur la hampe munie d'épines se trouvent des feuilles opposées qui à la base ont poussé ensemble et forment un genre de récipient dans lequel s'assemble de la rosée ou de l'eau de pluie. La côte ou veine principale des feuilles montre aussi à la face inférieure une rangée de petites dents de requins.

De juillet à août commence à fleurir, à mi-hauteur du support floral en forme d'œuf, un cercle de petites fleurs courtes en forme de tuyaux et colorées en rouge-lilas. Le cercle de fleurs s'élargit et continue la floraison

1. Dram = un poids d'apothicaire de 3,888 grammes.

2. Pietro Andrea Mattioli (1500-1577), médecin personnel de l'empereur Maximilien, écrivit des commentaires sur le *Dioscoride* et d'autres ouvrages botaniques.

vers le haut et vers le bas. La « tête » florale, qui est volontiers visitée par bourdons, papillons et insectes à longue trompe, possède des feuilles porte-fleurs sèches, longues et crochues.Le sens biologique de ses longues feuilles porte-fleurs crochues qui restent longtemps après la floraison est qu'elles réagissent comme des ressorts à la suite du contact avec un animal de passage, ceci produisant la dispersion des semences jusqu'à un mètre alentour ; sa dénomination populaire est « *Schleuderklette* » (bardane fronde). En automne et hiver, les mésanges charbonnières visitent les endroits où sont dispersées les graines. Les semences sont à germination par la lumière – une réalité à laquelle le jardinier qui veut cultiver la cardère doit penser.

Signature

La cardère possède les caractéristiques (signatures) suivantes, qui recouvrent justement certaines de la borréliose :

1. Le cours de la floraison des innombrables petites fleurs lilas-rouge de la tête florale composée est inhabituel : à mi-hauteur de la tête ovoïde commence à fleurir une zone circulaire. Ce cercle rougeâtre s'élargit en même temps vers le haut et vers le bas. Il y a là une signature claire, une image exacte de la rougeur migrante (érythème migrant) qui apparaît comme premier symptôme de l'infection par borrélies ;

2. Le nom latin du genre *Dipsacus* repose sur le grec *dipsan* « assoiffé », parce que ces plantes « bassins de Vénus » remplies d'eau de pluie servent de fontaine à eau aux oiseaux. On utilisait cette eau recueillie, tant qu'elle n'était pas salie par des insectes noyés, comme remède de beauté, comme eau pour le visage, comme collyre et remède contre les taches de rousseur et taches de vieillesse. Comme d'autres médecins du Moyen Âge et de la Renaissance, Nicolas Culpeper croyaient à la qualité purifiante de cette eau de Vénus. Mon impression personnelle est que cette qualité purifiante est plutôt à comprendre sur le plan

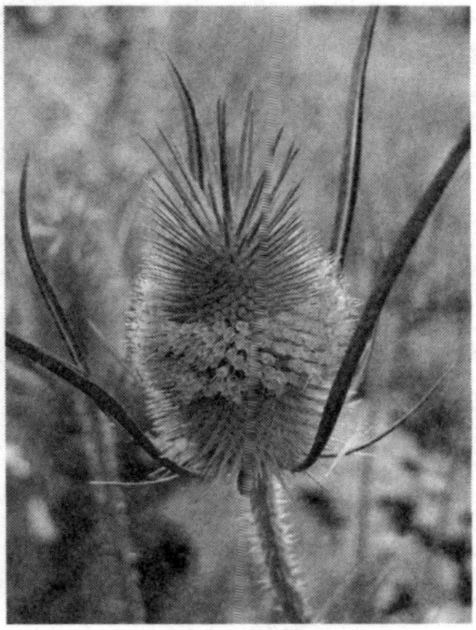

Cercle floral se déplaçant.

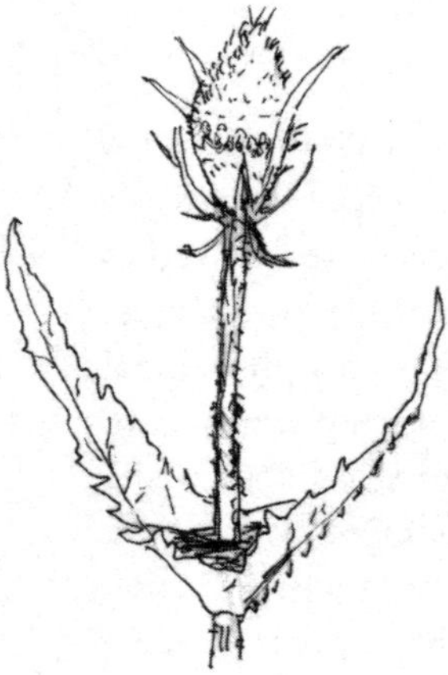

Bassins de Venus

énergétique (éthérique) que sur le plan mécanique ou physique. Comme avec les Fleurs de Bach, l'eau est énergétiquement dynamisée et agit ainsi de façon purifiante sur le rayonnement personnel (aura ?). Matthew Wood voit dans le « bassin de Vénus » la signature du rein. L'organe vénusien est vital, il débarrasse, entre autres propriétés, l'organisme de toxines et toxiques. Mais comme je l'ai déjà évoqué, le rein produit aussi – selon la conception de la médecine chinoise – l'essence du rein qui tonifie les reins et la fonction hépatique et nourrit les os, tissus conjonctifs et cartilage ;

Le biologiste se demande sûrement pourquoi la cardère forme un réservoir d'eau. On suppose que la plante enrichit de cette manière son approvisionnement en azote ou alors évite que des insectes, avant tout les fourmis, ne grimpent le long de la hampe florale.

3. On peut aussi assimiler le vécu subjectif, qui se révèle durant l'expérience personnelle, comme une signature. Après la prise de la teinture, on a l'impression que des épines énergétiques pointues poussent de l'intérieur vers la périphérie. Ce vécu méditatif a été confirmé par d'autres qui ont également analysé la plante sous cet aspect.

Composants de la cardère

Les principes actifs de la cardère sont peu étudiés. La plante contient des iridoïdes (pseudoindicanes), des saponines, des dérivés de l'acide caféique, des sels de potassium, de l'inuline, des principes amers et du glucoside scabioside. Le scabioside est aussi présent dans d'autres membres de la famille. Ce fut difficile pour moi de trouver des indications plus précises sur ce glucoside, du fait que les études sont avant tout chinoises et japonaises et que les résultats sont soit non dévoilés ou alors apparaissent dans des signes chinois. Quelques auteurs américains mentionnent un alcaloïde « lamine », mais là aussi on n'a pas pu trouver grand-chose de plus (Tierra).

Pour les experts :
Composants de la cardère chinoise

(*Dipsacus asperoïdes*, C.Y Cheng et T.M.Ai)[1]

1. [Hederagenin], Akebia saponin D, [3-O-(4-O-acetyl)-alpha-L-arabinopyranosyl-hederagenin-28-O-beta-D-glucopyranosyl (1-->)-beta-D-glucopyranoside], [3-O-alpha-L-arabinopyranosyl-oleanolic acid 28-O-beta-D-glucopyranosyl (1-->6)-beta-D-glucopyranoside], [3-O-beta-D-glucopyranosyl (1-->3-alpha-L-rhamnopyranosyl (1-->2)-alpha-L-arabinopyranosyl-hederagenin-28-O-beta-D-glucopyranosyl (1-->6)-beta-D-glucopyranosyl ester], [3-O-alpha-rhamnopyranosyl (1-->3)-beta-D-glucopyranosyl (1-->3)-alpha-L-rhamnopyranosyl (1-->2)-alphaL-rabinopyranosyl-hederagenin-28-O-beta-D-glucopyranosyl (1-->6)-beta-D-glucopyranosyl ester], [3-O-beta-D-xylopyranosyl (1-->4)-beta-D-glucopyranosyl (1-->4)-alpha-L-rhamnopyranosyl (1-->3)-beta-D-glucopyranosyl (1-->3)-alpha-L-rhamnopyranosyl (1-->2)-alpha-arabinopyranosyl-hederagenin],[28-O-beta-D-glucopyranosyl (1-->6)-beta-D-glucopyranosyl ester], [3-O-beta-D-glucopyranosyl (1-->4)-alpha-L-rhamnopyranosyl (1-->3)-beta-D-glucopyranosyl (1-->3)-alpha-L-rhamnopyranosyl (1-->2)-arabinopyranosyl-hederagenin], [28-O-beta-D-glucopyranosyl (1-->6)-beta-D-glucopyranosyl ester], [3-O-beta-D-xylopyranosyl (1-->4)-beta-D-glucopyranosyl (1-->4)-alpha-L-rhamnopyranosyl(1-->3)-1-beta-D-glucopyranosyl(1-->3)-alpha-L-arabinopyranosyl (1-->2-alpha-L-rhamnopyranosoyl-oleanolic acid 28-O-beta-D-glucopyranosyl (1-6) beta-D-glucopyranosyl ester], asperosaponin (A, C, E, F, G, H_1, H_2).

2. Éthylproprionate, 2-méthyl-3-propyl-trans-oxirane, toluène, di-isobutyl éther, alpha-pinène, beta-pinène, 2, 4-diméthyl-2, 3-heptadien-5-yne, Phénol, 1, 3, 3, triméthyl-2-oxabicyclo octane, 1-méthyl-4-(1 -méthyléthémyI)-(S)-cyclohexene, 2-méthyl-phénol, 3-méthyl-phénol, 4-méthyl-phénol, 1, 2-diméthoxyl-benzène, 2, 4-diméthyl-phénol, Naphthalène, 4-méthy1-1-(1-méthyl éthyl)-(R)-3-cyclohexen-1-ol, 4-éthyl-1, 3-benzènediol, a, a, 4-triméthy1-3-cyclohexène-1-méthanol 4-deceylrésorcinol, 3-éthyl-5-méthyl-phénol, 2, éthy1-4-méthyl-phénol,

1. Source : Joe Hing Kwok Chu, Complementary and Alternative Healing University, Xu Duan, 18.1.2007. www.alternativehealing.org/xu_duan.htm.

4-éthy1-2-méthoxy-phénol, 4-ally1-2-méthoxy-phénol, 4-Cyclopenténe-1, 3 -dione 4-(3-méthy1-2-butény1), Bicyclo-2 2 oct-2-ène, 2'-Hydroxy-4'-méthoxyacetophénone, Dibenzofuran, 2, 6-bis (1, 1-diméthyl éthyl}-4-méthyl-phénol, 2, 4, 6- tri-t-butyl-phénol, 9H-fluorène, 3-éthyl-tridécane, carvotanecaneton, heptadécane, phénanthrene, 6, 9-octadécadoumpoc acod ,et-ju; ester, 8, 13-Époxy-5-beta, 8-béta, 9-béta, H, 10-alpha-labd-14-ène, 3, 7, 11-triméthy1-14-(1-méthyl éthyl)-S-(E, A, E, E)-1, 3, 6, 10-cycloter-txadécatetranèe, 1, 2, 3, 4, 4A, 9, 10, 10A-octahydro-1, 1, 4A-triméthy1-7-(1-méthyl éthyl), (4AS transe)-phénanthrene, (Z,.Z)-9, 12-octadécadienoic acid, N-phényl-2-naphthalénamine.

3. [Gentianine], [béta-sitosterol], [daucosterol].

Appartenance planétaire

Si ici on parle des dieux planétaires qui règnent dans les plantes correspondantes, cela a peu à voir avec l'ésotérisme. L'attribution planétaire repose sur la taxonomie nécessaire au Moyen Âge, qui rangeait les plantes et autres phénomènes naturels en sept catégories. La pensée de base était que tout dans la création visible arrive par l'interaction dynamique, le recoupement et l'interpénétration des rapports de force des sept planètes. (Storl). Ce système était global dans la mesure où il reliait les aspects botaniques, médicaux, écologiques et astrologiques.

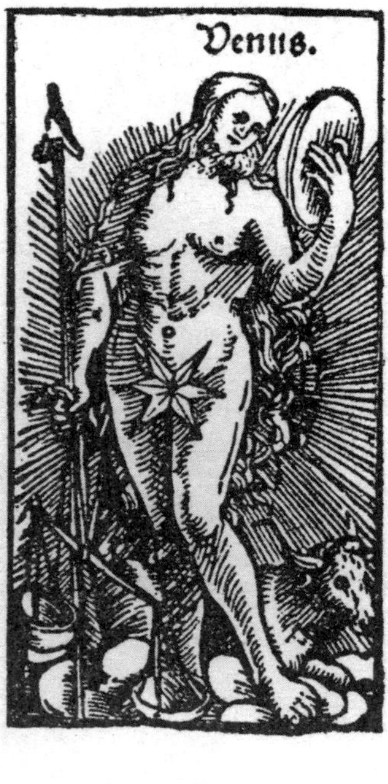

Selon cette systémique, la cardère possède, avec ses épines et son cercle de fleurs rougeâtres beaucoup des forces formatrices du guerrier « Mars ». Mais, comme l'écrit le génial phytothérapeute et astrologue anglais Nicholas Culpeper, c'est avant tout Vénus qui est active dans la plante. Les forces de Vénus confèrent la beauté, la jeunesse et pureté et atténuent le feu de la colère de Mars.

Vénus

Indications médicinales supplémentaires

La racine agit comme diurétique, cholagogue et sudorifique, elle est dépurative et stimulante de la digestion. Elle est traditionnellement utilisée dans la goutte, l'arthrite, les rhumatismes, l'hydropisie, la jaunisse et les affections vésiculaires et récemment en cas de borréliose ; plus loin dans les dermatoses, furonculoses, acné et assimilées, surtout si celle-ci est due aux mauvaises fonctions de l'appareil digestif. En usage externe, on soignait les fistules, boutons, verrues. Déjà le médecin grec Dioscoride (un siècle avant notre ère), auteur du premier ouvrage sur les plantes en Europe, déclare : « La racine pilée avec du vin ou du vinaigre jusqu'à consistance d'un onguent cireux guérit en compresses les fissures et fistules anales. » Léonard Fuchs, un des pères de la botanique, écrit dans son livre *New Kreüterbuch* (1543) : « La racine marinée dans du vin puis pilée, jusqu'à ce qu'elle puisse être appliquée comme emplâtre sur l'anus, guérit les fistules et fissures anales. » Mais il faut conserver ce remède plus d'un an dans une boîte. Certains disent aussi que le remède ferait partir les verrues. L'eau qui est trouvée entre les feuilles est bonne pour la vue trouble en lavages oculaires. Cette eau chasserait aussi les taches sous les yeux. Les petits vers que l'on peut trouver dans la moelle de la cardère sont bons pour la fièvre des quatre jours (malaria), enveloppés et portés au cou ou au bras, comme l'écrit Dioscoride (Fuchs).

De façon similaire il est dit par Nicholas Culpeper : « Les racines sont bouillies dans du vin et appliquées sur les verrues et tumeurs dans les plis de l'anus. L'eau du "bassin de Vénus" calmerait les inflammations oculaires. » (Culpeper). Madaus écrit : « Dipsacus sylvestris peut être essayée en cas de phtisie (par exemple tuberculose). » (Madaus).

Actuellement, la cardère est simplement évoquée comme plante médicinale dans l'ouvrage *Die Grosse Enzyklopädie der Heilpflanzen* (1992 : 223) : « La racine, avec un goût amer, stimule la digestion, la sudation tout comme la diurèse et purifie de cette manière l'organisme entier. La plante est également bénéfique en cas de goutte, arthrite, rhumatismes, hydropisie et obésité. Par ailleurs, elle est utile en cas de maladies de peau comme dermatoses, furonculoses, acné, etc., qui proviennent d'une mauvaise fonction de l'appareil digestif. » À la place des racines, on peut également utiliser les feuilles, qui ont la même activité. En usage interne,

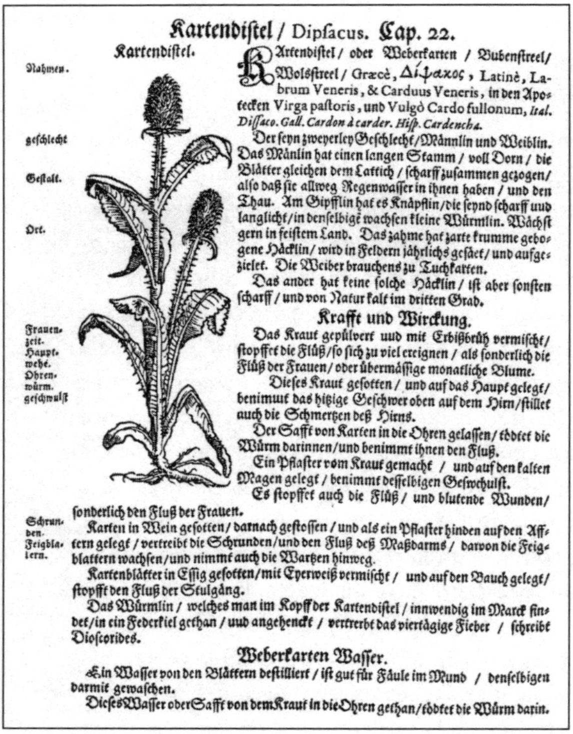

Kartendiſtel / Dipſacus. Cap. 22.

Kartendiſtel.

Nahmen. Kartendiſtel / oder Weberkarten / Bubenſtreel / Wolsſtreel / Græcè, Δίψακος, Latinè, Labrum Veneris, & Carduus Veneris, in den Apotecken Virga paſtoris, und Vulgò Cardo fullonum, *Ital. Diſſaco. Gall. Cardon à carder. Hiſp. Cardencha.*

geſchlecht Der ſeyn zweyerley Geſchlecht / Männlin und Weiblin. Gestalt. Das Mänlin hat einen langen Stamm / voll Dorn / die Blätter gleichen dem Lattich / ſcharff zuſammen gezogen / alſo daß ſie allweg Regenwaſſer in ihnen haben / und den Thau. Am Gipfflin hat es Knäpflin / die ſeynd ſcharff und langlicht / in denſelbigẽ wachſen kleine Würmlin. Ort. Wächſt gern in feiſtem Land. Das zahme hat zarte krumme gebogene Häcklin / wird in Feldern jährlichs geſäet / und aufgezielet. Die Weiber brauchens zu Tuchkarten.

Das ander hat keine ſolche Häcklin / iſt aber ſonſten ſcharff / und von Natur kalt im dritten Grad.

Krafft und Wirckung.

Frauenzeit. Das Kraut gepülvert uud mit Erbißbrüh vermiſcht / ſtopffet die Flüß / ſo ſich zu viel ereignen / als ſonderlich die Flüß der Frauen / oder übermäſſige monatliche Blume.

Hauptwehe. Dieſes Kraut geſotten / und auf das Haupt gelegt / benimmt das hitzige Geſchwer oben auf dem Hirn / ſtillet auch die Schmertzen deß Hirns.

Ohrenwürm. Der Safft von Karten in die Ohren gelaſſen / tödtet die Würm darinnen / und benimmt ihnen den Fluß.

geſchwulſt Ein Pflaſter vom Kraut gemacht / und auf den kalten Magen gelegt / benimmt deſſelbigen Geſwchulſt.

Es ſtopffet auch die Flüß / und blutende Wunden / ſonderlich den Fluß der Frauen.

Schrunden. Feigblatern. Karten in Wein geſotten / darnach geſtoſſen / und als ein Pflaſter hinden auf den Afftern gelegt / vertreibt die Schrunden / und den Fluß deß Maßdarms / darvon die Feigblattern wachſen / und nimmt auch die Wartzen hinweg.

Kartenblätter in Eſſig geſotten / mit Eyerweiß vermiſcht / und auf den Bauch gelegt / ſtopfft den Fluß der Stulgäng.

Das Würmlin / welches man im Kopff der Kartendiſtel / innwendig im Marck findet / in ein Federkiel gethan / uud angehenckt / vertrebt das viertägige Fieber / ſchreibt Dioſcorides.

Weberkarten Waſſer.

Ein Waſſer von den Blättern deſtilliert / iſt gut für Fäule im Mund / denſelbigen darmit gewaſchen.

Dieſes Waſſer oder Safft von dem Kraut in die Ohren gethan / tödtet die Würm darin.

« Kardendistel ». Tiré de Lonicerus, Herbier, 1679,

la médecine populaire italienne connaît la décoction pour augmenter la diurèse et la purification de l'organisme : 2 grammes de racines (ou feuilles) sont mis à bouillir dans 100 ml d'eau. On en prend une petite tasse tous les matins à jeun.

Le curé phytothérapeute autrichien Hermann-Joseph Weidinger évoque le produit homéopathique « Dipsacus D4 à D6 », obtenu à partir de la plante fraîche en fleurs, pour le traitement de dermatoses chroniques, tuberculose et fistules anales. Le curé propose une teinture alcoolique comme remède domestique pour le traitement de plaies, gelures aux lèvres, taches de rousseur et en frictions en cas de goutte, du genre de celle que l'on trouve souvent dans la médecine des cloîtres : les parties aériennes de la plante fleurie, réduites en morceaux, sont mélangées dans le rapport d'un quart avec une bonne eau-de-vie et exposées 15 jours au soleil. L'extrait est alors filtré et dilué avec de l'eau distillée à 40° alcooliques, puis stocké au frais et à l'obscurité (Weidinger). Déjà, l'observation contemplative de la fleur de cardère a pour le père Weidinger quelque chose de constructif :

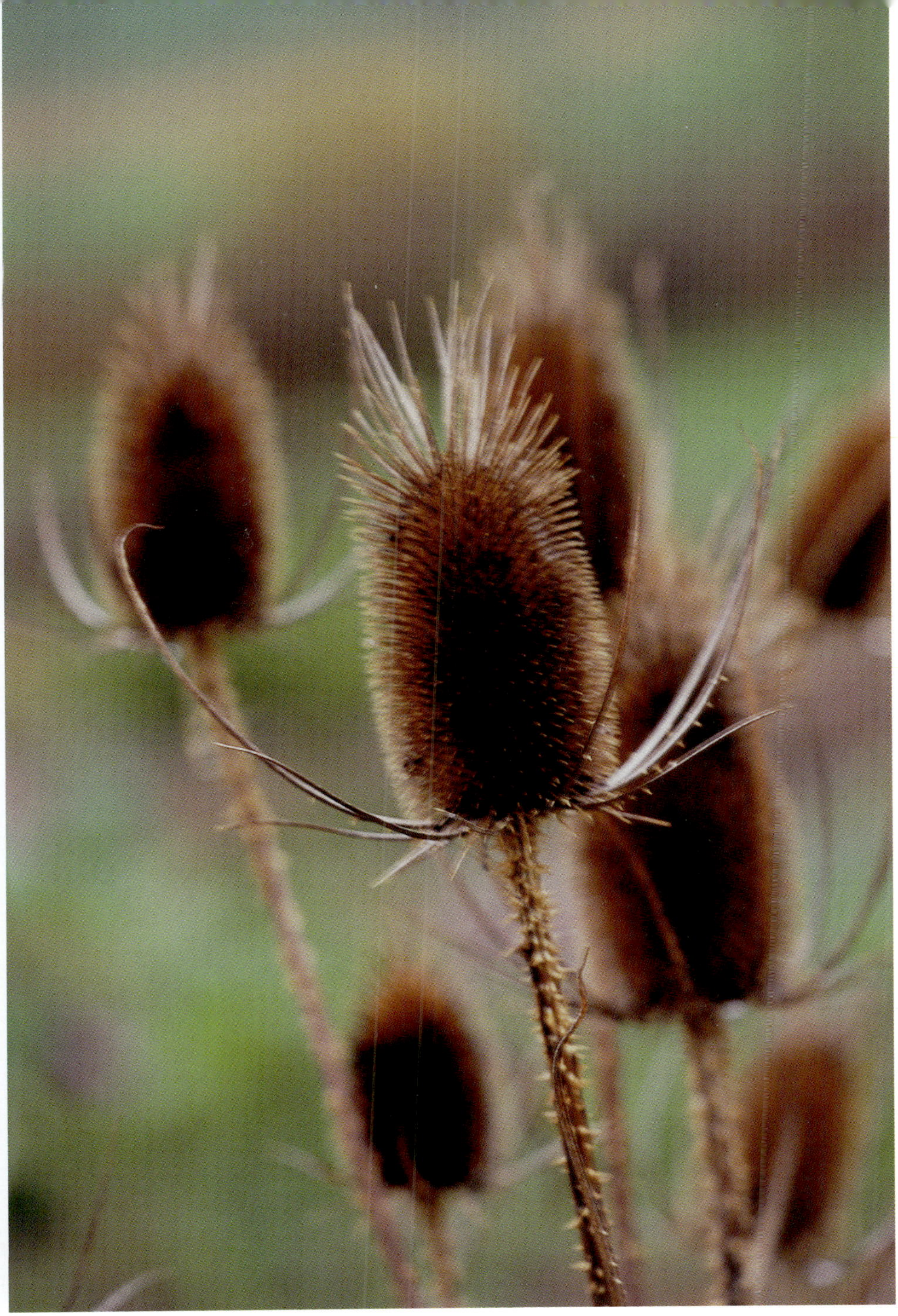

Fleurs fanées de cardère en automne.

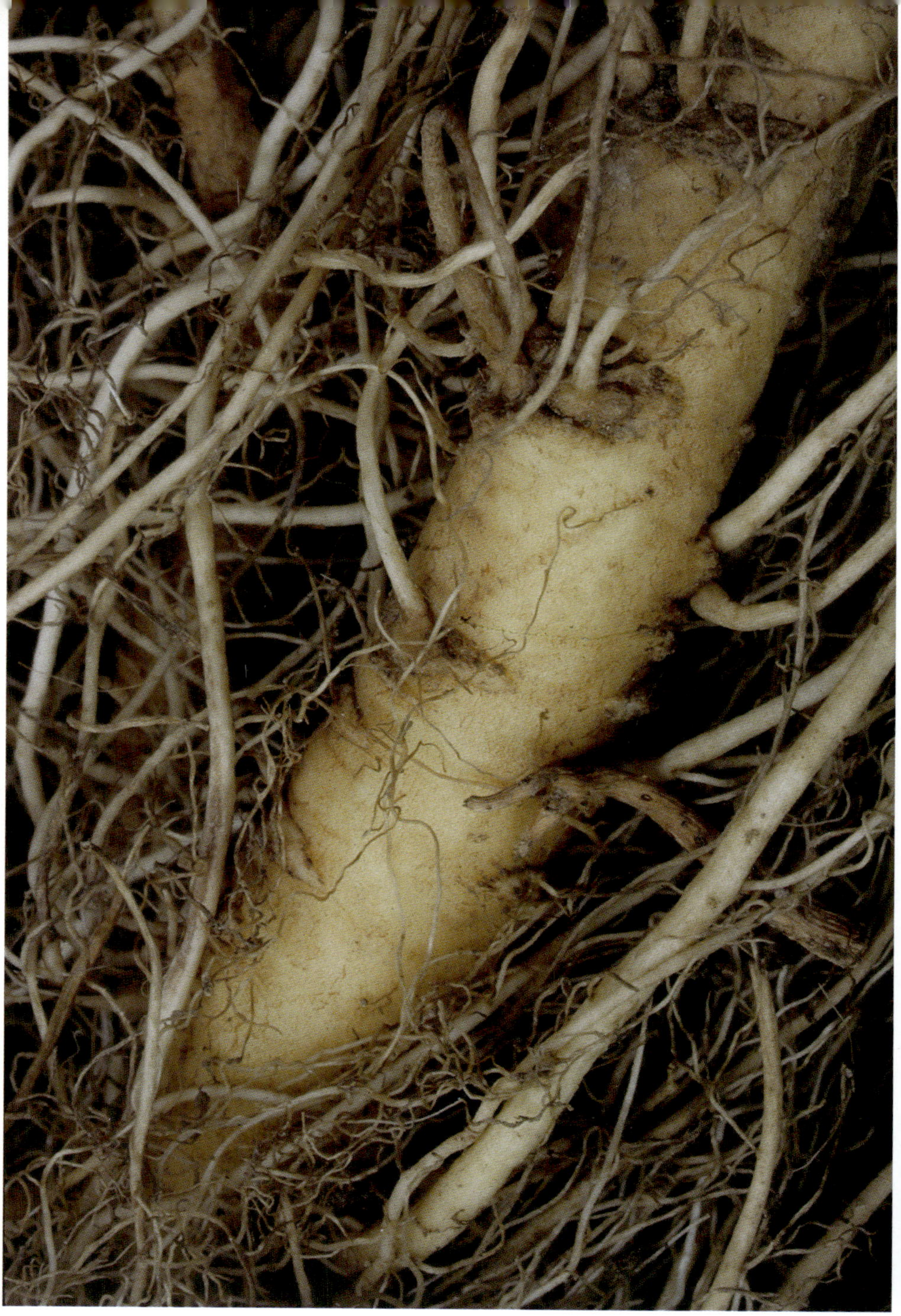

Racines de cardère récoltées après la première année pour la fabrication de teinture, de poudre ou de tisanes.

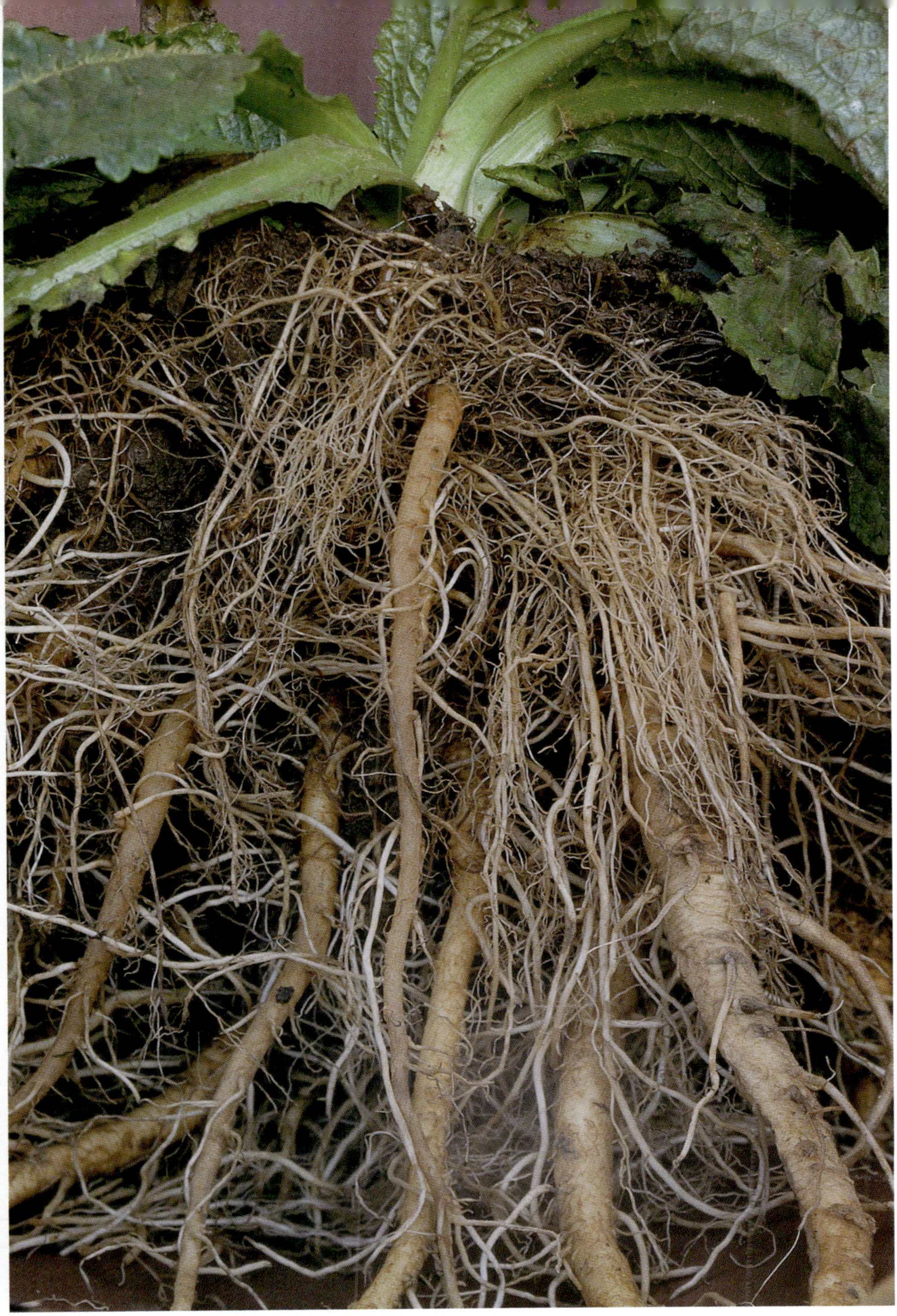

© Frank Brinke, Buchenberg

Racines de cardère récoltées après la première année pour la fabrication de teinture, de poudre ou de tisanes.

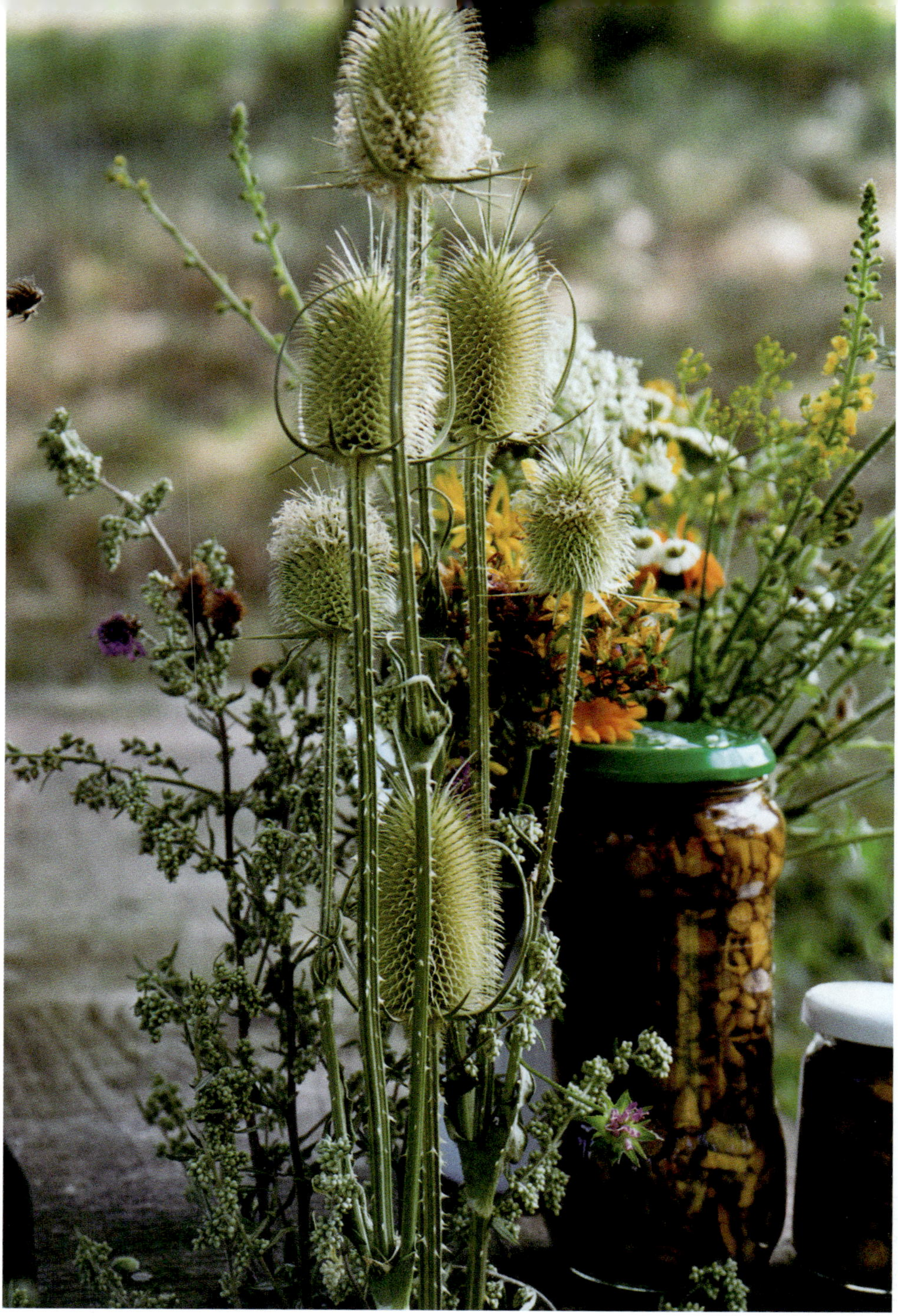

Teinture dans le bocal (à côté, cardère en floraison et autres plantes).

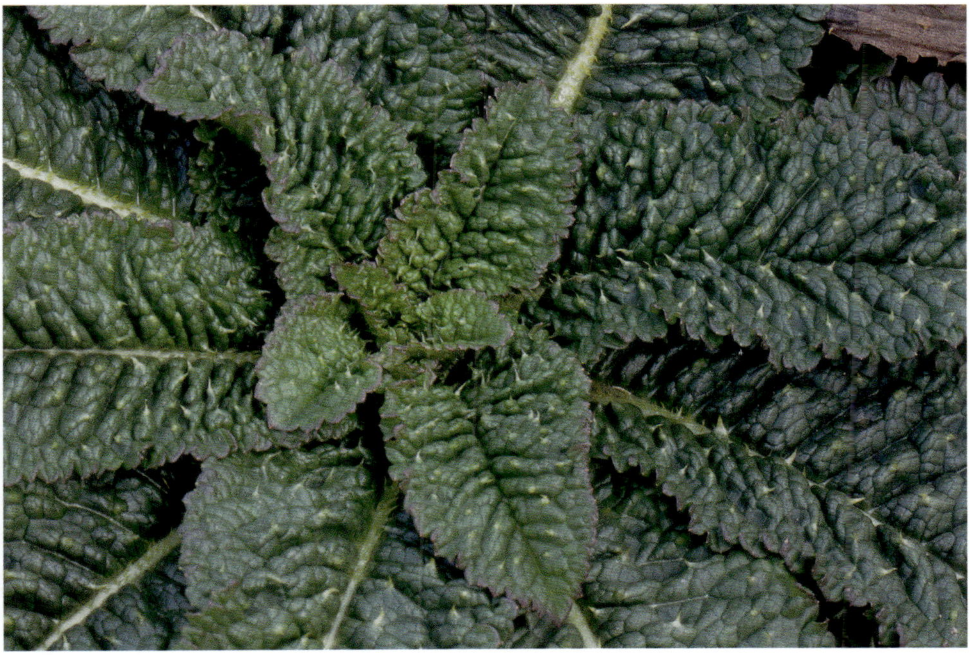

© Frank Brinke, Buchenberg

La rosette de cardère après la première période végétative.

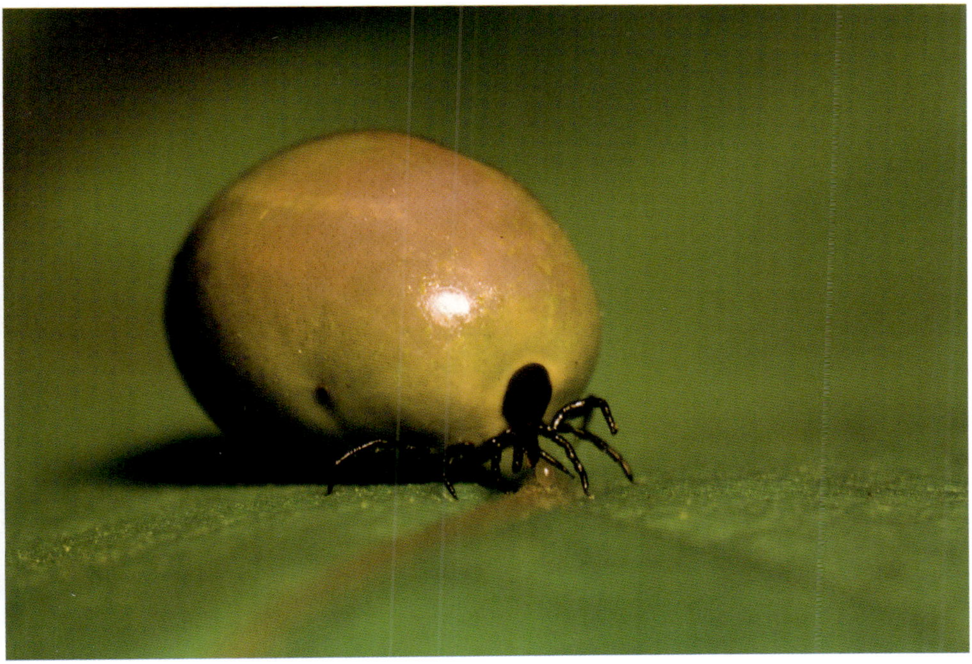

© Frank Brinke, Buchenberg

La tique, gonflée de sang et prête à pondre.

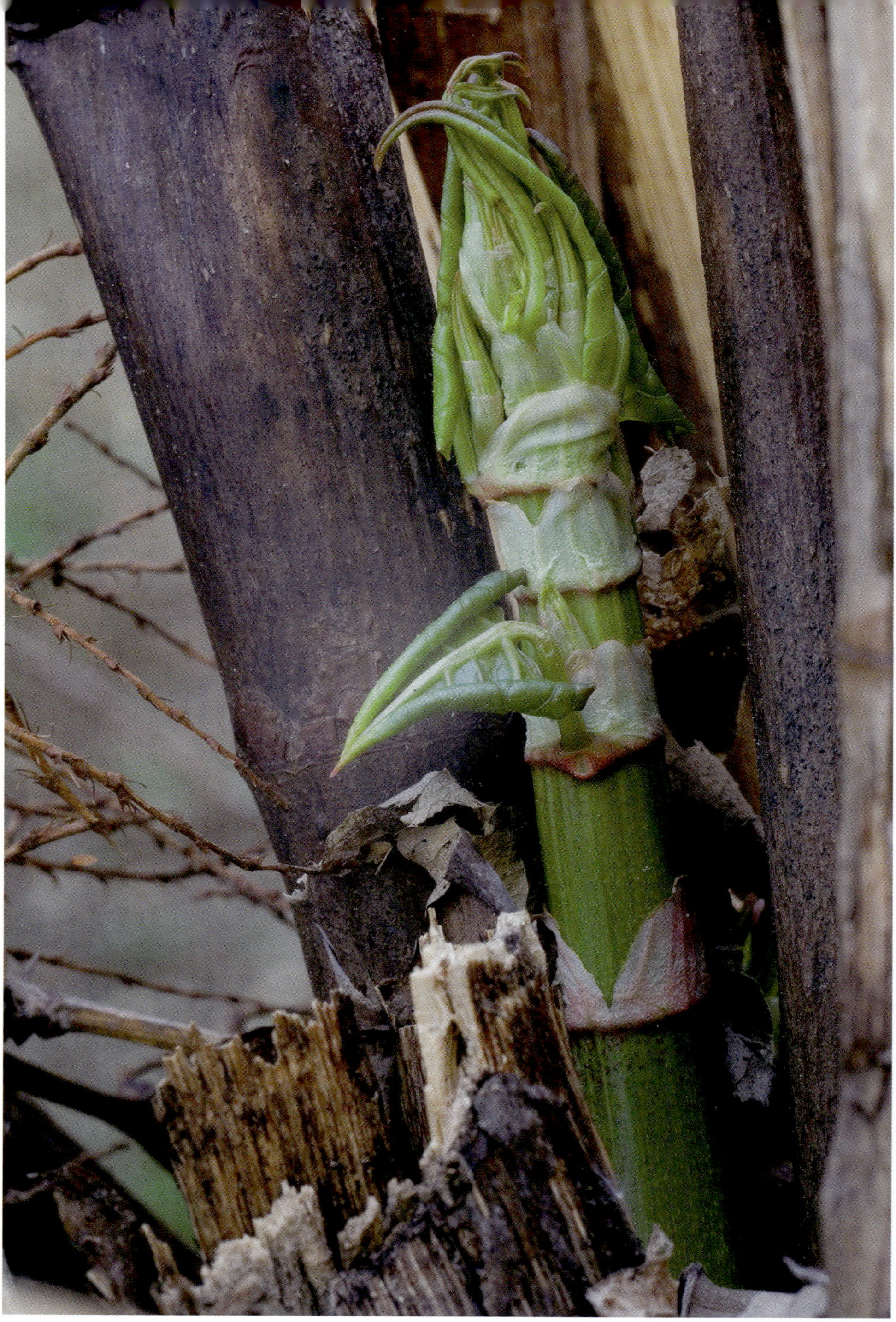

Restes de tige déséchée de *Falliopa japonica* des années précédentes, et, entre, la pousse de l'année.

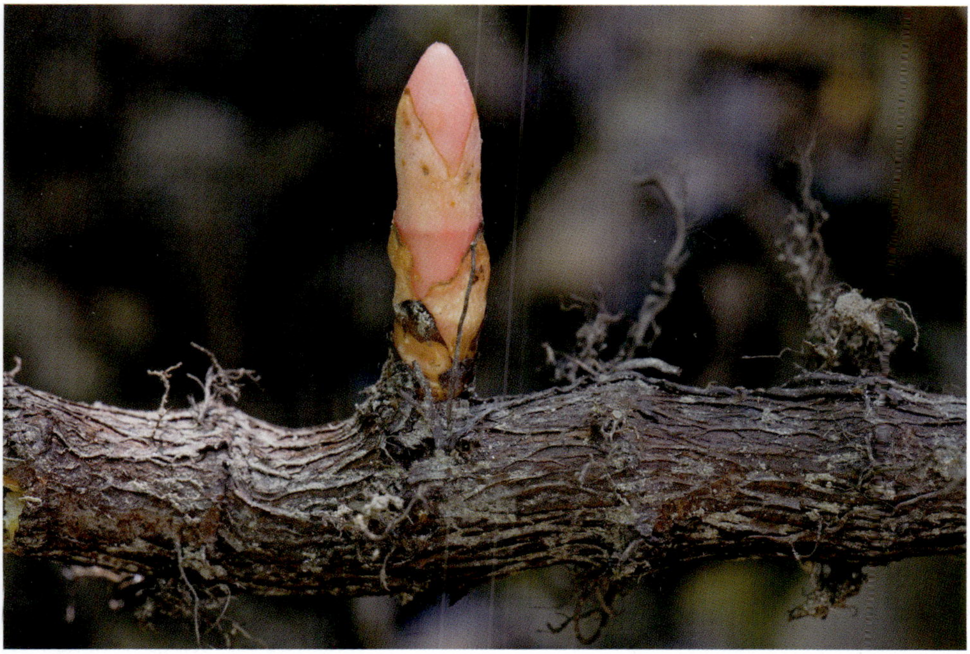

▲ Morceau de racine avec une pousse encore souterraine de *Falliopa japonica*.

▶ Jeune tige tendre de *Falliopa japonica*, à ce stade très bonne pour la consommation crue.

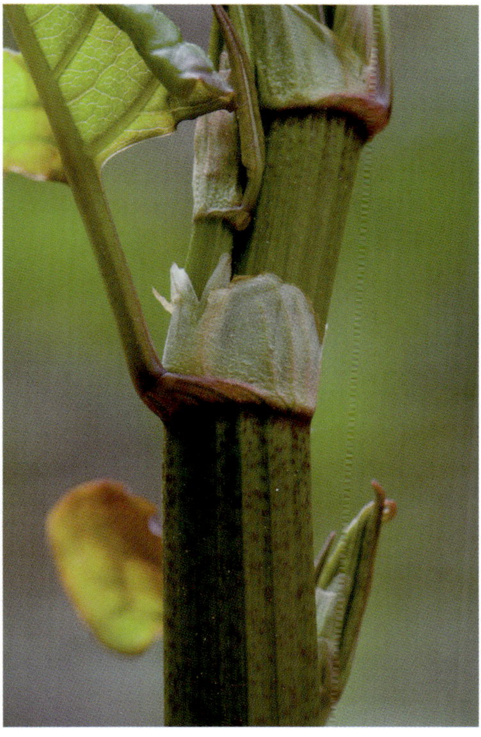

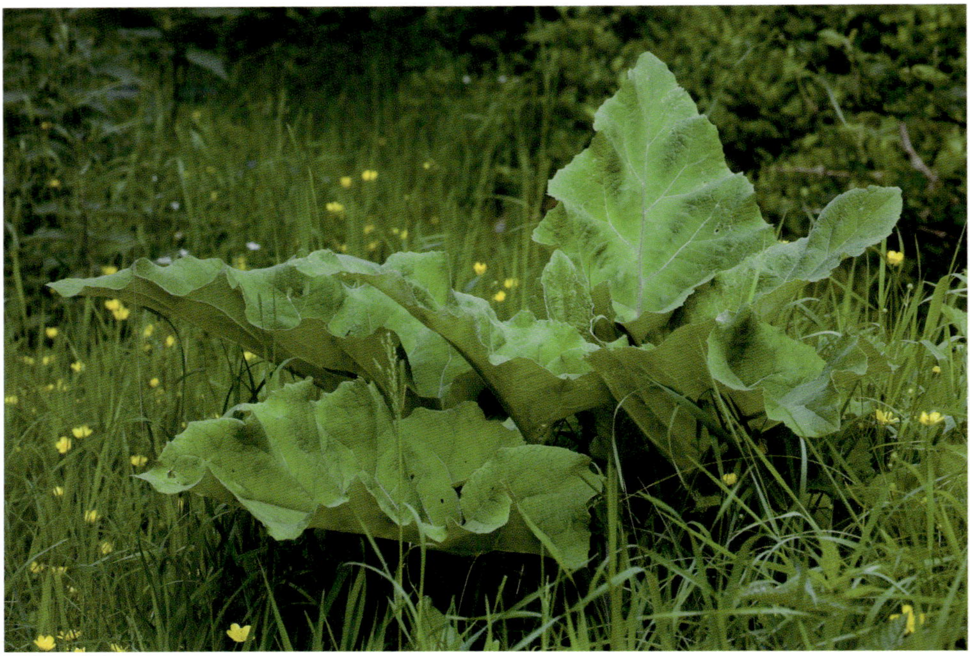

Rosette de feuilles de bardane. À ce stade, les racines se prêtent à la fabrication du remède dépuratif sanguin.

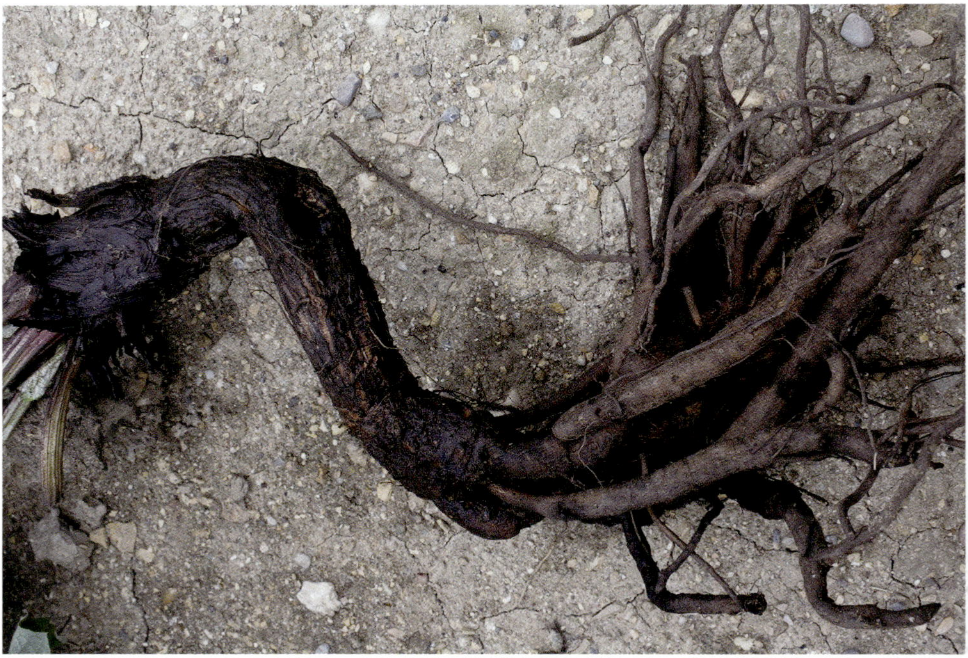

Racine de bardane.

« L'âme se charge d'une force de guérison incommensurable. A-t-elle donc soif de vérité universelle, soif de Dieu ! »

La phytothérapie chinoise moderne utilise la racine de cardère (*Xu Duan*) en combinaison avec des plantes complémentaires lors de *shenxu* (état de manque d'« essence » de reins) et lors de faiblesses du sang du foie, comme nous l'avons déjà vu dans le chapitre précédent. En médecine chinoise, on attribue à la cardère les propriétés suivantes (www.alternativehealing.org/xu-duan.htm) :

- Empêche et inverse le processus de l'ostéoporose ;
- Favorise la guérison des os blessés ;
- Empêche les avortements prématurés (calme les contractions utérines et le fœtus) ;
- Améliore l'immunité ;
- Bloque le développement des bactéries *Diplococcus pneumoniae* (*Streptococcus pneumoniae*) ;
- Diminue la carence en vitamine E ;
- Tue les *Trichomonas urogenitalis* – flagellés qui envahissent les organes génitaux ;
- Renforce l'utérus.

La cardère soutient le Yang – l'aspect masculin, témoignant, clair, chaud, remplissant de l'énergie *Chi* universelle. Du fait qu'elle renforce le Yang, la plante est à utiliser avec précaution dans les états de carence en Yin (*yinxu*) et insuffisance de feu.

Possibilités de préparation pour la cure borréliose

Tisane : 1 cuillère à thé par tasse de racine fraîche ou séchée, coupée en petits morceaux ou en poudre, à faire en décoction de courte durée, à boire à jeun : 3 tasses par jour.

Teinture : la racine fraîchement cueillie, avec le cœur des feuilles, est nettoyée – mais non pelée, parce que les écorces des racines contiennent la plupart des principes actifs –, puis hachée soigneusement et tassée dans un bocal en verre et couverte d'eau-de-vie ou de vodka. Après avoir laissé macérer le tout durant trois semaines dans un endroit chaud, l'extrait est prêt. Pour celui qui ne veut pas attendre aussi longtemps, il peut accélérer la préparation en broyant la racine fraîche dans un mixer, puis en couvrant d'alcool : sous cette forme on peut déjà prendre la teinture dès le lendemain.

Poudre : pour les petits enfants qui souffrent de borréliose, le mode d'absorption sous forme de tisane amère ou sous forme de teinture alcoolique ne sont pas les formes adaptées. Un ami a traité avec succès sa petite fille de trois ans, chez laquelle les borrélies qui aiment la fraîcheur s'étaient retirées dans les lobes d'oreille, avec une poudre obtenue à partir de racine sèche, qu'il a mélangée à du miel – un *lymphadenosis cutis benigna*[1].

Eau issue du « bassin de Vénus » : une femme médecin de Vienne m'a raconté qu'elle avait un enfant dans sa patientèle – un enfant sensible « indigo », comme elle le décrit –, qui souffrait de borréliose et qui ne réagissait ni aux méthodes conventionnelles ni aux méthodes alternatives. Du fait qu'elle avait de l'expérience avec les Fleurs de Bach, il lui vint l'idée de traiter l'enfant avec cette « eau du bassin de Vénus ». Le résultat a été totalement positif et est décrit par ce médecin comme un miracle.

Le mieux, c'est que le patient se prépare lui-même la tisane ou la poudre de racine ou qu'il ait une source d'approvisionnement sûre. Certains patients atteints de borréliose m'ont écrit que la tisane leur réussissait mieux que la teinture.

Selon certaines informations, les teintures vendues dans certaines pharmacies sont trop faibles, elles contiennent trop peu de racines et trop d'alcool. Il y a diverses sources d'approvisionnement, mais la qualité varie fortement.

- La *Karden-Wurzel* (37° alcooliques) de Heinz Machura (Physiologika Naturprodukte), qui est assimilée comme un complément alimentaire, est d'une bonne qualité fiable. Autres teintures de bonne qualité :
- *Kräuterelixir Karde* (35° alcooliques) du naturopathe Dieter Berweiler, Calendula Allgäuer Kräutergarten de Stuttgart-Mülhausen ;

1. Lymphadénome cutané bénin.

- *Kardenwurzelwürze* de Sanatur à Singen ;
- *Kräuter Tröpfle Elfenbad* (50° alcooliques), un extrait de racines et de feuilles préparé en Allemagne, dans une distillerie de haute altitude. (Michels Kräuteralp, à Oberstaufen).

Il existe sûrement encore d'autres fabricants de bons compléments alimentaires, teintures ou poudres de racines, mais je ne les connais pas personnellement. Des plantes fraîches ou des semences peuvent être obtenues chez des jardiniers de plantes sauvages, comme Allgäuer Krâutergarten Artemisia (www.artemisia.de, info@artemisia.de) ou chez Hof-Berggarten en Forêt-Noire (www.hof-bergarten.de, info@hof-berggarten.de).

En France, vous pouvez interroger l'herboristerie Flor'Alsace, 20 rue des Serruriers, 67000 STRASBOURG.

Tél. : 03 88 69 11 33 ou 03 88 32 87 38

Dosages

La plupart des peuples ne connaissent pas de dosage standard des remèdes à base de plantes. Cela a aussi ses bonnes raisons. Il n'y a pas d'individus standard, pas d'infections standard. Le dosage devrait être adapté naturellement à la constitution corporelle et spirituelle, la taille physique, le poids, l'âge, la sensibilité et critères similaires. (Le dosage de la racine d'acore est typique chez les Indiens Ojibwa. La taille du morceau de racine est mesurée à la première phalange du petit doigt).

« Le dosage exact n'est certainement pas tellement important », écrit H. Mettler de Zurich, qui a un rapport particulier avec la cardère et en prépare une teinture homéopathique dont l'absorption selon son expérience rend « plus énergétique et moins autoagressif ».

En médecine chinoise traditionnelle, on applique le dosage suivant de racine (*Dipsaci radix*) pour le renforcement du cercle fonctionnel du rein et du foie : poudre de racine 10 à 20 g ; en extrait concentré 0.5 à 2 g (Joe Hing Kwok Chu, 2007 ; www.alternativehealing.org/xu-duan.htm) ; 6 à 18 g (Suanda/Tian) ; 10 à 15 g (Reid) ; 6 à 12 g (Tierra).

Matthew Wood voit surtout la teinture, sur la base de son évaluation orientée vers l'homéopathie, comme une information de l'organisme. Son dosage est d'autant plus faible : trois fois par jour 3 gouttes. Cette dose minimale est certainement juste pour des constitutions douces, sensibles. Pour les durs *cow-boys* et *cow-girls*, bûcherons et autres pachydermes durs à cuire, qui sont plutôt orientés sur le whisky et le steak que sur le muesli, cela ne suffit certainement pas. Ils ont besoin d'une dose plus forte. À mon avis, un dosage plus important d'une cuillérée à soupe trois fois par jour avant les repas, donc à jeun, est plus efficace. Selon R. Müller, les adultes supportent même 3 cuillerées à soupe de la teinture par jour, durant trois mois ; par la suite le dosage peut être abaissé, peu importe. (Müller).

Le dosage spécifique pour un individu pourrait éventuellement être testé kinésiologiquement. Par là, on demande en quelque sorte au corps lui-même ou au subconscient, quel est le meilleur remède et quel est le meilleur dosage, par le fait que le kinésiologue teste un muscle « indicateur », le plus souvent le biceps ou un muscle de la cuisse, et mesure la résistance pendant que le patient tient en main le remède. C'est une méthode non conventionnelle, mais il y a des thérapeutes qui en sont convaincus.

Temps des prises

La prise en trois fois par jour – matin, midi et soir – est sensée. Ceci est en accord avec les rythmes cosmiques et chronobiologiques tout comme avec le champ culturel morphogénétique, qui tirent leur origine de l'époque avancée celto-germanique (Storl).

Cueillette et moment de récolte

La racine de la plante bisannuelle est récoltée la première année, tard à l'automne, en hiver ou au printemps suivant, avant que la hampe florale ne pousse. Si celle-ci a poussé et grandi, le potentiel énergétique monte et se révèle dans les fleurs et la formation de semences. Certainement les semences ont aussi un pouvoir de guérison, mais tout ceci n'a pas encore été étudié. Le traitement par les plantes est, il est vrai, très ancien, mais cependant il est toujours encore dans son enfance.

Après la floraison et quand la plante fane, les racines meurent et deviennent comme du bois. Elles n'ont alors plus aucune vertu médicinale ! Régulièrement, j'entends de la part de gens qui ont préparé leur teinture à partir de telles racines proclamer à gorge déployée que la cardère n'aide absolument pas. Pour les jardiniers : cette plante impressionnante de la famille des scabieuses se laisse facilement cultiver au jardin. La cardère pousse sur un sol perméable, moyennement fertile, au soleil ou dans un faible ombrage. Elle résiste au gel et se répand rapidement – c'est-à-dire tant que des taupes affamées ne les découvrent pas.

La semence arrive directement dans le carré en juin. Du fait qu'il s'agisse d'une germination à la lumière, les semences ne doivent pas être couvertes, mais seulement pressées contre les mottes de terre humides. Plus tard, il faut éclaircir les petites pousses trop serrées. Celui qui veut le faire très exactement tiendra compte autant pour les semis que pour la récolte d'un « jour de racines », c'est-à-dire un jour où la lune se trouve dans un signe de terre – Taureau, Vierge, Bélier.

Bénédiction des ancêtres

Que je sois tombé sur la cardère a certainement quelque chose à voir avec mes ancêtres. Les peuples européens les plus développés croyaient généralement que les membres de la famille qui sont partis dans l'au-delà s'occupent toujours de leurs survivants, et leurs font parvenir des inspirations et pressentiments. Dans leurs enfants et petits-enfants, ils réalisent leurs rêves et leurs espoirs. Comme dans d'autres peuples autochtones, on savait aussi qu'il existe, à côté des parents humains, des parents et des liens sous la forme d'animaux et de plantes ; ils sont décrits comme des totems par les ethnologues. Ces totems accompagnent la tribu par-delà les générations, ils sont une partie du karma de la famille. Les animaux et les plantes totems sont vénérés, protégés, reproduits, ils comptent comme des saints, des tabous ; selon eux, on donne le nom aux enfants et ils décorent les armoiries et les drapeaux.

Quand j'ai découvert la cardère comme remède, j'ai reconnu qu'elle avait été un genre de plante totem pour mes aïeuls du côté de ma mère. Aussi loin que l'on peut se rappeler, ces aïeuls étaient des tisserands et fabricants de tissus. Ils vivaient dans le Crimmitschau dans le royaume de Saxe ou plutôt dans le village Manichswalde de Thuringe à proximité. Pour la foire de Leipzig, les balles de tissus, le fruit de leur travail pénible, étaient chargées sur des charrettes et traînées près de 50 km en aval de la Pleisse, vers la ville de foire. Certainement il y a encore en moi un tisserand ; comment pourrais-je autrement supporter de rester assis toute la journée devant la machine à écrire ou l'ordinateur ? Le fil que je tisse n'est plus tissé en laine ou fibre végétale, mais consiste en des fils de pensées invisibles. Même s'ils ne sont pas visibles dans le sens physique, ces fils doivent cependant être cardés et tissés. Entre textiles et texte (du latin *texere* = tisser, tresser, rassembler avec art) il y a un rapport. Les uns habillent le corps, les autres l'esprit. Les tissus que je tisse sont pensés pour le manteau spirituel de l'âme, manteau qui devait garder chaud dans une ère froide. Au début du XIXe siècle, alors que Napoléon dominait l'Europe, les fabricants de tissus connurent une expansion. La barrière continentale empêcha l'importation de textiles anglais bon marché. L'énergie hydraulique pour les machines était fournie par la Pleisse qui descendait des monts métallifères ; l'utilisation d'anthracite provenant de la région de Zwickau était encouragée. La corporation s'épanouit : des artisans du tissu, on passa aux usines textiles, de petits ateliers aux usines géantes, de petites maisons dont on se contentait aux villas entourées de parcs. En 1843, mon arrière-grand-père Carl Moritz Schmidt fonda une usine textile, spécialisée dans les tissus pour manteaux qui furent exportés dans le monde entier. Cependant, tout ce qui naît finit par disparaître à nouveau. La grève des ouvriers du textile de Crimmit (1903-1904), qui concernait presque 8 000 ouvriers et qui a duré presque vingt et une semaines, fut le premier « gel » sur la fleur de l'aisance. Alors survinrent guerre, crise économique, armée d'occupation russe et enfin mauvaise gestion centralisée de l'Allemagne de l'Est.

Jusqu'à la faillite fictive manigancée par l'État et la « froide » expropriation, mon arrière-grand-père était le dirigeant de l'entreprise. L'arrière-grand-mère était déjà décédée quand au milieu des années quatre-vingt je lui ai rendu visite. Il avait perdu tous les biens matériels, mais il ne se fixait pas aux choses matérielles. « Tout est imaginaire », disait-il calmement, tout à fait dans le sens de Schopenhauer ; « Que l'on soit riche ou pauvre, respecté ou ignoré, on ne doit rien s'imaginer sur ces bases. » Bien qu'il ait pu garder trois chambres en location dans la villa expropriée, il habitait dans la loge parce qu'elle était suffisamment petite pour être chauffée par un radiateur électrique. Il vivait là comme un ermite dans sa caverne, fumait sa pipe et s'adonnait à de profondes méditations. Une rente minimale et la nourriture d'une cuisine industrielle le maintenaient en vie.

Nous avons parlé beaucoup de transformations textiles, et nous avons calculé que durant plus de cent ans, il a été tissé tellement de tissus que cette matière aurait permis l'aller-retour sur la lune. Un jour, alors qu'il présenta une boîte et ouvrit doucement le couvercle, j'eus l'impression que cela devait être quelque chose de particulier, peut-être les derniers bijoux de famille ou quelque chose de ce genre. Mais ce furent des « têtes » florales de cardère séchées et piquantes.

« Pour les tisserands, c'est une plante tout à fait particulière », dit-il en levant le doigt, l'index bruni par le bourrage de pipe. Ensuite, raconta-t-il comment, dans le temps, les demi-têtes » florales étaient fixées sur des planches pour carder. Contrairement aux peignes en acier ou matières synthétiques, les feuilles supports de fleurs élastiques et cependant résistantes ne déchirent pas les fibres. Leur élasticité est inégalée. Jusqu'à récemment ces « brosses » ont été utilisées sur les cylindres rotatifs des machines d'apprêt à l'usine. Elles servaient à traiter les surfaces de tissus pour manteaux, flanelles, tissus militaires, lodens et feutrines, les lisser et les rendre plus chauds. Ce qu'il racontait était intéressant parce qu'auparavant je n'ai considéré la cardère qu'au mieux en tant que plante sèche dans des bouquets.

Le vieux fabricant de tissus raconta aussi l'histoire tragique d'une famille, dont on n'aurait jamais parlé, mais sur laquelle il avait beaucoup réfléchi. De sombres secrets de famille existent dans toutes les familles, elles appartiennent au karma familial. Sa mère, rapporta-t-il, était très maladive, déjà dans leurs jeunes années de mariage elle était atteinte de rhumatismes sérieux. Elle pouvait à peine marcher, passait beaucoup de temps en cure à la Baltique et faisait calmer ses douleurs par un magnétiseur, comme c'était la mode à l'époque. Cet état n'était certainement pas très bon pour une vie de couple joyeuse.

« Qui sait, présuma-t-il, peut-être mon père a-t-il été atteint un jour par une flèche d'Éros (d'amour) lors d'une sortie entre hommes, lors d'une joyeuse sortie arrosée au vert, le jour de l'Ascension ? Ce jour, il était de coutume autrefois que les hommes circulent dans les villages et les campagnes alentour dans une charrette multiplace décorée avec des branches de bouleau, une charrette ouverte, tirée par des chevaux. Dans chaque bistrot on vidait un petit verre et on fréquentait les prostituées. Peut-être est-ce là qu'il a été contaminé par la syphilis ? Il n'en fut jamais question, mais ma sœur eut toujours des abcès à la tête et est décédée à l'âge de onze ans d'une appendicite purulente. Peut-être était-elle infectée de naissance ? Quand elle est décédée, un tableau est tombé du mur avec fracas dans notre chambre d'enfants. Le père allait chaque année en cure à Bad Tölz pour purification du sang. Cela me revient à l'esprit. »

Que de soucis, souffrances et espoirs silencieux durant des années, cela a dû l'être au cas où cette présomption s'avérerait vraiment exacte. On a honte de cela et cependant Albert Reibmayr, dans le livre *Die Immunisierung der Familien bei erblichen Krankheiten* (1899) (L'immunisation des familles lors de maladies héréditaires) dit : « Il n'y a certainement pas en Europe un individu de ces 4 000 ancêtres qu'il a eus durant les quatre siècles derniers, dont beaucoup n'aient eu à combattre avec cette maladie, tellement ce sentiment le hérissait contre cette réalité désagréable, mais qui ne faisait aucun doute » (Bäumler).

Les souffrances de nos aïeux ne partent pas avec eux. Elles sont un champ de forces qui se métamorphose chez les descendants en divers devoirs et des dons y afférents, dons qui permettent de résoudre le karma. Et de ce fait certainement, les ancêtres aussi sont déliés de ce qui les liait dans la vie. Qui sait, peut-être que la cardère liée depuis des millénaires avec les fabricants de textiles, est aussi venue vers moi par un tel vieux lien, lien pour ainsi dire karmique familial.

« Le but est de montrer au malade une possibilité de prendre en main sa maladie lui-même, de lui transmettre une coresponsabilité et de l'encourager sur son chemin vers la liberté intérieure et extérieure. »

Jürg Reinhard,
Heilpflanzen und Goldtüchlein.

MESURES D'ACCOMPAGNEMENT THÉRAPEUTIQUE POUR SOUTENIR LA CURE DE CARDÈRE

Notre pensée aime à se faire simple : de préférence elle divise le monde en bien et mal, noir et blanc et ignore les nuances de couleur entre les deux. La pensée médicale aussi simplifie la réalité : chez la plante médicinale, on cherche le principe actif principal et on oublie facilement que la plupart du temps c'est tout un orchestre d'éléments agissant ensemble qui joue la mélodie de la guérison. On recherche aussi et toujours une seule cause de la maladie respectivement liée à un agent pathogène, que l'on aspire alors à anéantir avec un seul remède, par exemple l'antibiotique.

Entre-temps, chacun devrait savoir : une maladie n'a jamais seulement une seule cause, c'est-à-dire l'infection par un agent pathogène. Il y a toujours de nombreux troubles qui sont le point de départ de l'affection qui atteint l'individu. La science médicale a rangé la maladie dans le domaine de compétence de la biologie. Cela aussi est simplifié de façon réductionniste. Du fait qu'elle se limite aux fonctions biologiques, elle ferme les yeux sur la réalité que les maladies apparaissent dans le champ de tension d'aspects sociaux, économiques et dépendants de l'environnement. Les conditions de travail, le genre et la qualité de nourriture qui sont à disposition, les substances toxiques dans l'eau, dans l'air et la nourriture, l'hygiène, le style de vie – désordre, manque de sommeil et d'activité –, stress permanent, problèmes émotionnels, conflits internes, messages dans les médias qui intoxiquent l'esprit, peurs, colères, envies et bien d'autres préparent le terrain sur lequel la maladie peut se développer. C'est pourquoi il est juste, à tous les niveaux, physique, spirituel, social, d'entreprendre l'essai de rétablir l'ordre et l'équilibre.

Et ainsi, tout comme il n'y a pas une seule cause de maladie, il n'y a pas non plus un seul remède miracle qui puisse éliminer d'un coup de baguette magique la maladie. Ceci est également vrai pour la cardère comme remède contre la borréliose. La cure avec la teinture ou avec la tisane devrait de ce fait être soutenue par d'autres remèdes naturels et d'autres mesures thérapeutiques. Monika Falkenrath insiste sur le fait qu'il est sensé et souhaitable de combiner autant de méthodes thérapeutiques que possible. On devrait attaquer sur tous les fronts, physique, âme et esprit. Il en ressort, comme elle la nomme, une sorte d'effet synergique (Falkenrath). (Synergie = le fait d'agir ensemble.)

Maintenant, nous allons examiner ci-dessous certaines mesures avec lesquelles on peut soutenir la cure de cardère. Avant toutes, et de grande importance, la thérapie par la chaleur.

Thérapie par la chaleur

Chez beaucoup de personnes souffrant de borréliose, la seule prise de teinture ou tisane de cardère a déjà apporté de bons succès. Il est cependant plus évident et plus favorable si on accompagne la cure de teinture de cardère par une thérapie par la chaleur en même temps. C'est selon le même principe que les Indiens Karibik ont soigné avec succès la syphilis et les maladies similaires à spirochètes, comme la pinta ou la framboisie.

À un moment ou à un autre, un demi-millénaire avant que nous comptions le temps, le philosophe grec Parménide composa le théorème suivant : « Donne-moi la puissance de provoquer de la fièvre et je guérirai toute maladie. » Ceci, les grand-mères, qui autrefois s'occupaient de la santé de la maisonnée et de la ferme, le savaient depuis toujours. Elles connaissaient les plantes sudorifiques, avant toutes les fleurs de sureau et les fleurs de tilleul, avec lesquelles elles chassaient les maladies du ventre et des articulations. Souvent, on plaçait les malades, surtout en cas de rhumatismes, fièvre, hydropisie ou éruptions, dans le four à pain pas encore complètement refroidi. Même les enfants pâles, maladifs, étaient couchés dans les cendres chaudes ou dans le sable des fours à pain, pour les « recuire ». La cure agissait comme un bain de sueur, comme les tentes à vapeur des Indiens. Les esprits de la maladie, comme on le croyait, ne peuvent pas supporter la chaleur. Du fait que la coutume est également ancienne chez nous, des ordres ecclésiastiques anciens du Moyen Âge témoignent qu'elles cherchèrent à interdire cette coutume comme une superstition mauvaise (Bächtold-Stäubli Bd .I). Pour les païens germains, le four était le symbole du chaud ventre maternel, en tant qu'accès au domaine de la terre mère, de la femme enfer, et des esprits des ancêtres. Le malade devait – dans une régression vers l'origine – retourner dans le ventre de sa mère pour ainsi dire renaître à nouveau et en bonne santé.

La même symbolique est aussi liée à la tente pour sudation des Indiens ; la tente est l'« utérus » de la terre mère. Les malades comme les individus sains sont assis, tels des fœtus, nus dans leur ventre et évacuent par la transpiration tout le mal qui est en eux. À un moment ou à un autre, ils en ressortent vers le monde, purifiés, avec une nouvelle énergie vitale et gratifiés de nouvelles visions. *Oinikagapi*, « lieu où l'on renouvelle la vie », c'est ainsi que les Lakotas commentent leur tente à sudation. Le chaud ventre de la terre mère est un lieu sacré ; il se trouve de l'autre côté du temps et de l'espace, dans l'éternité. Là disparaît la notion de temps. Là c'est un endroit de prière. De puissants dieux et esprits qui disposent de forces de guérison entrent et sortent. Ce n'est pas seulement la chaleur presque insupportable qui apporte la guérison, mais aussi les plantes jetées sur les pierres brûlantes : armoise (*Artemisia tridentata*, *A. ludoviciana*, prairie sage), l'herbe à Marie (*Hiero-chloe odorata*, *sweet grass*), genièvre (*Juniperus ludoviciana*), cedar ou racines des ours (*Ligusticum spp* , *osha*). Ces plantes aident à ouvrir l'âme, à élargir la conscience et accueillir des visions chargées de vie.

Les tentes à sudation ou les bains de vapeur sont un héritage de la culture des chasseurs et cueilleurs de l'ère de pierre dans l'hémisphère Nord. Les Indiens nord-américains en ont gardé simplement une des formes les plus primitives. Le bain de vapeur russe, les saunas scandinaves et le bain chaud japonais sont tous dérivés de la tente à sudation du paléolithique. Pour les Aztèques, le bain de vapeur, *temazcal*, était l'une des installations thérapeutiques les plus importantes. Elle était dédiée à Tonantzin[1], la mère des dieux et des hommes, la maîtresse des plantes médicinales et des guérisseurs. Elle servait aussi à toutes les évacuations corporelles. Les structures en forme de cavernes chauffées de l'extérieur, dans lesquelles on

1. «Tonantzin», déesse aztèque des bains de sudation (de vapeur) et des évacuations corporelles.

rampait en entrant pour transpirer, étaient considérées comme son sein à l'intérieur duquel des maladies comme l'arthrite, la goutte, les éruptions cutanées, les maladies vénériennes et autres affections douloureuses étaient guéries.

Comment fonctionne la thérapie par la chaleur artificielle ? Par là on imite la fièvre naturelle, une importante réaction de défense de l'organisme contre les infections. Quelques aspects parmi les plus importants :

- Le réchauffement induit la production de sueur. Les pores sont ouverts et des poisons du métabolisme sont expulsés ;
- La chaleur stimule la circulation sanguine. Muscles et tissus sont mieux irrigués et alimentés en oxygène, les toxines sont mieux évacuées ;
- La chaleur agit comme modulatrice immunitaire. Bactéries, champignons et virus, particulièrement grippe et virus HIV, ne peuvent pas supporter la chaleur.

De nouvelles études aux États-Unis prouvent que des cellules tumorales peuvent mourir à une température de plus de 107 degrés Fahrenheit (42 degrés Celsius). Pour les cancéreux, on a évalué entre 25 à 35 % l'amélioration des chances de guérison (Moss).

Attention ! L'hyperthermie artificielle est hautement problématique pour les individus présentant des faiblesses cardiaques et circulatoires (thromboses, artériosclérose, hypertension ; mais aussi tuberculose, épilepsie, diabète) et sont de ce fait à déconseiller ou éventuellement à réduire à des délais raccourcis de moitié.

Julius Wagner von Jauregg (1857-1940), professeur en psychiatrie et maladies nerveuses à Vienne, a pris à cœur le dicton de Parménide cité plus haut. En 1883, il remarqua l'effet guérisseur de crises de fièvres chez des patients qui souffraient de paralysie. Dès lors, il expérimenta chez ses patients la fièvre produite artificiellement. En les vaccinant avec l'agent de la fièvre intermittente (malaria), il essaya pour ainsi dire de chasser le diable avec Belzébuth. Chez les syphilitiques, il eut un succès retentissant. La vaccination unique malaria a été particulièrement effective pour la paralysie progressive qui apparaissait à la suite de la neurosyphilis. Un tiers des patients a été totalement guéri, chez un autre tiers il y a eu des rémissions de longue durée, pour le dernier tiers cependant il n'y eut pas de succès. Pour ensuite guérir complètement la malaria, il s'en retourna vers le traitement classique avec les extraits de quinquina (chloroquine), (Bäumler). Pour sa découverte, le professeur « de la fièvre » reçut en 1927 le prix Nobel.

Dans les années trente, les chercheurs découvrirent pourquoi la fièvre intermittente est efficace thérapeutiquement en cas de syphilis. Les spirochètes meurent lors des poussées de fièvre répétitives et avec haute température (42 °C). Du fait qu'en cas de borréliose il s'agisse aussi d'une maladie due à des spirochètes, c'est une mesure raisonnable, oui, même incontournable, de procéder ici aussi avec la fièvre artificielle, c'est-à-dire avec thérapie hyperthermique ou hyperthermie. Pour cela, la température corporelle devrait être augmentée temporairement et graduellement à 42 °C (vérifier avec le thermomètre de bain).

Pour un échauffement corporel total, les procédés ci-dessous sont adaptés

Tente à sudation

La tente à sudation des Indiens est apparentée historiquement et culturellement aux bains de vapeur des anciens germains, slaves et sibériens. Ici comme là, des pierres très chaudes sont arrosées d'eau et en alternance et, selon le genre de la maladie, on vaporise dessus des plantes. Chez les Indiens des Rocky Mountains, on disperse sur les pierres de l'armoise des steppes, de la menthe monarde, du genièvre ou de l'échinacée ; chez les Potawatomis, on verse sur les pierres chaudes de l'eau dans laquelle ont macéré des branches d'*Hamamelis virginiana*, pour atténuer les douleurs musculaires (Vogel) ; et les Menominées dispersaient du *Tsuga canadensis* sur les pierres, pour traiter la grippe, pour augmenter la production de sueur, les participants boivent en plus des tisanes : chez les Indiens de la côte est, une décoction de racines de sassafras dépurative, chez les Iroquois la tisane de fleurs de sureau, chez les indiens des prairies une infusion

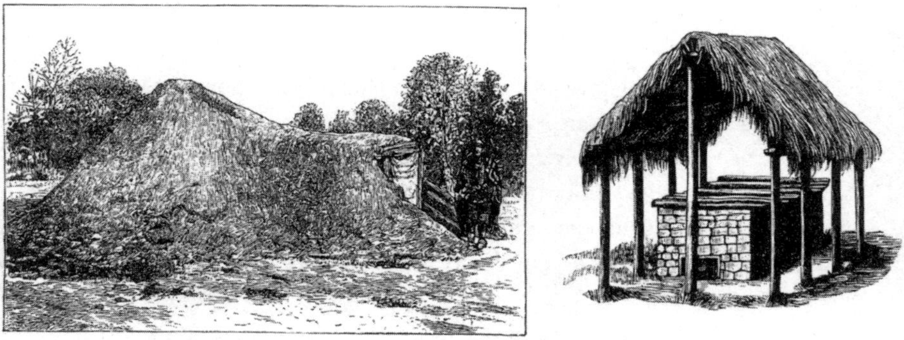

Huttes de sudation des Indiens Navaho et Karibi

de *Monarda fistulosa*. Dans le Nouveau comme dans l'Ancien Monde, on frottait le corps avec des plantes médicinales ou frappait le corps avec des branches (de bouleau), pour chasser des esprits impurs et pour stimuler la circulation. Après l'hyperthermie, on choque le corps avec de l'eau froide ou de la neige ; cela ferme les pores et donne un choc immunitaire accessoire stimulant la guérison.

Sauna

Le bain d'air chaud et sec atteint une température de 60 à 90 °C ; la chaleur sèche n'est cependant pas aussi efficace que la chaleur humide. Entre-temps, on prend des bains ou des ablutions froides et le corps est battu avec des branches de bouleau.

Bains de Schlenz

Le bain complet introduit par la sage-femme Maria Schlenz, avec une durée d'environ une heure, commence à une température de 35 °C qui est progressivement augmentée à 40 à 45 °C. Seule la tête reste hors de l'eau. Le patient ou la patiente doit beaucoup boire avant et pendant le bain pour ne pas en arriver à un accès de faiblesse. Pour stimuler la circulation, on frotte la peau avec une brosse. Par précaution, le bain devrait être pris sous contrôle médical. Maria Schlenz a traité ainsi des maladies graves comme rhumatismes, cancers et typhus, tout comme la fièvre récurrente en cas de borréliose. Important : pas d'interruption par du froid lors de bains de Schlenz.

Sources chaudes

Depuis toujours, les sources chaudes et les bains thermaux étaient considérés comme guérisseurs. Déjà longtemps avant les Romains, les sources chaudes près d'Aachen, Orléans, Vichy, Ourense, Bath (Angleterre), Baden (Suisse) et autres, avaient la réputation de pouvoir guérir les maladies les plus graves.

Chez les Celtes, les thermes étaient considérés comme cuvette (utérus) de la grande déesse. Le soleil – le dieu soleil et dieu guérisseur Belenos ou le Gallois Grannos – protégeait ces lieux de sources ; c'était le soleil lui-même qui les a attirées vers l'extérieur de la terre durant son cheminement nocturne.[1]. Les éléments primaires Feu et Eau, comme l'entendaient les Celtes, sont ici réunis.

Bains de sable chaud

Les bains de sable sont aussi adaptés pour les patients avec des problèmes cardio-vasculaires. Mais, comme bains du corps entier ils sont difficiles à mettre en œuvre ; de ce fait, on se limite la plupart du temps à des bains de mains et de pieds. Le sable est chauffé à 60 °C et alors on y enfonce les articulations durant 20 à 30 minutes jusqu'à ce que le sable refroidisse ; on remue les doigts ou les orteils (Seidenszchwanz). Des vacances sur les plages tropicales chaudes ont un effet similaire.

Bains de mains et de pieds

Les bains de mains et de pieds sont en principe favorables. Maurice Mességué a réussi des guérisons remarquables avec de tels bains dans des infusions de plantes. Les plantes des pieds et les paumes des mains sont très sensibles et absorbent des stimulations agissant en profondeur et provenant des plantes.

Par les zones réflexes qui sont reliées à différents organes internes par les méridiens énergétiques (éthériques), on atteint ainsi une action sur ces organes. En même temps, les plantes des pieds et les paumes des mains

1. Le dieu du soleil Grannos plonge pendant la nuit dans les eaux profondes sous terre, et les amène à ébullition. Sous cette forme, le dieu du soleil est le « cuisinier ». Grannos a été entre autres vénéré aussi en Aqua Granni, l'actuel Aix-la-Chapelle (Storl).

servent aussi à l'évacuation de sueur et ainsi peuvent être éliminés des toxines et déchets métaboliques.

Fleurs de foin ou bains de plantes

On peut ajouter au bain les plantes suivantes :

- **Fleurs de foin** (*Graminis flos*) : en faire bouillir une poignée, laisser infuser et ensuite introduire dans le bain. Ceci stimule fortement le métabolisme, stimule la circulation sanguine dans les tissus et calme (par exemple, en cas de fibromyalgie). Les fleurs de foin sont les restes après le nourrissage avec le foin ou les restes sur le sol du grenier à foin et sont constituées de fleurs de graminées. En particulier le foin de montagne donne des fleurs du meilleur effet ;
- **Millefeuille** (*Achillea millefolium*) : le millefeuille, en usage interne comme externe, est un tonique pour recouvrer la santé. Il soutient les fonctions hépatobiliaires, est antispasmodique, stimule la circulation veineuse de retour, est légèrement diurétique et sudorifique, évacue les toxines et est anti-inflammatoire ;
- **Prêle** (*Equisetum arvense*) : faire bouillir durant un quart d'heure une poignée de prêle, laisser infuser, puis ajouter au bain. Ceci a un bon effet en cas de problèmes articulaires, arthrose due à Lyme, rhumatismes et faiblesse des tissus conjonctifs. La prêle contient entre autres de la silice assimilable pour l'organisme, qui agit comme renforçateur des tissus conjonctifs et intervient dans l'anabolisme des os et des cartilages. Pour les patients qui ont des problèmes avec des douleurs des terminaisons nerveuses, les bains complets avec une décoction de prêle peuvent soulager les douleurs.
- Durée des bains et fréquence : environ 15 à 30 minutes, de préférence tous les jours ou tous les deux à trois jours durant un mois.

La chaleur sélective (hyperthermie) par des enveloppements de pommes de terre chaudes, boue ou boues marécageuses sur des articulations touchées, est également d'une grande aide en cas d'arthrite de Lyme. Sont encore meilleurs, les paquets de fango (le fango est à base de roches basaltiques érodées ou de boues minérales d'origine volcanique) ou encore des cataplasmes de paraffine. L'eau est déjà insupportable à 50 °C, mais le fango ou la paraffine, du fait que ce sont de mauvais conducteurs de chaleur, sont encore facilement supportables à plus de 80 °C. Après une demi-heure à trois quarts d'heure, on enlève le cataplasme et on fait encore transpirer.

Une compresse brûlante et humide avec un sachet de fleurs de foin ou même une douche d'air chaud avec un sèche-cheveux a également déjà beaucoup aidé.

D'autres mesures complémentaires pour les articulations touchées par une arthrose de Lyme sont représentées par des applications de feuilles de chou frisé écrasées, des enveloppements avec la préparation aqueuse « Retterspitz », des bains de pieds avec des décoctions de prêle et des bains de pieds alcalins qui agissent comme désacidifiants.

Ce à quoi il faut encore faire attention avec les cures de sudation :

- Avant le bain de vapeur, sauna ou une autre thérapie d'hyperthermie, il est conseillé de jeûner ou au moins de vider les intestins et la vessie ;
- La sudation devrait être encouragée avec de la tisane de fleurs de tilleul, de l'achillée millefeuille ou des fleurs de sureau. Afin que la sueur coule abondamment, on doit boire beaucoup ;
- Du fait de la forte et fréquente sudation, beaucoup de sels tissulaires sont éliminés et il est indispensable de surveiller ledit équilibre électrolytique. Du sel naturel – sel de mer, sel de l'Himalaya, sel gemme – comme on peut s'en procurer dans les magasins bio ou de diététique est à préférer au sel de cuisine iodé ordinaire. À ce sel ordinaire de cuisine, on ajoute de l'hydroxyde d'aluminium pour améliorer sa coulabilité ; l'aluminium se stocke volontiers dans les synapses nerveuses au niveau du cerveau et il est soupçonné de provoquer la maladie d'Alzheimer ;
- Le sel peut être absorbé dans des jus de fruits ou du jus de citron. Éventuellement, on peut prendre en plus des sels de Schussler. Il n'est pas à craindre que l'apport de sel puisse augmenter dangereusement l'hypertension et endommager les reins. De nouvelles études

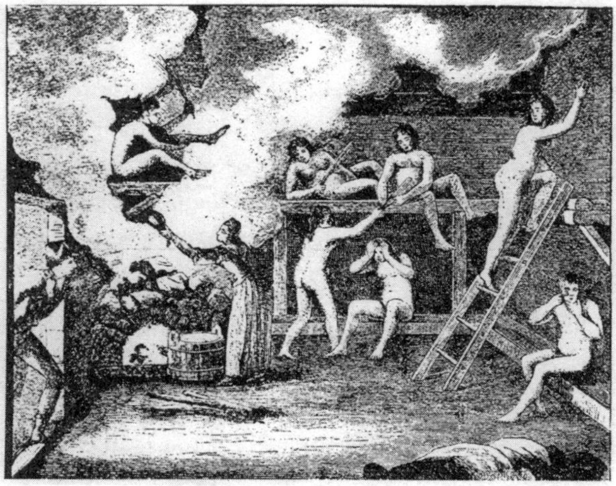

Chambre de bain de vapeur finnoise. Sculpture sur bois tirée de Retzius, Stockholm, 1881.

contestent le lien entre consommation de sel et hypertension (Pollmer/Warmuth) ;

- Le meilleur moment pour ces bains hyperthermiques est le soir. Après, on peut se coucher, se détendre et continuer à transpirer sous une couverture ;
- Après la transpiration suit une stimulation courte, mais intense, par le froid ; par exemple : une douche froide ou un court plongeon dans un bain froid ou dans un fleuve ou un lac ou encore comme le sauna finlandais, se rouler dans la neige. Ceci doit fermer les pores et, selon Kneipp, entraîner les vaisseaux sanguins à se maintenir élastiques. Par la suite, il est recommandé un repos au lit, enveloppé d'une couverture (Alexander/Zoubeck). Mais le choc par le froid n'est recommandé qu'aux natures robustes. Chez quelques patients qui sont très affaiblis, il faut éviter ce choc par le froid.

La bonne alimentation durant la cure

Les bases de l'alimentation ont déjà été évoquées plus haut. Répétons-le encore une fois : par la devise « l'acide rend gai, le sucré rend acide », le Dr Orth nous conseille de maintenir notre sang dans l'état idéal d'un pH de 7,25 à 7,35. Par une mauvaise alimentation (alimentation de notre civilisation, trop de protéines, sucres industriels), la valeur du pH chute et le sang devient acide. Le sang acide excite non seulement les tiques et insectes à piquer, mais encore favorise les agents pathogènes microbiens, parasites, champignons (mycoses) et les bactéries. Presque chaque maladie grave est liée avec une hyperacidification du sang et des tissus, ce qui conduit aisément à des maladies infectieuses et aussi à des maladies chroniques comme la goutte, les rhumatismes, mais aussi cancers, leucémies et sida (Orth). Pour maintenir le sang alcalin, il conseille une alimentation biologique sur la base de produits frais. C'est-à-dire beaucoup de fruits, légumes, légumes en conserves acides, pain au levain et toujours du vinaigre de cidre.

Selon Monika Falkenrath, qui avait entrepris aussi pour la guérison de sa propre borréliose un changement radical de son alimentation, l'argile en fait impérativement partie (Falkenrath). L'argile riche en silice – mais encore plus la décoction de prêle des champs, riche en acide silicique – augmente la capacité de résistance du système immunitaire, renforce la peau, les cheveux, les tissus conjonctifs et les parois des vaisseaux, stabilise les tissus osseux, purifie la peau et les organes des sens, surtout les yeux, aide en cas d'eczéma, pellicules et mycoses. Ces effets sont en harmonie avec la capacité de la silice à transmettre la lumière cosmique et la puissance chauffante aux organismes vivants. Ceci a toujours pu être démontré lors de recherches scientifiques de l'agriculture biodynamique (Storl).

Au sujet des vertus thérapeutiques de l'alimentation, il y aurait encore bien des choses à dire. Ce qui nous intéresse ici est l'alimentation légère que prescrivaient les guérisseuses des tribus Karibi et sud-américaines en cas de syphilis, comme faisant partie de la cure de bois de gaïac et des bains de vapeur pour transpirer. Les patients ne devaient consommer que des aliments blancs : manioc, cœurs de palmier, courge blanche, etc. En dehors des viandes blanches de poissons, la viande (saignante) était tabou. On évitait aussi le sel et les épices (Pfeiffer). Qu'est-ce que ce mode nutritionnel a à voir avec soi-même ? Quel est le contexte culturel ?

En Amérique du Sud, le malade, comme ailleurs, ne prend plus part à la vie de tous les jours. Il est couché, isolé dans une hutte. Fiévreux et somnolent, il se trouve déjà en partie dans l'autre monde, le monde des esprits et des morts. Dans les rêves fiévreux, il voit les êtres d'un autre monde qui traversent son corps et qui y laissent des traces. De ce fait, il est déjà lui-même presque d'un autre monde, un esprit. Peut-être mourra-t-il et ira-t-il définitivement de l'autre côté. Comme le malade qui se trouve en cours d'une crise (du grec *krinein* = séparation, choix, décider) – et qui vit momentanément à l'écart, séparé de la société –, des jeunes durant leur initiation et rites de passage se trouvent dans un état particulier similaire. Ils meurent comme enfants, sont transformés en adultes qui renaissent et retournent dans la société. Entre la mort rituelle et la renaissance, les deux, malades et candidats à l'initiation, vivent comme les esprits, séparés de la société, mais les deux ont de douloureux tests et expériences à surmonter et à apprendre, parfois avec l'aide de plantes modifiant fortement la conscience, qui connaissent les dieux et le monde des esprits. Durant cette période, ils jeûnent totalement ou ne consomment que de faibles quantités de nourriture constituées d'aliments blancs. Comme esprits, ils consomment des repas d'esprits. Ceux-ci sont blancs parce que les esprits sont blancs. Les esprits n'ont pas de sang rouge et n'ont pas de menstruations, parce que le rouge est la couleur de la vie.

Les candidats chamans sud-américains aussi vivent séparés, chastes, et ne consomment que des aliments blancs, jusqu'à ce qu'ils renaissent en tant que guérisseurs et personnages doués de pouvoirs magiques. C'est ainsi qu'ils deviennent des spécialistes qui s'y connaissent dans le monde des esprits et sont doués de la capacité de retrouver l'âme du malade et de les retirer et ramener du monde des esprits. Les Indiens Kogii dans les hautes montagnes de la Sierra Nevada en Colombie sont dirigés par une caste de prêtres qui se nomment *mamas*. Les *mamas* sont déjà choisis avant leur naissance pour leur mission. Déjà, la mère du futur *mamas* n'a le droit de consommer que des aliments blancs comme des haricots blancs, des patates blanches et des chenilles blanches. L'enfant est isolé de la société et élevé dans une caverne, puis, après qu'il soit sevré au bout de quatre ans, il ne mange lui aussi que des aliments blancs. De cette manière le monde des esprits, Aluna, reste toujours proche de l'adolescent qui grandit. Les *mamas*, qui s'habillent de fibres végétales blanches tissées, sont extrêmement clairvoyants, ils communiquent directement avec les dieux et ancêtres et ont une mémoire ininterrompue qui recule jusque des siècles en arrière (Ereira).

Les morts sont pâles. Mais le sperme aussi, qui contient le feu de la vie, est blanc ainsi que le lait maternel avec lequel se rafraîchit le nouveau-né ou celui qui renaît. Ainsi, la couleur blanche est valable aussi pour la transformation et le renouveau. Les Espagnols aisés, qui avaient les moyens et le temps de naviguer vers l'Amérique pour se faire soigner là-bas de la « maladie française » dite syphilis, ont été ainsi soumis au rite de passage. Durant six semaines ou quarante jours, ils transpiraient dans des hamacs à l'intérieur de l'utérus originel, buvaient des décoctions de bois de gaïac et mangeaient, comme chaque candidat à l'initiation, une alimentation frugale. Nicolaus Poll, médecin personnel de l'empereur Charles V, informe en 1517 que trois mille syphilitiques espagnols ont été traités de cette manière (Griggs).

C'est avant tout un exemple culturel sud-américain et des Karibi que de ne laisser manger que des aliments blancs aux candidats à l'initiation. Tout comme le végétarisme, on peut considérer cette coutume comme un genre d'ascèse et comme technique chamanique, grâce à des recommandations culinaires – liées à une abstinence sexuelle, un retour à la solitude et à l'utilisation de drogues médicinales – pour influencer d'une certaine manière la conscience.

Dans certaines parties de l'Europe, en hiver, on déposait devant la fenêtre des dons pour la « chasse sauvage », pour la foule des morts et démons : cela devait être des aliments blancs – de la farine, du lait, des œufs – ainsi que des ethnologues comme Kurt Lussi (Luzern) le rapportent. Pour nos problèmes thérapeutiques, ce n'est cependant pas d'un grand intérêt. Il est simplement important que durant la cure on consomme des aliments alcalins (ou basiques).

La vie raisonnable

En général, pour une vie raisonnable nous en avons déjà dit suffisamment (voir à ce sujet le chapitre sur les remèdes naturels). Ici, les points les plus importants à respecter durant la cure de cardère et hyperthermie de quatre à six semaines :

- Il faut éviter le stress. Il est effectivement prouvé que la tension continuelle acidifie trop le sang, c'est-à-dire que le pH chute ;
- Peut-être qu'à l'exception d'un verre de bière ou de vin, il faut éviter la consommation d'alcool pendant la cure ;

- Tout ce qui consomme de l'énergie vitale – ou qui, dans la pensée chinoise, abaisse le Yin des reins – devrait être évité. Y est incluse également une abstinence sexuelle provisoire ;
- On devrait aussi éviter toutes sortes de drogues durant la cure. Chez beaucoup de peuples, on utilise des drogues pour élargir la conscience ou pour atteindre des rêves et visions. Dans le bon contexte socioculturel, cela peut être une bénédiction. Cependant, l'énergie qui permet de « faire un voyage » n'est rien d'autre que notre propre énergie vitale ; elle est la cire qui permet à la flamme de brûler. Pendant la cure, il s'agit de rassembler les forces et non de les dépenser ;
- Rudolf Steiner dit un jour que le rythme remplace la force. Nous sommes bien conviés par là à vivre en harmonie avec les rythmes naturels cosmiques durant la cure, les rythmes du soleil et de la lune, c'est-à-dire nous mettre de bonne heure au lit, dormir la nuit, et selon le sommeil qu'il nous faut, nous lever assez tôt. Si on ne jeûne pas, on devrait aussi prendre les repas à un rythme régulier, matin, midi, soir. Le corps aussi a ses rythmes chronobiologiques qu'il est important de respecter.

Des facteurs géomantiques peuvent aussi jouer un rôle. Des radiesthésistes et des adeptes du feng shui sont convaincus qu'il existe des champs électromagnétiques perturbés, par exemple par des courants d'eau souterrains ou des lignes électriques qui agissent comme intoxicants. Des thérapeutes parlent de stress géopatique. En partant du diagnostic de ses patients, le Dr Orth se sert du pendule pour analyser les emplacements de sommeil et de travail de ses patients avec pour résultat observé que la plupart doivent déplacer leurs lits ou leurs sièges, dans lesquels ils passent beaucoup de temps (Orth).

Rapport sur la cure de cardère

Si j'apprécie la cardère, il ne s'agit pas pour moi de vendre quelque chose. Je ne suis ni médecin, ni naturothérapeute, ni pharmacien qui prépare les teintures, et à côté de mon jardin potager privé, je ne pratique pas non plus l'horticulture qui cultive des cardères ou autres plantes dans un but commercial. Dans mes contributions sur le thème[1], tout comme dans ce livre, il est avant tout important pour moi de montrer combien cette plante, qui m'était à peine connue, m'a aidé dans la borréliose qui a été diagnostiquée chez moi.

À une époque où tant d'individus souffrent de borréliose ou de peur de borréliose, il me tient à cœur de rapporter mon expérience.

Il y a eu beaucoup d'informations en retour concernant la cure de cardère. En voici quelques extraits ci-dessous :

- Un jardinier qui cultive de la cardère écrit en janvier 2007 : « Je viens de recevoir un *e-mail* de la part d'un pharmacien qui travaille en collaboration avec moi. Il distribue aussi le produit à base de cardère dans sa pharmacie sans la couverture de la corporation. Il rapporte une fois de plus le cas d'une patiente totalement enthousiaste qui a été débarrassée de tous ses symptômes et qui avait des améliorations remarquables du point de vue de ses analyses sanguines. »
- Un spécialiste de pathologie cellulaire qui souffrait lui-même d'une grave borréliose a écrit (décembre 2006) au sujet de « canaux lymphatiques bouchés par des macrophages qui, lors de l'essai pour combattre l'agent pathogène ont été détruits en masse. Particulièrement les canaux qui vont vers le cuir chevelu ont été touchés. Cette intoxication insidieuse par suite de l'encombrement des vaisseaux lymphatiques avait eu pour conséquence une multitude de symptômes néfastes : douleurs dorsales, problèmes intestinaux, infections par des levures, syndrome de fatigue, problèmes dermatologiques, instabilité émotionnelle, problèmes de vue et d'ouïe, tensions, etc. Mais justement dans la littérature, ces problèmes, après un traitement antibiotique sont également attribués à la borréliose, spécialement à la post-borréliose. Du fait que la dissolution des bouchons des canaux lymphatiques vers la tête n'intervient qu'à la suite de la prise de cardère, bien que l'encombrement ait été certainement présent depuis longtemps avant, j'attribue à la cardère un effet stimulant sur la lymphe, éventuellement par une immunomodulation. Il serait intéressant d'entendre s'il y a déjà

1. « Kein Kraut gegen borreliose ? » (Pas de plante contre la borréliose ?) dans : *Natürlich*, Aarau, Suisse, avril 2004. « Natürlische Heilmöglichkeiten des Lyme-Borreliose » (Possibilités naturelles de guérison de la borréliose de Lyme) dans *Naturheilpraxis*, Munich : Édition Pflaum, nov. 2005).

eu une discussion similaire en lien avec celle du mécanisme d'action de la cardère. »

Une femme, D.S., écrit (août 2006) : « J'ai lu très attentivement la partie de votre livre concernant le traitement de la borréliose parce que j'ai été piquée il y a deux ans par une tique, que j'ai seulement remarquée quand j'ai eu une éruption. En juillet 2005, j'ai eu un antibiotique et en avril de cette année (2006) j'ai dû reprendre des antibiotiques. Toutefois, je me sentais toujours encore très mal. En juin 2006, j'ai alors suivi votre traitement recommandé. La première semaine du traitement, j'allais très mal. Les troubles durèrent environ quatre semaines et furent très variables. En complément de votre thérapie, j'ai pratiqué le yoga et fait des exercices de relaxation. Avant-hier, j'ai reçu de mon médecin traitant les résultats de mon analyse sanguine et mon corps a fabriqué des anticorps de défense contre la borréliose. Il n'y a plus présence de bactéries. Merci, merci beaucoup[1]. »

Presque toutes les informations reçues en retour peuvent témoigner avec joie de la disparition des symptômes. Par contre, un nombre très faible de témoignages est moins positif. Un patient écrivit qu'il n'avait ressenti aucune amélioration. Quand je l'ai questionné plus avant, il s'avéra qu'il avait pris la racine morte et dure comme du bois d'une cardère déjà fanée pour la préparation de sa teinture. Pas étonnant ! Une femme a dit qu'elle n'avait quasiment pas ressenti d'amélioration, mais je suppose que cela a moins à voir avec la cardère qu'avec les conditions de vie dans lesquelles elle se trouve, notamment une mésentente conjugale avec son mari que d'ailleurs elle déteste.

Autre compte rendu d'aggravation des symptômes qui peuvent survenir après la prise de la teinture :

Dans une lettre de mars 2006, S.K. écrit de Basse-Saxe : « À Noël, votre article sur la cardère et la borréliose a croisé mon chemin et, comme dans la région poussent beaucoup de cardères et que je souffre de borréliose depuis des années, j'ai alors essayé tout cela comme vous l'écrivez. Ce faisant j'ai failli me tuer et les deux cuillérées à soupe d'extrait alcoolique que j'ai

1. Il faut dire ici, en complément, qu'il est difficile de constater de façon indiscutable s'il y a effectivement encore présence ou non de spirochètes.

avalées il y a presque trois semaines, agissent toujours encore (tachycardie, problèmes circulatoires, tensions musculaires, angoisses, sensations de manquer d'oxygène, frissons). En tisane, j'ai bien supporté les racines. Depuis, je n'ai pas refait de tests de borréliose, de ce fait je ne sais pas actuellement quels troubles proviennent de quoi. Je voulais en tous cas vous prier d'ajouter d'une manière ou d'une autre dans votre livre que tout le monde ne supporte par les doses que vous préconisez. Pour qu'il n'y ait pas encore de morts !

P.-S. : Peut-on aussi se procurer quelque part la cardère en haute dilution homéopathique ? »

De telles réactions après l'absorption de teinture de cardère, comme les décrit S. K., n'arrivent pas souvent. Mais elles peuvent se produire, parfois sous forme atténuée et parfois plus violentes. Une femme a écrit à propos de sa mère de 76 ans qui a essayé la cure. La vieille dame avait tout d'abord une sérieuse aggravation des symptômes, mais après 15 jours elle se porta merveilleusement. Maintenant, elle est enfin sans symptômes, peut bouger ses membres et a redécouvert la joie de vivre.

Quant à ces symptômes, il s'agit sûrement, non pas d'une réaction à un quelconque principe actif toxique de la cardère, mais ils sont à considérer comme un genre de primo-aggravation comme on l'appelle en homéopathie. Certainement, il s'agit de la réaction typique de Jarisch-Herxheimer ou simplement Herx-Réaction, que le Dr Orth décrit aussi comme « empoisonnement retour ».

La réaction d'Herxheimer

Le physiologue viennois Adolf Jarisch et le dermatologue de Francfort Karl H. Herxheimer ont décrit pour la première fois cette réaction en lien avec le traitement réussi de la syphilis primaire. Elle apparaissait comme la réaction à des toxines qui sont libérées par la destruction des spirochètes de la syphilis (*Treponema pallidum*) après la première injection d'antibiotique. Sont comptés parmi les réactions Herxheimer, les frissons et les élévations de température, nausées, aggravation des symptômes ou apparition de symptômes cliniques qui n'étaient pas visibles jusque-là (Pschyrembel). Des réactions similaires peuvent survenir après une chimiothérapie du typhus au niveau du bas-ventre (provoqué par des salmonelles) et lors du traitement d'infections à spirochètes, comme fièvres intermittentes récidivantes, leptospiroses et pinta.

La Herx-Réaction peut durer de quelques jours à plusieurs semaines. Lors de borréliose, elle survient à la suite d'un traitement antibiotique réussi. Aujourd'hui, on croit qu'il s'agit là d'une réaction de l'organisme non pas seulement aux spirochètes mourants, mais surtout aux endotoxines, les protéines de surface toxiques (Osp) et lipoprotéines, que les bactéries détruites libèrent dans le sang et la lymphe.

Quel est degré de réaction Herx que fait le patient ? C'est individuellement très variable, selon l'état du foie et de la vésicule biliaire, de l'état de santé général, de l'intoxication aux métaux lourds, de l'équilibre acido-basique des liquides tissulaires, etc. Souvent, il n'y a même pas de réaction Herx du tout.

Lors d'une réaction Herx, les points suivants sont d'une grande aide : boire beaucoup de jus de fruits, rétablir l'équilibre acido-basique avec des électrolytes (ex. : Nutribase), traitement craniosacré (ostéopathie), tout comme détoxination et détoxification des reins et du foie avec des plantes fraîches et vertes.

Lors de la manipulation craniosacrée, on produit par un toucher doux une relaxation complète au niveau physique et énergétique par une harmonisation entre le fluide pulsé du cerveau et de la colonne vertébrale (Agustoni).

« Est-ce que cette réaction Herx survient lors de tout traitement avec la cardère ? » me demanda une femme de Vienne, pendant qu'elle déterrait des racines de cardère.

« Non, pas obligatoirement. Cela dépend de l'état général du système immunitaire, des habitudes alimentaires et de bien d'autres choses », lui répondis-je.

« Alors le mieux c'est de ne pas le dire aux gens. Tu sais, sinon cela va être une attente de leur part ; ils programment leur psychisme sur une telle réaction et vivent alors les symptômes décrits, alors que ce n'est pas nécessaire. »

Elle a raison, me dis-je. La force de l'imagination, de la suggestion est effectivement de nos jours largement sous-estimée. Nous avons simplement trop dans la tête l'image d'un corps mécanique. Et les mécanismes ne réagissent pas à des suggestions. Mais notre corps réagit à des suggestions, surtout si elles proviennent d'une autorité comme le médecin. Ce ne sont pas seulement les placebos qui agissent de la sorte, mais surtout l'action de guérison. Le mot d'un thérapeute a une puissance suggestive magique très forte ! Sans en être conscient, le médecin est toujours considéré, en quelque sorte, comme un prêtre guérisseur ; son métier est incompréhensible aux laïcs, sa parole est sacrée et ses mots sont pour les gens simples des verbiages du destin.

La recherche ethnologique le confirme encore : non seulement la guérison, mais aussi la magie noire… et le vaudou agissent ainsi.

En ce qui concerne la réaction Herx, j'ai dû penser aussi aux guérisseurs indiens avec lesquels j'ai voyagé. Ils ne sauraient certainement pas faire grand-chose avec les endotoxines et spirochètes mourants. Pour eux, la primo-aggravation serait la réaction des démons de la maladie, du « ver » qui essaie de se défendre contre la force harmonisante et rétablissante de la plante.

Une cure de racines transmise par les anciens

J'ai appris une autre information en retour lors d'un séminaire sur les plantes médicinales à l'« École des fleurs » dans le Schongau (en Bavière). Du fait qu'à cet endroit poussaient beaucoup de cardères considérées comme mauvaises herbes, j'ai parlé de la teinture de racine de cardère dans le traitement de la borréliose. Alors une vieille femme robuste, pour ainsi dire le type même bavarois, se fit connaître en prenant la parole.

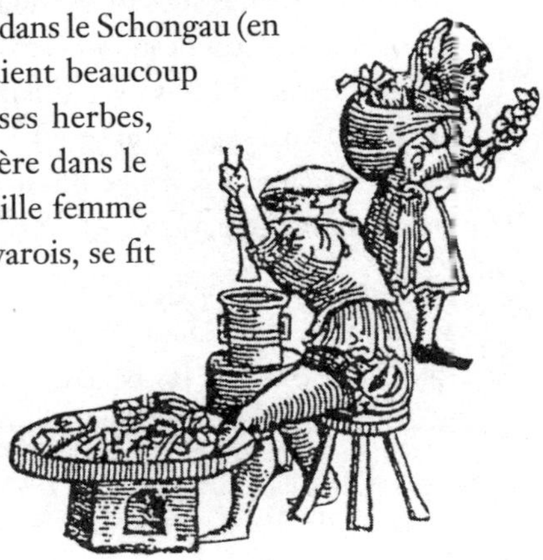

Cueilleur de plantes, XVIe siècle.

Elle savait cela déjà depuis longtemps. Elle utilisait la racine séchée en tisane pour traiter l'arthrose, les articulations rhumatisantes. Même en cas de spondylarthrite (inflammation des articulations vertébrales) elle avait des résultats avec la tisane.

La cure de cheval de trois semaines qu'elle demande à ses patients consiste en une semaine de jeûne, éventuellement avec régime crudités, durant lequel il faut boire jusqu'à trois tasses par jour de cette tisane dépurative par ailleurs amère (faire bouillir 1 cuillerée à soupe par tasse, laisser infuser, ne pas sucrer). Après cette semaine, le patient peut à nouveau commencer à prendre des repas, mais continue à prendre la tisane durant les deux semaines suivantes. En cas de borréliose, pensait-elle, il serait utile d'ajouter à titre préventif une cure de trois jours par mois pendant plusieurs mois durant lesquels la semaine de jeûne n'est plus absolument indispensable. Les spirochètes seraient liés aux rythmes lunaires, le passage entre nouvelle lune et pleine lune, et auraient de ce fait une étape de multiplication tous les 28 jours. Effectivement, des sujets atteints de borréliose parlent de crises mensuelles de l'infection.

Certainement, cette cure drastique est l'une des nombreuses méthodes de guérison qui se sont transmises par voie orale durant des siècles, sinon des millénaires, par des femmes guérisseuses avec des plantes, des grand-mères, sans que les médecins instruits, moines et pharmaciens n'en aient eu vent. Médecine par les plantes véritablement indigène.

Touché par le rapport de cette femme, j'ai recherché en médecine européenne transmise et trouvais que la racine de cardère était déjà utilisée depuis longtemps sous forme d'infusion ou décoction, comme dépurative et détoxifiante en cas de goutte, arthrite, rhumatismes, hydropisie, dermatoses, furonculoses, faiblesse vésiculaire, ictères et acné. Depuis longtemps, on savait qu'en usage interne elle agit en tant que stimulant de la diurèse, de la vésicule biliaire et de la sudation ainsi que comme stimulant du métabolisme hépatique.

J'ai eu un autre type d'information en retour de la part d'une mère dont les enfants souffraient de verrues aux mains : « J'ai lu dans votre article que dans le temps on traitait les verrues, bourgeonnements de peau, etc., avec des racines de cardère. Alors j'ai déterré des racines, je les ai bouillies et ensuite j'en ai appliqué des compresses. Et vous savez quoi ? Après trois jours les verrues avaient complètement disparu. »

« Si la maladie ne se laisse pas soigner, il faut justement l'enduire d'espoir. Les malades sont comme éponges et détonateurs, un nouveau médecin fait toujours des miracles. »

Johann Wolfgang von Goethe

« D'un arbre ou l'autre, prends une racine, avec un jus quelconque il faut la mélanger ; alors quelqu'un au hasard prend le mélange comme remède, alors tu peux être sûr qu'il se passe quelque chose. »

J. Hertel

Indische Gedichte (Contes indiens)

AUTRES TENTATIONS NATUROPATHIQUES POUR LE TRAITEMENT DE LA BORRÉLIOSE

Dans les évaluations thérapeutiques suivantes pour le traitement de la borréliose, qui me paraissent en partie sensées, mais dont je ne peux pas juger de l'efficacité sans de plus amples informations. En conséquence, il ne s'agit pas de recommandations, mais ceci doit donner simplement au lecteur ou à la lectrice un aperçu d'autres évaluations naturopathiques.

Le chemin des borrélies de R. Müller

Nous avons déjà rencontré plus haut R. Müller, qui s'est guéri lui-même d'une grave borréliose et qui se réjouit d'une excellente santé. La guérison a incité « l'ami de la borréliose » comme il se nomme lui-même, à montrer à d'autres le chemin de la santé. Ci-dessous, ses conseils pour ceux qui veulent les suivre :

1. Teinture de racine de cardère : 3 cuillerées à soupe par jour, à prendre durant trois mois ;

2. En cas de douleurs des nerfs, remplir une bouteille de solution à froid de sel de l'Himalaya, bien agiter et ensuite se frictionner avec la saumure (27 % de sel, saturation maximale). Ensuite masser des pieds à la tête avec de l'huile d'olive avec 130 huiles essentielles de différentes plantes ;

3. Appliquer tous les deux jours des compresses chaudes (aux environs de 50 °C) de boue des marais sur les parties du corps concernées. Ensuite, à nouveau se masser avec l'huile d'olive aux essences, ci-dessus ;

4. En cas d'atteinte du système digestif (estomac, intestin) prendre des capsules d'huile de Haarlem : 3 par jour la première semaine, deux par jour la deuxième semaine et une par jour la troisième semaine. L'huile de

Haarlem (*Oleum terebinthiae sulfuratum*), nommée ainsi à cause de la ville de Haarlem en Hollande, est de la térébenthine en trois parties dans laquelle on a ajouté de l'huile de lin soufrée, avec laquelle on a traité depuis des siècles intestin, estomac et problèmes rénaux. (Attention ! ne prendre que sous forme de gouttes ou de capsules. Des prises trop importantes peuvent occasionner des intoxications mortelles !) ;

5. Durant le temps du traitement, manger moins et de façon plus saine et boire beaucoup d'eau plate ;

6. Le seul effet secondaire que l'ami de la borréliose Müller a constaté est que les taches de vieillesse disparaissaient. Cette propriété est d'ailleurs inscrite dans les vieux textes sur la cardère.

La méthode de Klinghardt

Un médecin germano-américain, le Dr Dietrich Klinghardt, présente un concept thérapeutique holistique dans lequel rien n'est accompli sans effectuer d'essais (voir www.ink.ag). Il repose sur les quatre lignes suivantes :

1. La condition de la maladie est un stress psychique, qui peut être résolu et sera traité avec des mesures psychologiques comme par psychokinésiologie ;
2. Régulation et harmonisation du système immunitaire ;
3. Détoxication et évacuation de toxines et acides ;
4. Lutte contre virus, bactéries et autres germes pathogènes.

Pas seulement les neurotoxines, mais aussi d'autres métaux lourds intoxicants l'organisme, poisons environnementaux et poisons provenant d'amalgames et de traitements de racines dentaires doivent être éliminés ou neutralisés. De plus, des substances intraveineuses enrichies, comme des antioxydants type glutathion, phospholipides, DMPS67[1], EDTA-Potassium (+ vitamine C) doivent transporter les substances toxiques du milieu extracellulaire vers les émonctoires.

1. DMPS67 (Sodium 2,3-dimercaptopropane-1-sulfonate) pour l'élimination des poisons des métaux lourds, surtout le mercure des amalgames dentaires (voir http://www.microtrace.de/fr/accueil).

On désigne par antioxydants des substances facilement oxydables qui protègent les autres tissus de l'oxydation (radicaux libres). Ils sont présents dans les huiles végétales insaturées, flavonoïdes (sorbier, betterave rouge, bêtacarotène en tant que précurseur de la vitamine A), etc.

S'ajoutent à cela des substances liant les toxines comme :

- Les crudités riches en fibres, légumes non bouillis ;
- La teinture de coriandre ;
- Les algues chlorella ;
- La pectine de pommes qui doit protéger les parois intestinales contre les poisons des bactéries ;
- La poudre de haricot mucuna, la poudre du haricot africain mucuna pruriens, qui a des propriétés vermifuges et antitoxiques ;
- Phospholipides de soja, phospholipides essentiels tirés de la lécithine de soja, lesquels protègent le foie et augmenteraient ses capacités.

D'autres mesures : drainage lymphatique et hydrothérapie du colon ; utilisation de faibles courants et hautes fréquences, qui doivent bloquer la multiplication et l'anabolisme des parois cellulaires microbiennes ; isothérapie par les urines, nosodes-thérapie, dans lesquelles la propre urine sert à stimuler les réactions de défense ; extrait de marron d'Inde pour rendre le tissu conjonctif plus perméable ; adjonction de minéraux et oligoéléments manquants, dont lithium, qui doit stabiliser le système nerveux central ; ajout de sel/vitamine C pour soumettre les parasites à un choc osmotique et pour augmenter l'activité antispirochètes de la propre enzyme corporelle appelée élastase ; éliminer le stress électromagnétique (intoxication électromagnétique à l'endroit où l'on dort, dans la voiture, etc.) ; injection d'héparine fluidifiante sanguine pour dissoudre les agglomérats dans les vaisseaux ; changement d'habitudes alimentaires vers un régime riche en protéines et lipides, mais seulement avec une faible proportion de sucres et d'hydrates de carbone.

Pour lutter contre les germes et les parasites, Klinghardt préfère les plantes à propriétés antibiotiques et les substances orthomoléculaires (minéraux) :

- **Griffe du chat** (*Uncaria tomentosa*), (Samento, Savertero, Cat's claw) : a des propriétés anti-inflammatoires, anticarcinogènes et antivirales (voir plus loin) ;
- **Écorce de noni**, morinda à feuilles de citron (*Morinda citrifolia*), une plante d'Australie du Nord qui est maintenant cultivée en Asie du Sud et en Amérique centrale. Elle contient une huile essentielle avec des acides caprylique et caproïque, qui par ailleurs apparaissent aussi dans notre pimprenelle indigène. Traditionnellement utilisée contre le cancer, l'obésité, l'hypertension, les maladies cardiaques, l'impuissance, les troubles de la vieillesse, etc. Les boissons aux fruits contenant des noni sont commercialisées en Allemagne (Schönfelder).
- **Ail** : renforce le système immunitaire et agit contre les mycoses qui souvent accompagnent la maladie ;
- **Cardère-menthe** en teinture : l'extrait de cardère, auquel on rajoute la menthe pour améliorer le goût, est absorbé durant un programme de six semaines en alternance avec la griffe du chat ;
- **Mellitine de venin d'abeille** : des injections avec le peptide mellitine agissent comme antimicrobiennes et devraient guérir le système nerveux touché ;
- **Niacine** (vitamine B3) : agit comme antibiotique contre les borrélies.

La griffe du chat

(Uncaria tomentosa)

Cette plante grimpante, qui est connue dans sa patrie sud-américaine comme Una de Gato ou Samento, est une plante tropicale à ferments (du genre *Galium*) de la famille des rubiacées. Elle possède des crochets crochus en forme de serpe et des fleurs avec piquants. La griffe du chat est apparentée avec *Cinchona*, l'écorce de quinquina, dont le principe actif, la quinine, qui tue les plasmides de la malaria et des parasites similaires. Tout comme nos plantes indigènes à ferments, le gaillet jaune (*Galium verum*) ou le gaillet accrochant ou gratteron (*Galium aparine*), la griffe du chat a une action purifiante et améliore la lymphe. Cependant, elle agit également comme stimulante immunitaire, anti-inflammatoire, antioxydante et détoxifiante. Elle était utilisée par les Indiens péruviens de la forêt vierge, par exemple les Shipibo, en cas de douleurs articulaires et osseuses, rhumatismes, plaies profondes, inflammations, cancers et autres maladies. La phytothérapie en Occident n'a découvert cette plante médicinale que vers les années trente par l'intermédiaire d'un immigrant bavarois au Pérou. L'Autrichien Klaus Keplinger l'a fait connaître dans les années quatre-vingt et dans les années quatre-vingt-dix, la drogue a été préparée à partir de racines et de l'écorce interne de la plante, comme un genre de remède à la mode. Comme l'activité immunostimulante (activant la phagocytose et les lymphocytes) de la griffe du chat s'est révélée dans de nombreux essais immunologiques *in vivo* et *in vitro*, elle est utilisée de plus en plus lors de cancers, sida, arthrite et borréliose de Lyme. Pour une bonne activité, ce seraient surtout les alcaloïdes oxindols tétracycliques (immunostimulants) et pentacycliques (immunomodulateurs) qui seraient responsables.

Clark-thérapie

Cette thérapie, non reconnue scientifiquement, du Dr Hulda Regehr-Clark commence par un assainissement du milieu, un peu comme chez Klinghardt. La thèse de Clark est que toutes les maladies sont en fin de compte provoquées par des toxines, des poisons environnementaux et des parasites comme des vers, douves, champignons ou bactéries. Même le cancer serait dû à son avis à un agent parasitaire intestinal. Si l'on réussit à éliminer les parasites ou les poisons, alors l'individu peut guérir. Elle ajoute assainissement de la dentition et de l'intestin, assainissement de l'alimentation et de l'habitat. Le point le plus important est cependant la fréquence-thérapie, l'application de fréquences électriques de 380 kHz au tissu atteint, une à trois fois par jour durant 5 minutes chaque fois[1], ce qui doit provoquer la destruction des parasites.

1. www.drclark-verein.de.

À cela s'ajoutent d'autres mesures, comme l'utilisation d'huile ozonisée avec de la L-cystéine, un acide aminé soufré de notre organisme qui agit comme antioxydant et détoxifiant – même pour les métaux lourds. Une teinture de coques de noix vertes (brou de noix – *Juglans nigra*) tout comme la classique absinthe (*Artemisia absinthium*) vermifuge et les clous de girofle fortement antibactériens doivent anéantir les parasites.

Aux USA, il existe plusieurs autres thérapies avec l'utilisation de champs électromagnétiques pulsés, par exemple avec l'appareil de Rife qui agit de manière similaire aux micro-ondes, mais avec des fréquences qui ne nuisent pas à l'organisme humain, ou encore les Beck-électrifications, qui avec une tension faible sont censées tuer les spirochètes, même celles qui se cachent dans les cellules.

S/C-thérapie : c'est-à-dire sel et vitamine C

La S/C-thérapie développée aux États-Unis consiste en la prise de sel naturel (sel de mer, sel gemme) et de poudre de vitamine C (acide ascorbique) à fortes doses. La dose de départ comporte un à trois grammes de chaque substance par jour. La dose maximale est de un gramme pour 6 kg de poids corporel. Un individu de 75 kg avale ainsi environ 12 grammes de sel et 12 grammes de vitamine C. Bien entendu, on peut diminuer ces doses selon les sensations personnelles ou en cas de fortes réactions. Chaque matin, on dissout la quantité correspondante de sel et de vitamine C dans de l'eau, et on boit cette dernière par petites gorgées en la répartissant tout au long de la journée. On y ajoute le jus d'un citron frais[1].

Lors de cette cure, il est important de boire beaucoup d'eau pour stimuler l'élimination des toxines produites lors du traitement, par exemple les agents pathogènes morts. Pour désamorcer de possibles réactions Herxheimer et pour soutenir l'organisme il faudrait tenir compte de ceci, en l'occurrence :

- Absorber suffisamment de substances minérales, particulièrement de l'orotate de magnésium ;
- Absorber de la vitamine B-complexe ;

1. Selon Günther Chust, président de la société de la borréliose e.V., janvier 2007. Voir www.borreliose-gesellschaft.de/en/Home.

- Absorber du charbon actif (ou argile) pour lier les substances toxiques, bactéries mortes et acides en excès ;
- Avoir une alimentation saine, des légumes frais, des fruits, crudités, acides gras insaturés ;
- Faire des bains hydrothérapiques avec du sulfate de magnésium ou du sel ;
- Consommer des algues (chlorella ou spiruline) qui contiennent beaucoup d'oligoéléments et qui lient les métaux lourds et poisons.

La S/C-thérapie se laisse très facilement combiner avec la fréquence-thérapie, dont l'efficacité est augmentée du fait de la forte teneur en électrolytes dans les fluides corporels.

Par la teneur élevée en sel et vitamine C, pense-t-on, les borrélies sont soumises à un choc osmotique dans toutes leurs formes – spirale, sphérique (L-form) et formes kystiques encapsulées. Le sel attire l'eau hors de leurs cellules, elles « dessèchent » et meurent. C'est ce qui se passe aussi pour les microbes qui occasionnent certaines co-infections, mais – ainsi que le prétendent les défenseurs – de façon étonnante non pas pour la flore intestinale utile ou contre les propres cellules corporelles.

Traitement phytothérapique de la borréliose selon Stephen H. Buhner

Stephen Harrod Buhner est un phytothérapeute américain connu et écologiste du Vermont, Nouvelle-Angleterre, où la borréliose a démarré en épidémie. Il a développé une cure basée sur des plantes médicinales cliniquement contrôlées. Sa mise en œuvre comporte quatre points forts :

1. Éliminer les spirochètes

Tuer les bactéries est le souci principal de la médecine d'école. Toutefois, on ne peut pas discuter la réalité qu'au moins 35 % des sujets infectés ne réagissent pas aux antibiotiques ou souffrent peu après de rechutes. De ce fait, Buhner utilise des plantes qui sont capables de diminuer le nombre de spirochètes ou de stimuler leur sortie de l'organisme.

2. **Immunomodulation et élaboration du système de défense**

Pour la borréliose, il a retenu trois plantes médicinales testées cliniquement pour réduire le nombre de spirochètes, pour en même temps renforcer le système immunitaire et atténuer les symptômes primaires de la maladie. Ces plantes sont :

- ***Andrographis paniculata*** (pas de description en allemand ; en sanskrit *bhunimba* ; en hindi, *kriyat* ; en anglais *green Chiretta*). Cette plante de la famille des piquants Akanthus pousse en Inde et est considérée en médecine ayurvédique comme un tonique rafraîchissant, dépuratif sanguin, anti-inflammatoire, sudorifique, stimulant immunitaire, stimulant vésiculaire, anthelminthique (vermifuge). À la suite de recherches scientifiques récentes – qui sont exactement documentées par Buhner (Buhner) – elle a aussi une action antispirochètes. Traditionnellement, la plante est utilisée dans les fièvres intermittentes, leptospiroses, syphilis et autres maladies provoquées par des spirochètes. Elle est utilisée aussi en cas de malaria et syndrome de fatigue chronique. Le dosage se situe entre 400 mg et 1 200 mg de poudre sèche, à prendre trois fois par jour. Il n'y a pas d'effet secondaire connu.
- ***Falliopa sachalinensis***. Pour cette plante, il s'agit d'une polygonacée originaire d'Asie de l'Est, mais proliférant aussi chez nous et qui fait penser aux pousses des arbustes de bambou. Pour les propriétés et les utilisations, voir ci-dessous.
- **Griffe du chat** (voir Index). Buhner prescrit de 1 à 4 gélules de 500 mg trois fois par jour, durant 8 à 12 mois. Il propose de commencer avec une dose faible au départ.

Pour soutenir ces trois plantes médicinales principales il faut en considérer deux autres :

- **Racine d'astragale** (*Astragalus membranaeceous* ; en chinois *huang qi* ; en anglais *astragalus*). Cette papillionacée du Nord de la Chine et de

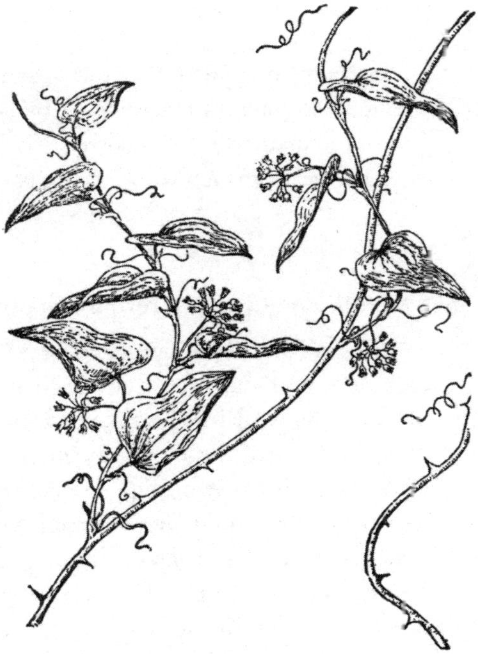

Salsepareille (*Smilax glabra, S. aristolochiaefolia, S.spp.*; en anglais *smilax*)

Mongolie est considérée en médecine chinoise traditionnelle comme « légèrement chaude » (stimule le *Chi* et évacue le froid), « sucré » (tonifiante) et agit dans le cercle des fonctions du poumon et de la rate (Suwanda /Tien). Dans le cadre de la borréliose, nous avons affaire à un renforçateur du système immunitaire (augmentation des interférons gamma et interleukine-2). De plus, elle a des propriétés antivirales, antibactériennes, anti-inflammatoires, détoxifiantes hépatiques, renforçatrices cardiaques (Buhner 2005). L'astragale est prise dans les phases primaires de la borréliose, mais pas dans les phases tardives. Le dosage se situe autour de 1 000 mg par jour. Cette dose peut être augmentée à 4 000 mg quatre fois par jour en cas de borréliose de Lyme ;

- **Salsepareille** (*Smilax glabra, S. aristolochiaefolia, S.spp.* ; en anglais *smilax*). Les espèces de salsepareille ont été utilisées par les Indiens en Amérique centrale et Amérique du Sud contre la syphilis. Les Chinois aussi ont utilisé des espèces indigènes dans le traitement de cette infection par spirochètes. La salsepareille lie des endotoxines du sang, agit comme antibactérienne, ainsi que contre les spirochètes, est anti-inflammatoire et antioxydante ; elle protège et renforce le foie, atténue les réactions de type Herxheimer, renforce la réponse immunitaire contre les borrélies, protège les nerfs et diminue la fatigue (Buhner). On en prend trois fois par jour 500 mg sous forme de poudre de racine.

3. Soutien et reconstitution des protéines de structure (collagène)

De quoi vivent les spirochètes ? Elles cherchent leur énergie dans le collagène, les tissus protéiques des tissus conjonctifs, tendons, enveloppes des fibres musculaires (enveloppes tendineuses des muscles), ligaments, cartilages, gaines des nerfs (myéline), ainsi que les protéines du liquide céphalo-rachidien et du liquide oculaire. Les borrélies exploitent même les réactions auto-immunes du système de défense humain à leur avantage, pour rendre friables les tissus gélatineux et cartilagineux afin de pouvoir en tirer leur nourriture. Certainement que les spirochètes ont toujours procédé de cette manière depuis des centaines de millénaires, mais dans un écosystème interne équilibré elles n'ont jamais consommé plus que ce qui pouvait être renouvelé par l'organisme ou que ce qui a repoussé. Ainsi, l'individu restait sans symptômes et sain malgré la présence de ces micro-organismes. Avec la nouvelle borréliose, on suppose qu'un germe devenu virulent du fait d'une mutation génétique atteint l'humain dont l'état immunitaire et la capacité de régénération sont affaiblis. Une partie considérable de la thérapie consisterait donc à trouver des plantes et des compléments alimentaires qui élaborent le cartilage et la gélatine. Pour cela, les remèdes suivants sont en question (Buhner) :

- Vitamine C : lors de la synthèse du collagène, la vitamine C agit comme un coenzyme essentiel. Il s'agit non seulement de vitamine C en comprimés (1 000 à 3 000 mg par jour), mais aussi argousier, agrumes, sorbier, cynorrhodon et autres fruits (vitamine C naturelle) ;
- Préparations à base de zinc et de cuivre (oligoéléments) ;
- Acide silicique (silicium) : les colloïdes de silicium aident à stabiliser les structures des vaisseaux, des tissus et les structures osseuses ;

- Glucosamine sulfate (GS) : un protecteur des cartilages fabriqué à partir de carapaces (chitine) de homards, crevettes et crabes et un reconstituant du cartilage ainsi qu'un remède contre l'arthrose ;
- Prégnénolone : un précurseur (substances mères) pour toutes les hormones stéroïdiennes de l'organisme humain. Selon des tests cliniques, ce complément alimentaire (en vente libre aux USA) atténue les inflammations arthritiques, répare les dommages dus aux hormones du stress, protège et répare aussi la gaine de myéline attaquée, gaine qui enveloppe les fibres nerveuses ;
- DHEA (Déhydroépiandrostérone) : une hormone stéroïdienne produite par les surrénales et précurseur des hormones sexuelles, qui aux États-Unis est vendu comme remède antiâge (Anti Aging Hormon), non autorisée en Allemagne ;
- ALA (Alpha lipoïque acide) : doit empêcher les dommages oxydatifs ;
- Sélénium ;
- Vitamine B complexe ;
- Vitamine E.

4. Traitement symptomatique des troubles individuels

Du fait que la borréliose peut presque prendre l'apparence de toutes les maladies et peut presque toucher chaque organe, ces troubles sont traités individuellement en fonction des symptômes. Ci-dessous, quelques exemples selon Buhner :

- Pendant **le stade primaire** aigu de l'infection : le ginseng sibérien (éleutherocoque ; en chinois *wie-jia*). Cette plante piquante de la famille des Arialacées agit comme antidépresseur, atténue le stress et augmente le nombre des cellules de défense ;
- En cas de **paralysies faciales** (phénomène Bell) et **borréliose oculaire** : racine de stephania (*Stephania tetrandra* ; *S. cepharantha* ; en chinois *hang-fang-ji*). Cette plante d'Asie de l'Est de la famille des ménispermacées réduit des états inflammatoires nervins et arthritiques, détruit les œdèmes et agit comme antibiotiques ;

- Pour **l'évacuation de neurotoxines** : la *Falliopa japonica* : le resvératrol[1] qui est contenu dans les racines réduit les neurotoxines et protège le système nerveux des radicaux libres oxygène. **Le sélénium, le zinc, le cuivre et la mélatonine** sont indiqués ici comme compléments alimentaires ;
- **Arthrite articulaire** : racine de stephania, racine de cardère (*Dipsacus*), vitamine A.

Pour calmer les douleurs dans les cas de symptômes arthritiques généraux : *Harpagophytum procumbens*[2], ortie (en jus frais, légume ou thé), capsicaïne (un extrait du poivre du Chili) et *Curcuma longa* (*turmeric* en anglais), qui a des propriétés hypolipémiantes, antioxydantes, protectrices cellulaires, antimicrobiennes et anti-inflammatoires.

Il indique aussi une tisane contre l'arthrite et constituée d'ortie, prêle, pissenlit, menthe, semences de céleri, curcuma, harpagophytum et reine des prés ;

- En cas de **trous de mémoire et d'erreurs des fonctions cognitives** : Les racines de stephania, extrait de *Lycopodium clavatum* ou *Huperzia seratum*). Il est question aussi de la petite pervenche (*Vinca minor*, *V. major*). La petite pervenche est un tonique cérébral spécifique, qui laisse passer plus d'oxygène dans le cerveau et qui améliore le métabolisme du glucose au niveau cérébral, avec le résultat que la capacité de mémorisation, la concentration et le flux oral, irritabilité, vertiges, maux de tête et acouphène sont atténués avec la petite pervenche et la circulation sanguine vers la rétine ;
- **Angine de poitrine** et autres problèmes cardiaques, qui sont liés à la borréliose : l'aubépine indigène (*Crataegus spp.*) et l'*Ammi visnaga* du Sud-Est asiatique (en anglais *khella*) améliorent la circulation sanguine dans les vaisseaux du cœur ;

1. Le polyphénol resvératrol, un antioxydant hydrosoluble qui protège les feuilles et les fruits des plantes contre champignons et parasites durant les périodes humides, et par ailleurs contre une insolation trop forte, est présent en grandes quantités dans la *Falliopa japonica*.
2. Cette plante sud-africaine de la famille des arialacées n'est pas à confondre avec notre griffe du diable indigène, *Phyteuma spicatum*.

- **Problèmes oculaires** (points flottants, vision trouble) : racine de stephania, petite pervenche, vitamine C, zinc ;
- **Démangeaisons et tics musculaires** : magnésium et vitamine B-Complexe ;
- **Glandes enflées, stases lymphatiques** : une plante américaine (*Ceanothus americanus* ; en anglais *New Jersey tea*, *red root*) agit en teinture sur les enflures et les douleurs au niveau de la rate et du foie. En parallèle, drainage lymphatique ;
- **Faiblesse musculaire et états de faiblesse générale** : teinture de pollen de pin, ginseng américain et *Aralia nudicauli* ;
- Pour la **reconstitution de la flore intestinale** à la suite de traitements antibiotiques : gélules de probiotiques type Probioflor avec *acidophilus* ;
- **Fatigue chronique** : astragale, andrographis, ginseng sibérien (éleuthérocoque) ;
- **Maux de tête** : préparations de *Falliopa japonica*, racine de stephania, andrographis, petite pervenche.

Falliopa japonica ou *Polygonum cuspidatum*, *Renoutria japonica*

Autres dénominations en allemand : *Japanischer Flügelknöterich, Zugespitzter Knöterich, Japanischer Rhabarber, japanischer Buchweizen.* Un parent proche et avec des propriétés similaires : *Reynoutria sachalinense* de la Chine du Nord et Nord du Japon.

La polygonacée indigène en Asie de l'Est a été cultivée en 1823 en Europe comme plante exotique décorative de jardins par des amateurs de plantes. Cette plante imposante haute jusqu'à 3 mètres, qui prolifère à l'état sauvage, présente une croissance de 10 à 30 cm par jour et envoie ses ramifications dans toutes les directions, elle devait servir aussi comme fourrage pour les animaux domestiques comme pour les animaux sauvages. Malheureusement, les ruminants et les cervidés l'évitent. Cependant, elle sert de protection et de nourriture pour de petits rongeurs et oiseaux. Les abeilles aussi se réjouissent du nectar, elles font un bon miel qui rappelle celui de sarrasin, mais présente une nuance plus fine.

Entre-temps, la plante s'est largement répartie du fait qu'elle n'avait pas d'ennemis qui la mangent ni de végétaux concurrentiels, et prolifère de façon continue dans des vallées humides et bords de forêts ou routes.

Et elle a réussi cela sans semences et seulement par son rhizome, parce que les plantes importées étaient toutes femelles ; il leur manque le partenaire masculin qui pourrait les fertiliser. Elles sont pour ainsi dire une armée d'amazones végétales. Elles se répandent quand les petits rongeurs dispersent les racines, si des rhizomes sont arrachés par une inondation et colonisent de nouveaux endroits en bord de cours d'eau, ou encore quand elles sont déposées quelque part comme déchets du jardinage. Les puristes de la nature, qui ne tolèrent aucune modification dans la nature, voient dans cette plante un nouvel envahisseur agressif qui repousse la végétation indigène et qui ne se laisse impressionner par aucune campagne d'éradication. Malgré des herbicides totaux, les ramifications similaires au bambou prolifèrent toujours plus loin. Et après coupage et poisons, le moindre morceau de racine redémarre.

En Allemagne de l'Est, la plante a été introduite pour l'aménagement des espaces verts des terrils de lignite et pour la consolidation de digues et dunes. Entre-temps, des scientifiques de l'université d'Oldenburg ont découvert que la plante géante qui envahit fortement les paysages trop largement amendés, peut assainir des sols souillés par des poisons et des métaux lourds. Les plantes, à croissance rapide, qui absorbent plomb, cadmium et zinc du sol, sont alors récoltées et évacuées. Les jardiniers bio utilisent des extraits de la plante à titre préventif contre le mildiou, contre des champignons foliaires et le feu bactérien. Ils sont utilisés aussi contre la pourriture des feuilles de plants de tomates et les moisissures du paprika (Kowarik).

La cuisine chinoise et japonaise connaît beaucoup de recettes pour les toutes jeunes pousses un peu acidulées ; la plante n'est pas toxique. On épluche la peau externe des jeunes pousses. Le goût des jeunes tiges fraîches rappelle la rhubarbe – la plante appartient aussi à la même famille. Les enfants en Chine et au Japon mangent les jeunes pousses fraîches épluchées tout aussi volontiers que nos enfants mangent l'oseille. Les jeunes pousses sont également bouillies comme légumes de printemps ; ainsi, on blanchit les jeunes pousses en les couvrant et, une fois salées, elles sont mises en conserve comme la choucroute.

Les écorces des racines fournissent un colorant jaune pour la coloration des textiles. Tout cela je le savais ; par contre, que cette plante puisse être un remède phytothérapeutique important dans le traitement de la borréliose, je ne l'ai toutefois appris que dans le livre de Stephen H. Buhners *Healing Lyme* (2005).

En médecine traditionnelle chinoise, on connaît la plante sous les noms de *chuan qui*, *ban zhang*, *suan shang*, *huang yao zi* ou *chuan jun long*. Médicalement, elle est utilisée en racine comme amer léger dans le cercle fonctionnel du foie et de la rate[1].

En Chine elle est considérée comme :

- Antivirale ;
- Antileptospirose (contre spirochètes) ;
- Antimycosique ;
- Antispasmodique bronchique, expectorante, antitussive (même en cas d'asthme) ;
- Antihypertensive et abaissant le taux des lipides sanguins, diminuant les teneurs en graisses ;
- Hémostatique, astringente ;
- Analgésique, anti-inflammatoire (en cas d'arthrite, rhumatismes et inflammations bactériennes) ;
- Antibiotique contre *Pseudomonas aeruginosa*, *Staphylococcus aureus*, *Moraxella catarrhalis*, *Streptococcus*, *Escherichia coli* ;
- Dépurative, détoxifiante et antirhumatismale.

Pour Buhner, la *Falliopa japonica* est un des remèdes les plus importants en cas de borréliose. La racine aide à réparer des dommages qu'ont occasionnés les spirochètes. Les principes actifs comme le resvératrol et

1. www.alternativehealing.org/hu_zhang_chinese.htm.

le transresvératrol élargissent les vaisseaux sanguins et passent la barrière hématoencéphalique. La drogue améliore l'apport sanguin au niveau des yeux, du cœur, de la peau et des articulations ; elle protège les tissus nerveux de dommages oxydatifs et des endotoxines microbiennes, atténue les réactions d'Herxheimer, protège les cellules endothéliales, qui tapissent les vaisseaux sanguins, limite les co-infections, diminue les teneurs en graisses LDL (*Low Density Lipoprotéines*), réduit les réactions auto-immunes et bien plus (Buhner).

Le resvératrol est également un phytœstrogène, une hormone végétale qui ressemble à l'hormone sexuelle féminine. On spécule qu'il soit possible de l'utiliser contre les troubles des menstruations, de la ménopause ou même du cancer du sein[1].

Récolte.

On utilise la racine, qui est déterrée tard en automne ou au printemps, qui est séchée et ensuite réduite en poudre. Toute la drogue, par exemple la poudre de racine, agit en synergie et est plus indiquée en totum qu'en principes actifs isolés.

Dosage

Comme dosage, Buhner propose une dose de 9 grammes à 30 grammes par jour selon le poids corporel et la constitution. On laisse bouillir à feu doux la poudre dans un peu d'eau durant 20 minutes ; ensuite on filtre et on répartit en quatre portions que l'on boit dans la journée.

Il n'y a pas à attendre d'effets secondaires, au plus des troubles d'estomac ou intestinaux. À titre de précaution, les femmes enceintes ne devraient pas en prendre. La drogue ne doit pas être consommée en même temps que des fluidifiants sanguins. Pour un individu d'un poids corporel de 75 kg, la dose toxique se situe aux environs de 75 grammes par jour.

Pour les experts en plantes médicinales traditionnelles, il est intéressant de savoir que cette nouvelle plante, très invasive, qui a envahi en un clin

1. http://fr.wikipedia.org/wiki/Renouee_du_Japon

d'œil des paysages entiers, possède une action contre une maladie qui s'est également répandue tout aussi vite. Paracelse a dit un jour, que les mêmes astres – influences des astres ou influences spirituelles – qui provoquent chez l'homme une maladie, agissent de manière que dans la nature environnante une plante médicinale déterminée naît et se répand. Là aussi un parallèle : la *Falliopa japonica* détoxifie les sols qui sont contaminés par du cadmium et autres métaux lourds, et de même elle détoxifie l'organisme humain.

Pour le traitement de co-infections *(elles sont d'ailleurs rares)*, Buhner donne les recommandations suivantes :

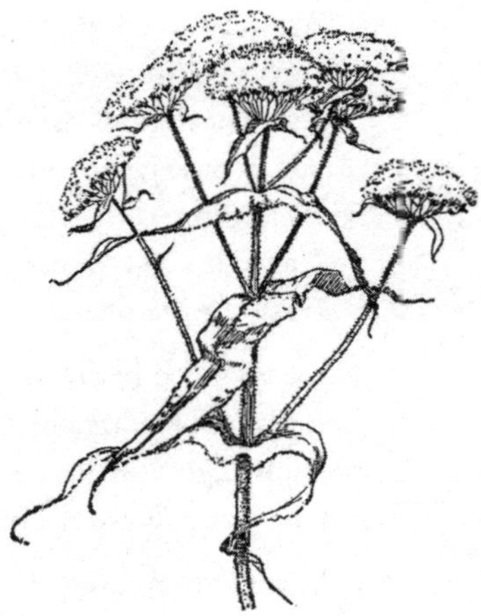

Eupatoire – *Eupatorium perfoliatum*

- **Babesiose** ou pyroplasmose humaine, une maladie transmise par les tiques ressemblant à la malaria et provoquée par des sporozoaires babesia, est traitée par l'armoise annuelle (*Artemisia annua*), qui est aussi utilisée dans les fièvres intermittentes en complément de *Ceanothus americanus* comme purifiant lymphatique et remède stimulant. En cas de fièvre et de frissons, il est plutôt question de l'eupatoire (*Eupatorium perfoliatum*), une tisane sudorifique, stimulant le système immunitaire ;
- En cas de co-infection avec fièvre à la suite de morsure de tique (fièvre avec taches, **rickettsiose**, **ehrlichiose**), Buhner prescrit une teinture de colchique d'automne (*Colchicum autumnale* ; **attention, très toxique !** Les non-initiés devraient impérativement ne pas y toucher. Officiellement utilisée comme remède contre la goutte, tout comme de la racine d'astragale ;
- En cas de co-infection à *bartonnella* (bartonnellose) on recommande la poudre de racine de *Falliopa japonica*, la tisane d'*Eupatoire perfoliatum* et la teinture de *Ceanothus americanus*.

Autres thérapeutiques contre la borréliose

Avec la peur grandissante de la borréliose, le flot de remèdes et de propositions de thérapies augmente aussi. Ci-dessous, quelques-uns parmi les remèdes les plus répandus :

- Lauricidine ou monolaurine : ce monoglycéride de l'acide laurique agit comme antibactérien et antiviral, et attaque les enveloppes lipidiques ou les protéines de surface des bactéries. La monolaurine serait aussi présente dans le lait maternel pour assurer au nourrisson une protection immunologique supplémentaire[1] ;
- Artemisine (sesquiterpène lactone péroxyde) est un principe actif de l'armoise annuelle (*Artemisia annua*), une plante qui est indigène dans les vastes zones asiatiques et qui a entre-temps aussi été introduite, elle pousse jusqu'aux abords de l'Elbe. On peut facilement l'acclimater au jardin. Avec la poudre de plante, on traite facilement la malaria. L'activité est décrite comme antiparasitaire et antimicrobienne. L'artémisine présente peu d'effets secondaires ;
- La racine d'hydrastis du Canada (*Hydrastis canadensis*) : cette plante forestière américaine est une panacée. (à cause de son action ocytocique – qui augmente les contractions utérines – elle ne devrait pas être prise par les femmes enceintes).
- Extrait de feuilles d'olivier : l'extrait de feuilles du « saint » olivier agit comme bactéricide et doit stimuler la réponse immunitaire propre de l'organisme ; Dosage : 3 fois par jour 5 à 10 ml, à prendre sans le diluer[2] ;
- Gouttes d'extrait de gui : l'activité bloquante de l'extrait de gui sur la croissance de cellules tumorales est considérée comme démontrée, ainsi que l'activité immunostimulante. Le gui stimule l'activité des lymphocytes, aide à libérer la lymphokine et l'interféron. Déjà Hippocrate prescrivait du gui en cas d'hypertrophie de la rate (perturbations lymphatiques, enflements). Les préparations à base de gui

---

1. www.goups.google.com.gi/group/sci.med.diseases.lyme/tree/browse_frm/month/200 (13/10/2006).
2. www.natuerlich-quintessence.de ; www.sinoplasan.com ou www.o-leaf-international.com.

trouvent également leur utilisation dans les inflammations articulaires (Kaufhold) ;

- Rhizolthérapie selon Gerhard Steindl : le rizolöl est composé d'huiles ozonisées (les huiles à longues chaînes et chargées en oxygène – ozone). L'ozonide comme porteur d'oxygène est mélangé à de l'huile d'olive et de l'huile de ricin, avec addition de 10 % d'huile essentielle d'essence d'absinthe, 1,8 % d'huile de noix, 3 % d'huile essentielle d'armoise annuelle, 5 % d'huile essentielle de semences de cumin noir et 0,9 % d'huile essentielle de marjolaine. Les borrélies et autres germes anaérobies n'aiment pas l'oxygène, pour elles c'est du poison. Contre l'oxygène elles ne possèdent que peu de mécanismes de détoxification ;
- Acides gras insaturés dans l'huile de bourrache, l'huile de chanvre, l'huile d'onagre, et aussi l'huile de saumon riche en acides gras Omega 3, calment les inflammations et renforcent le système immunitaire.

« Les maladies sans nom disparaissent de nouveau rapidement. »

Clemens Kuby
Unterwegs in die nächste Dimension ou
« En cours de route vers la nouvelle dimension ».

« Un produit homéopathique régule toujours dans l'organisme humain le même processus que dans la nature. Chez l'homme, tout comme dans la nature, le mécanisme régulateur est invisible. Ceci est valable également pour les remèdes. »

Jürg Reinhard
Sanfte Heilpraxis
ou « Pratique de guérison douce ».

HAHNEMANN ET LE MIASME SYPHILITIQUE

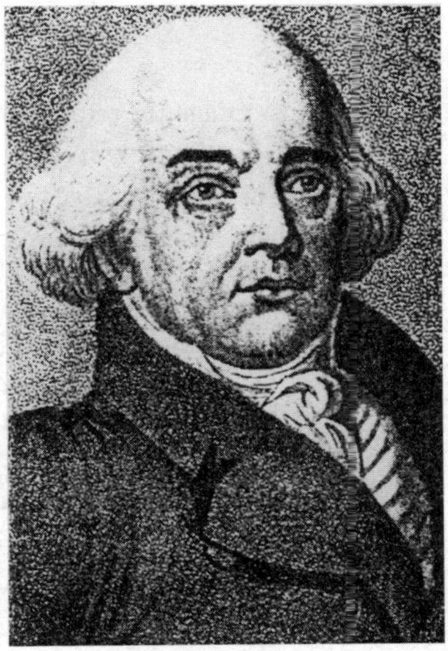

Samuel Hahnemann

Aujourd'hui tout le monde a déjà entendu parler d'homéopathie. Elle a la réputation de guérir d'une manière douce qui fait preuve de sensibilité. Son fondateur, Samuel Hahnemann, qui est né en 1755 à Meissen et est mort à Paris en 1843, se battait en tant que médecin contre les pratiques médicales de l'époque – saignées, emplâtres révulsifs, fers chauffés au rouge, remèdes vomitifs ou laxatifs puissants, pilules hautement toxiques, décoctions, onguents et gouttes avec des composés de mercure, arsenic, acide sulfurique et métaux lourds – qui souvent fatiguaient les malades et les rendaient encore plus malades (Hahnemann).

Les bases suivantes de l'homéopathie sont aussi connues de la plupart des non-initiés :

Le remède préparé pour le malade est une substance qui provoque chez le sujet sain les mêmes symptômes que la maladie même. Le principe qui est à suivre est « le semblable avec le semblable » et non pas comme le font les enseignants de la médecine allopathique[1] de combattre la maladie avec des remèdes contraires toxiques.

1. Hahnemann désignait comme allopathie les méthodes de soin de la médecine d'école officielle, qui mettaient en œuvre des remèdes contre la maladie qui ont une action contraire aux symptômes, par exemple des antipyrétiques lors de fièvre élevée. Tout au contraire, l'homéopathie se sert de remèdes qui lors d'essais provoquent des symptômes qui ressemblent à la maladie correspondante. Les gouttes et granules homéopathiques stimulent l'organisme pour une réaction contraire ; cela signifie qu'ils mobilisent la force vitale et augmentent les propres réactions de défense. Hahnemann a découvert cette règle des similitudes quand il a essayé sur lui-même l'écorce de quinquina utilisée en cas de malaria. Il reconnut qu'à très faible dose chez le sujet sain elle provoquait des symptômes – de type pieds froids, suées, maux de tête, fatigue, nausées, etc. – qui ressemblent à la fièvre intermittente.

Le dosage du remède devait être aussi faible que possible. Il ne s'agit pas de quantités matérielles, mais d'une « information » pour le corps. Les substances utilisées en médecine, qui sous forme crue sont souvent toxiques, sont diluées avec de l'eau et dynamisées ou triturées avec du lactose. Elles sont progressivement diluées et dynamisées jusqu'au degré de dilution souhaité. Enfin, à partir de la vingtième dilution, il n'y a plus présence de la substance d'origine, simplement encore « l'information » qui est transmise à l'organisme par le support, soit l'eau ou le lactose. Plus la dilution est haute, plus l'action doit être puissante.

Cette dilution ou « potentialisation » a depuis toujours été considérée par les matérialistes purs et durs comme abracadabrantesque, non sérieuse. Entre-temps, il a pu être démontré par des travaux pratiqués en laboratoire, par exemple celui de l'Inserm sous la direction de Jacques Benveniste, qu'il existe effectivement quelque chose comme une « mémoire de l'eau » et que les dilutions homéopathiques (D 25) d'IgE (Immunoglobulines E) agissent effectivement par comparaison à une substance « aveugle » (Schiff). Theodor Schwenk et autres chercheurs anthroposophiques sur l'eau ont pu montrer aussi avec la méthode de « formation de goutte », la sensibilité de l'eau comme « chaos sensible » et le rendre visible (Honauer).

Pour les gens d'Asie de l'Est, il est évident que l'eau absorbe et stocke des informations : l'eau est du Yin pur ; et le Yin est toujours un enregistreur facile à retenir, sensible, passif. Masaru Emoto a essayé de le montrer par l'image, en photographiant les fins cristaux d'eau gelée et provenant de sources différentes. Il s'avéra que les cristaux de glace d'eaux de conduites de beaucoup de grandes villes ou de fleuves pollués sont dysharmoniques, incomplets et déformés ; avec de l'eau de sources médicinales ou de l'eau soumise au chant de mantras ou encore programmée par des paroles positives, de belles formes cristallines équilibrées apparaissent, tout comme avec de l'eau qui a été amenée au contact des fleurs ou des plantes médicinales (Emoto).

Vitalité et apprentissage des miasmes

Moins connue que la règle des similitudes et dynamisations, se situe l'arrière-plan philosophique de l'enseignement du médecin Hahnemann. Tous les êtres vivants disposent d'une sorte de force vitale ou *dynamis*, qui s'impose partout dans le corps et – de façon similaire au corps éthérique ou aux forces formatrices de Rudolf Steiner – qui maintient les processus vitaux en fonction. Si ce processus vital quitte l'organisme, alors l'individu est mort. Pour le dire dans les termes mêmes d'Hahnemann : « Chez l'individu sain c'est la force vitale "éthérique" qui agit sans limites en tant que *dynamis* sur le corps matériel, et maintient toutes ses parties dans leurs cours remarquablement harmoniques en sensations et fonctionnalités, au point que notre esprit raisonnable intérieur puisse servir cet ouvrage vivant et sain (notre corps matériel) afin qu'il soit libre pour les besoins plus élevés de notre présence sur terre. » (Hahnemann, Organon).

Plus tardivement, Hahnemann s'occupa avec des maladies qui ont été maîtrisées, mais qui réapparaissaient sous une autre forme et avec de nouveaux symptômes. Dans ces cas, il semble que la force vitale qui irradie dans tout le corps soit désaccordée par un certain agent rendant malade. Cette perturbation se présente alors sous la forme de différents symptômes de maladies. Mais ces signes détectables de la maladie ne devraient pas être confondus avec l'origine, la cause de la maladie initiale. La source de la maladie se situe plus profondément et est pratiquement immatérielle.

Hahnemann reproche à ses collègues médecins, les allopathes, comme il les nomme, de s'arrêter aux symptômes. Avec scalpel, saignées et produits chimiques toxiques, ils essayent de les éliminer. Et s'ils y arrivent, ils parlent d'une guérison réussie. Ce faisant, ils n'ont fait que repousser la maladie plus profondément – contre la nature –, de la peau vers les muscles et les os et, s'ils ont été particulièrement couronnés de succès, jusqu'aux organes internes et le système nerveux. Mais le cours de la guérison se passe toujours de l'intérieur vers l'extérieur, des organes vitaux internes en direction de la surface, jusqu'à ce qu'elle se termine sur la peau – visible comme éruption, picotements, tumeurs, taches, verrues, etc. Les médecins, en combattant les symptômes avec leurs poisons et leurs méthodes atroces, affaiblissent en réalité les forces vitales (*dynamis*) des patients. Mais une vraie médecine devrait avant tout faire attention à maintenir les forces vitales ou même à les renforcer : de ce fait, il est important que l'individu fasse attention à ce qu'il boit et mange, et qu'il vive dans un endroit sain (« pas dans une cave, ateliers humides ou habitations closes »), qu'il apprécie l'air pur et frais et qu'il pratique une activité physique suffisante, qu'il évite chagrins et soucis, mais aussi des traitements médicaux (Hahnemann, Organon).

Après de nombreuses années d'expériences pratiques, Hahnemann en vint à la conviction que la perturbation de la force vitale, qui s'exprime dans les maladies chroniques, repose à la base sur trois différents « miasmes » (*miasma* en grec, « tache, salissure, évaporations rendant malade », (Hahnemann). Ces trois perturbations originelles ou maux ancestraux, qui peuvent se manifester en un grand nombre de souffrances cliniques, il les nomma *psora*, *sykosis* et *syphilis*. Ces termes choisis plutôt arbitrairement – comme il le reconnaît lui-même –, sont en rapport avec les manifestations primaires du mal à l'origine, comme ils se montrent au niveau de la peau : les éruptions psoriasiques, le chancre vénérien et les tumeurs en chou-fleur et verrues.

Psora

Le mot grec *psora* signifie « démangeaisons » et tient certainement du mot hébraïque *tsorat*, « lépreux ». Sous psoriasis, le terme utilisé en médecine d'école officielle, on entend simplement lichen squameux, gale. Cependant, pour Hahnemann *psora* est un monstre à mille têtes de maladies sous différentes formes et apparences et la source de nombreuses souffrances chroniques. Le patient psorique se sent littéralement « mal dans sa peau ». Pour lui, démangeaisons, sensibilité, nervosité en sont les signes ; énervement, souci, jalousie, craintes et tensions sont les apparitions spirituelles qui y sont liées. Les maladies qui s'y rattachent peuvent ressembler à des noms comme asthénie nerveuse, hystérie, hypocondrie, mélancolie, épilepsie et crampes, ramollissements osseux, scrofulose[1], scoliose, cyphose, pourriture osseuse, cancer, mycoses sanguines, goutte et bien d'autres encore (Hahnemann, Organon).

Chez chaque individu et à chaque nouvelle génération, se présentent de « très vieux détonateurs de contamination » dans une forme nouvelle. Peu à peu, après quelques centaines de générations, lors de leur transit dans de nombreux millions d'organismes, ils ont acquis une formation incroyablement diversifiée (Hahnemann, Organon). Hahnemann croyait

1. Scrofulose : définition historique pour faiblesse immunitaire, qui s'exprime par une maladie de peau et des ganglions avec une tendance à des inflammations lentes des catarrhes.

que la plupart des humains sont infectés par le *psora*. Sept huitièmes des maladies chroniques, estime-t-il, reposent sur un *miasma* psorique.

Comme remède principal pour des états psoriques, l'homéopathie connaît le soufre (sulfure).

Sycosis

Syko est le mot grec pour figue. La sycose est l'atteinte par des excroissances et verrues. Cette maladie ancestrale intervient sous de multiples manifestations possibles – élimination liquidienne douce et d'issue profonde, comme gonorrhée, inflammations, nodules, boules de graisse, polypes, verrues, maladies mycosiques – qui selon les circonstances peuvent aussi s'exprimer par des altérations de l'âme ou mentales –, abattements, peurs, fixations, névroses forcées, complexes d'infériorité[2].

Hahnemann a cité le thuya (*thuya occidentalis*, arbre de vie occidental) comme remède principal pour les états sycosiques.

Syphilis

La syphilis clinique se déclare en trois étapes. À la suite de l'infection apparaît en premier une éruption dite chancre, la plupart du temps au niveau génital, mais occasionnellement aussi aux doigts, lèvres ou autres localisations corporelles. En même temps, les ganglions lymphatiques enflent. Après un à deux mois, l'individu se sent malade, a de la fièvre, des maux de tête et des douleurs articulaires, souvent associés avec des éruptions et des tumeurs démangeantes sentant mauvais. Peau, muqueuse et aussi organes internes sont atteints. Les symptômes vont et viennent par étapes. Comme « maître du camouflage », l'épidémie peut simuler un grand nombre de maladies au cours du temps. Au stade final, la syphilis endommage les os, les articulations, attaque les reins, le foie et les tissus nerveux. Des nodules durs, appelés *Gummen* en allemand, se forment avec prédilection au sommet du crâne, le nez, le tibia ou le sternum

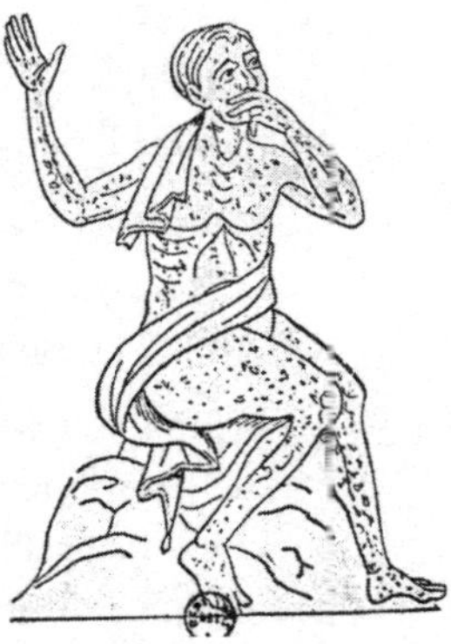

Le syphilitique.
Gravure française XVIe siècle.

2. www.homepage.sunrise.ch/homepage/jaegger/miasma.htm.

et dissolvent les tissus. Le cerveau et les méninges sont également envahis et endommagés (Köster-Lösche).

Quand Hahnemann parle de miasmes syphilitiques, alors il n'est pas seulement question de la syphilis caractéristique, mais d'un grand nombre de maladies dont la symptomatique est décrite comme dégénération et destruction de tissus, de fonctions d'organes, de tumeurs et spasmes, comme ostéoporose, perte musculaire, Alzheimer, Parkinson, sida ou syphilis. Des perturbations congénitales, malformations, dommages à la naissance, *Spina bifida* et la prédisposition aux dépendances en font aussi partie[1].

Le miasme syphilitique consomme la force vitale ou, comme le dit la médecine traditionnelle chinoise, perturbe le Yin du rein, la force vitale que nous avons héritée de nos parents, qui est la base de notre reproduction et que nous pouvons conserver par un mode de vie et une alimentation raisonnables jusqu'à un âge avancé. Sur le plan psychique, le miasme syphilitique s'exprime par des perversions, des violences, dépendances, comportements agressifs, destructifs envers l'environnement et même contre soi-même (autoagression, tendance au suicide). Dans cette optique, est intéressante la découverte de Heidi M., qui a elle-même produit de l'extrait de cardère et découvert lors de l'essai sur elle-même que cet extrait agit contre l'autoagression (voir Index).

Hahnemann a nommé le mercure (*mercurius*) comme remède principal des états syphilitiques, évidemment à une dilution homéopathique dynamisée inoffensive.

Selon l'homéopathe S .Ortega, on peut comprendre la *psora* comme un état de sous-fonctionnement, le manque de réaction ou le défaut, la sycose comme un état d'hyperfonctionnement, les réactions excessives, la syphilis par contre comme une réaction destructive et un dysfonctionnement (Pschyrembel). La syphilis conduit à un effondrement et une destruction de l'organisme et du psychisme.

Pour la médecine actuelle, l'étude des miasmes de Hahnemann est dépassée et peut être reléguée en toute tranquillité. D'un point de vue historique médical, elle est considérée simplement comme précurseur de l'étude des infections. Hahnemann ne pouvait alors encore rien connaître

1. www.homepage.sunrise.ch/homepage/jaegger/masma.htm

des bactéries, bacilles, champignons microscopiques, virus et autres organismes microscopiques comme les provocateurs réels des maladies. Les homéopathes classiques le perçoivent cependant autrement. Ce n'est pas seulement sur la base d'infectants microbiens que les miasmes sont infectants et transmissibles. Ces « évaporations et salissures » sont plutôt à comprendre comme métaphysiques ou archétypiques. La « salissure » morale, le juron apportant la maladie, les conséquences de la haine qui agissent jusqu'au niveau psychosomatique, l'envie, le manque d'amour et les choses de ce genre rendent les individus sensibles aux miasmes qui produisent les maladies. Une poignée de main peu aimable, un sommeil à deux sans amour, une haleine ou un coup d'œil portés par de méchantes intentions, peuvent transmettre une maladie. Des yeux méchants contaminent par le regard tout comme l'haleine soufflée, surtout si la volonté de méchanceté y est liée – ainsi qu'il est écrit dans le *Magischen Handbuch des Sympathie* de 1857 (Kremp) ou « Le Livre magique de la sympathie ». Ceci est également compréhensible du point de vue chamanique. Il est plus moderne de considérer ces miasmes comme des modèles d'informations qui reviennent, comme des parties de champs d'informations, qui agissent par-delà les générations et les espace-temps.

Mercure et la nouvelle syphilis

Conformément à la vision du monde des homéopathes classiques, les maladies étaient autrefois plutôt déterminées par une nature psorique ou sycotique, aujourd'hui de plus en plus souvent de miasmes syphilitiques. Nous vivons à une époque syphilitique, dans un état de « syphilisation » en progrès.

La grande épidémie de syphilis, qui se déclara au XVIe siècle, a tout d'abord été réprimée par du mercure, puis par la préparation à base d'arsenic (Salversan), et en fin de compte par la pénicilline.

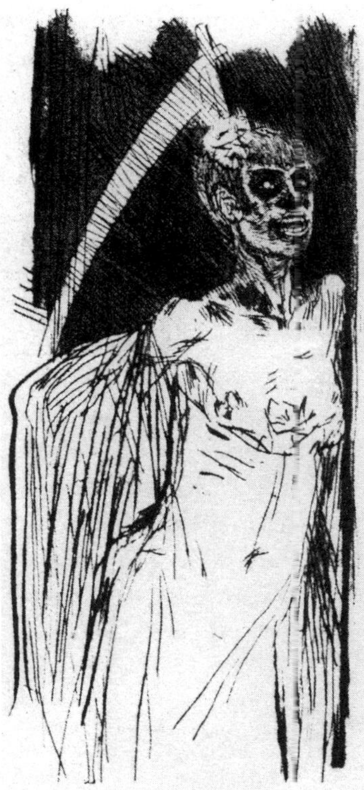

L'Esprit de la syphilis. F. Rops, XIXe siècle.

Maintenant, la maladie revient sous forme de sida, cancer et maladies auto-immunes. Mais aussi sur le plan des pathologies sociales règne le miasme destructif : terrorisme, attentats suicides, dépendances aux drogues comme crack, speed et héroïne, fission atomique, technologie génétique – matériau subissant fission et matériel génétique chaotique – amenés par des cerveaux neurosyphilitiques, dispersion des communautés, voisinages et familles, ruine de la personnalité et de semblables apparitions de décadence en font partie.

La borréliose est désignée par les homéopathes classiques comme la forme la plus récente de la syphilis. Ce n'est pas par hasard que les deux sont reliées par des spirochètes, de minuscules bactéries en forme de serpent. Comme la syphilis, qui fit rage avec beaucoup de virulence au XVIe siècle, la borréliose parcourt trois stades :

1. Peu après la contamination, un premier symptôme se déclare sur la peau : l'érythème migrant de la borréliose comme le chancre primaire en cas de syphilis. Ces deux symptômes cutanés disparaissent de la même façon en peu de temps même sans traitement ;
2. Après un temps de latence, les muscles, articulations et os sont entraînés dans un second stade de la maladie. Comme la syphilis, la borréliose est un « maître du camouflage » et peut, comme nous l'avons vu, simuler de nombreuses maladies, un état qui conduit à de nombreuses erreurs de diagnostic ;
3. Au stade tertiaire, surviennent des crises neurologiques qui peuvent aller jusqu'à des psychoses, schizophrénie, apathie et à des égarements mentaux.

Nos modèles de pensée actuels ne se prêtent pas facilement à l'idée que la borréliose est une nouvelle expression des anciens miasmes syphilitiques. Il est reconnu que les spirochètes en question, *borrelia* et tréponèmes, appartiennent à des genres apparentés et provoquent dans une certaine mesure des symptômes similaires. Mais comment y aurait-il autrement une relation ? Cependant, ne serait-il pas pensable qu'il s'agisse d'un genre de « résonance morphique » comme le formule le biologiste et philosophe de la nature Rupert Sheldrake ? Nous connaissons le concept de résonance (en latin, *re* = de nouveau, *sonare* = sonner) grâce à la musique. Quand un

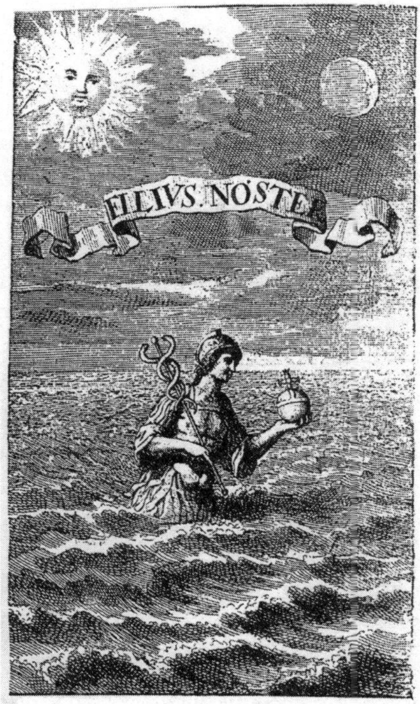

Mercure, esprit du mercure. Baro Urbigerus, *Écritures chimiques particulières*, Hambourg 1705.

diapason est accordé, un autre résonne et tinte à la même fréquence. Selon Sheldrake, les expériences et habitudes des générations passées vibrent en résonance avec celles des jeunes générations, et cela indépendamment de l'espace et du temps. « La résonance morphique n'est pas affaiblie par l'éloignement et elle peut agir depuis le passé jusqu'à l'époque actuelle. Ici ce n'est pas de l'énergie qui est transmise, mais des informations. » (Sheldrake) La déclaration est signifiante parce que Sheldrake n'est pas un vague argumentateur mystique, mais un scientifique expérimental reconnu. L'hypothèse est, comme il le reconnaît, controversée, cependant elle est toutefois expérimentalement démontrable. Il en conclut que des organismes vivants n'héritent pas que de gènes, mais aussi de champs morphogénétiques. « Les gènes sont transmis sous une forme matérialisée et permettent aux descendants de synthétiser différentes sortes de molécules protéiques déterminées. Les champs morphogénétiques sont hérités par une voie immatérielle et pas seulement par les parents vers les enfants, mais sur la base de l'ensemble des espèces vers l'ensemble de la génération suivante. » (Sheldrake) L'épidémie de syphilis qui a frappé l'humanité durant des siècles avec une intensité décroissante fait partie de notre manière de procéder collective, partie de notre matrice ou de notre « champ morphogénétique » qui agit jusqu'à nos jours. Alors, il pourrait tout de même y avoir un lien, si les homéopathes constatent dans la borréliose une résonance morphique avec la syphilis. Hahnemann avertit qu'il faut guérir le Semblable par le Semblable. Comme remède principal lors de la chute de l'énergie vitale par le miasme syphilitique il indique le mercure. Non pas le mercure grossier, hautement toxique (Kalomel, Hg2Cl2), qui a été si volontiers utilisé par les médecins de l'école officielle, mais du mercure sous sa forme pur esprit, hautement potentialisé ou dynamisé.

Le métal fluide et miroitant est apparenté, selon l'étude des anciens dieux planétaires, à Mercure, le dieu avec chaussures ailées. Dans le ciel, comme planète visible, elle se « presse » devant les autres planètes : en 88 jours, toujours à proximité du Soleil, elle parcourt la voie sidérale du Zodiaque. Pour Mars, le chemin par toutes les régions Zodiaque dure deux ans, pour Jupiter douze ans et pour la vieille Saturne lente, trente ans. Mercure, que les Grecs connaissaient sous le nom d'Hermès est un messager des dieux, et en tant que tel un maître de la langue et de la compréhension intelligente. Dans la nuit des temps, il a appris aux humains la pensée et la parole, mais aussi le mensonge et le masque. Il est un dieu des chamans qui peut dominer les frontières, toutes les frontières, même celles du domaine des morts. C'était lui qui autrefois a délivré Perséphone, cette fille déesse des fleurs, du monde inférieur et c'est lui aussi qui conduit les morts au-delà du seuil vers Hadès. Comme franchisseur de frontières, c'est le patron des guérisseurs et des médecins, des commerçants, mais aussi des brigands, voleurs, menteurs, espions et acteurs. Il est considéré comme le maître du camouflage. Ses masques sont très variés. Il circule partout incognito.

Le symbole de mercure est le serpent. Il porte comme signe, le bâton entouré du serpent, le bâton d'Esculape ou caducée, qui sert aux médecins et pharmaciens comme signe de leur corporation : le savoir, le poison et contrepoison, qui dans l'image montrent les deux vipères appariées qui se maintiennent en respect mutuel. En fait, c'est un bâton chamanique, un bâton magique. Du fait que Mercure est aussi le maître du commerce et des relations au-delà des frontières, de la circulation de l'argent et du flux des devises, les négociants ont aussi le bâton avec serpent comme insigne : c'est le signe du dollar $.

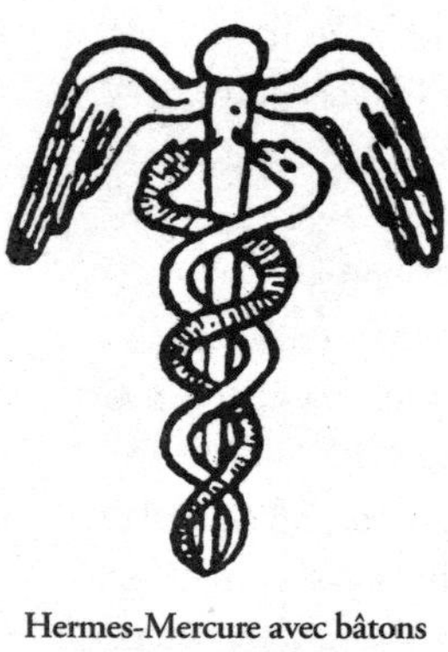

Hermes-Mercure avec bâtons en forme de serpents. Stolzenberg, Frankfurt, 1624.

Dans l'organisme, Mercure est compétent pour les poumons, qui relient par la respiration le monde intérieur et le monde extérieur, l'âme humaine et l'âme du monde. Selon la vision humoropathologique, il maintient aussi en mouvement les fluides corporels, la lymphe. Mercure/Hermès est transsexuel, hermaphrodite, il domine aussi avec facilité les frontières sexuelles. Et les frontières de la compréhension parce qu'il est le bavard, le politicien médiatique qui promet tout, le filou renfermé et le fou du roi à la cour du roi des dieux, Jupiter. Comme farceur méchant il est le seul qui peut dire certaines choses au roi et qu'aucun autre n'oserait dire – à l'occasion même l'amère vérité.

Nous reconnaissons rapidement dans l'image de cet archétype que Mercure est aussi le souverain de l'esprit de notre époque. Il commença son règne quand, avec Colomb, vers la fin du XVe siècle, les frontières du monde moyenâgeux ont été pulvérisées et que l'époque du commerce mondial a commencé. Comme dieu du *ratio* et du négoce mondial, il a sonné l'ère des montres et de la mécanique. L'ère de la science et des machines a commencé. Les porteurs du savoir ancien « superstitieux » ont dû abdiquer. Son entrée au pouvoir marque aussi l'épidémie de syphilis, la maladie « serpentine » (du latin *serpens* = serpent), qui à l'époque s'est répandue à toute allure.

Est-ce un hasard que les spirochètes pleins de vie soient de minuscules « serpents » qui traversent rapidement l'organisme ? Les borrélies aussi ressemblent à de petits serpents. Elles aussi sont pleines de vie, passe-partout, insaisissables comme le métal fluide qu'est le mercure. Comme nous l'avons vu, elles se transforment continuellement, perdent leur forme de serpent et se transforment en boules, se rendent quasiment invisibles,

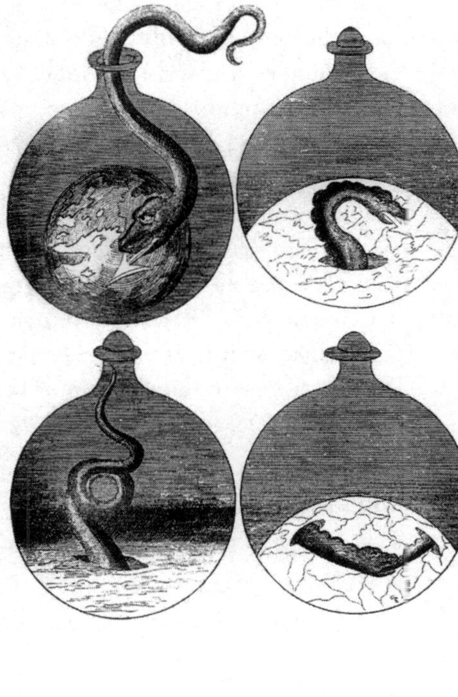

Mercure comme serpent pénètre et féconde le monde. Tiré de J.C. Barchusen, *Elementa chemicae*, Leiden, 1718.

s'encapsulent et reprennent à nouveau plus tard leur forme enroulée de serpent, en forme de tire-bouchon. Ni dans des tests ni dans les laboratoires elles ne se laissent enfermer. Elles aussi sont transfrontalières : sans problèmes elles traversent la barrière hématoencéphalique, sans problèmes elles se promènent d'une espèce à l'autre, de tiques à souris, chevreuils, humains, lézards, mouches, insectes piqueurs, etc. Personne ne sait vraiment combien il y a de cas de borréliose ou de nouvelles infections annuelles, mais si les estimations de quelques experts s'avèrent exactes – un quart de million aux USA, 100 000 en Allemagne – alors on peut qualifier aussi les taux d'infections de « mercuriels ».

Ainsi considéré les borrélies, ces récentes éditions de l'épidémie des virulents tréponèmes, appartiennent à l'ère mercurielle, qui à une vitesse folle comme un ouragan converge vers son point culminant. Commerçants, négociants, politiques, flux touristiques fusent en masse et bruyamment à travers le monde, qui est devenu un monde globalisé. Les frontières tombent : les frontières entre pays, entre sexes, entre bonnes manières. Les satellites, Internet et radio transmettent un flux de données, images, informations qu'aucune âme ne peut plus digérer. Par la bourse transitent journellement des billions de dollars virtuels, euros ou yen en ondes électroniques à travers le globe. Drogues de stylistes, psychodrogues laissent s'évanouir – c'est au moins ce que l'on croit – des frontières métaphysiques, que seuls maintenant des chamans peuvent maîtriser grâce à une sévère ascèse. Mais plus rien ne va vraiment en profondeur parce qu'il manque au miroitant dieu Mercure la sagesse de Jupiter ou de la lourde planète Saturne. Les comédiens et divertisseurs, qui autrefois appartenaient à la classe des mendiants et au peuple en roulotte des marchés annuels, deviennent chefs d'État et gouverneurs. Les as de la vitesse comme Michael Schumacher sont fêtés comme des demi-dieux. Le calculateur électronique, l'ordinateur, est un autel sur lequel la communion avec le dieu Mercure est célébrée tous les jours, et le show de la parole est son culte.

Magie de la parole

Les trois maux de base ou miasmes apparaissent de manière très diversifiée et avec des milliers de symptômes. Pour la médecine d'école officielle, ce sont cependant des maladies séparées, différentes. En suivant le modèle

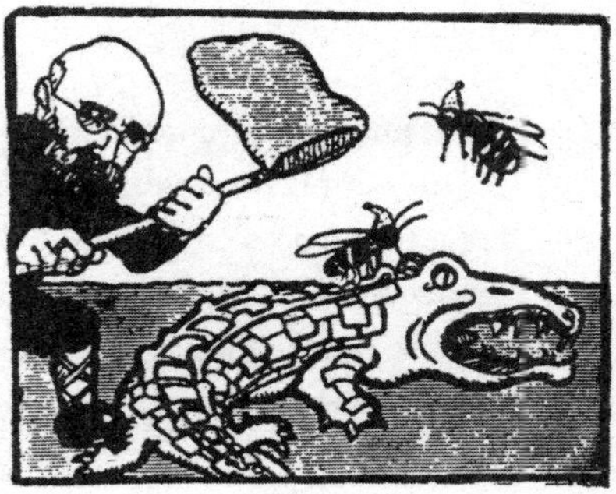

Robert Koch en tant que chasseur de microbes.

biologique, chaque maladie ressemble à un genre ou une espèce zoologique. Des chasseurs de microbes, comme Robert Koch, Emil von Behring ou Louis Pasteur, étaient convaincus que chaque apparition individuelle d'une maladie pouvait être associée à un micro-organisme pathogène.

Pour Hahnemann cependant, toutes les apparitions de maladies étaient des symptômes d'une faiblesse de l'énergie vitale située plus profondément. Même pour ses partisans ultérieurs, les micro-organismes ne comptaient pas comme les responsables de la maladie, mais ils envahissaient simplement des tissus affaiblis, de la même façon que les scarabées des écorces infestent les pins qui auparavant avaient déjà été affaiblis par l'*electrosmog*, des rayonnements de relais téléphoniques, pluies acides ou dommages dus à des tempêtes.

Hahnemann émet un avertissement quant à la fascination des noms et descriptions de maladies. Selon les circonstances de la vie, le genre du lieu de vie, les bonnes ou mauvaises habitudes, l'hérédité ou la constitution des personnes individuelles, les symptômes secondaires (du primaire d'un miasme de base) vont apparaître de façon différente. Ces mauvaises humeurs ou souffrances sont alors faussement mentionnées sous une quantité de noms individuels comme étant des maladies uniques en soi (Hahnemann).

« Combien existe-t-il de noms non abusifs, de significations différentes, sous lesquels on entend des états maladifs très différents ressemblant souvent à un seul symptôme comme : fièvre froide, jaunisse, hydropisie, phtisie, leucorrhée, hémorroïdes, rhumatismes, crampes, hystérie, hypocondrie, mélancolie, manies, hâle, paralysie, etc., que l'on désigne comme étant des maladies à part entière et constantes et que l'on traite par les mesures habituelles introduites ! » En d'autres mots, la maladie selon Hahnemann n'est pas une chose classifiable, mais un processus évoluant qui découle selon un principe ancestral spirituel d'un miasme donné. « Les désignations inutiles et non utilisables de maladies ne doivent pas avoir d'influence sur la méthode de soin du véritable artisan de la guérison. » (Hahnemann). Le médecin, écrit-il plus loin, ne doit pas manipuler des noms, mais étudier le plus précisément possible des phénomènes, le tableau de la maladie individuelle.

Selon ce point de vue il n'y a pas de sida, pas de cancer et pas non plus de borréliose. Ou comme l'a dit un jour Rodolf Steiner : « Il n'existe en fait aucune maladie, mais seulement des individus malades. » (Steiner). Le médecin Edward Bach aussi, qui avait une fine sensibilité pour les énergies éthériques agissant derrière les apparitions matérielles, reconnut que les choses du monde apparent ne sont pas fixées une fois pour toutes, les maladies à tout le moins. Aussi, même si la terminologie médicale éveille les apparences, il s'agit de choses concrètes, elles sont cependant des apparitions continuellement errantes. Pour le découvreur des essences de plantes, lesdites maladies ne sont pas non plus à exprimer comme primaires sur la base de phénomènes mécaniques, chimiques ou biologiques, mais comme des dysharmonies énergétiques qui en fin de compte reposent sur des fausses dispositions et représentations spirituelles (Scheffer/Storl).

Clemens Kuby aussi, à la suite de l'expérience personnelle avec la maladie (paralysie transversale) et par discussion de pensées du bouddhisme, arriva à la conclusion qu'il est nocif de matérialiser des maladies en choses : « Je ne reconnais simplement pas les troubles comme des maladies. Je les ignore, ne leur donne pas de noms et me conduis comme si elles étaient une rumeur que quelqu'un a inventé [...]. Des maladies sans nom disparaissent plus rapidement. » (Kuby). Cela est évidemment un point de vue radical. Selon ce point de vue, la médecine d'école officielle est soumise à une magie primitive des noms : si l'on connaît le nom, alors on croit maîtriser l'être. Il en était déjà ainsi dans les contes de Grimm.

Le mot borréliose aussi agit comme un nom magique. Si on s'y identifie et si on se fixe dessus, alors on l'a attrapée. Il y a effectivement des gens qui sérieusement demandent : « La borréliose ? Est-ce qu'au moins elle existe ? »

L'homéopathie lors de borréliose

Quand la tique a piqué, on peut prendre, à titre préventif contre la méningo-encéphalite à tiques (FSME), la nosode homéopathique « Fièvre à tiques D200 ». Elle agit aussi encore dans l'espace des six premières heures après la piqûre et devrait aussi aider contre les conséquences d'une vaccination allopathique contre la FSME. Dosage : 2 à 3 gouttes ou globuli ; à répéter après dix minutes.

Beaucoup d'homéopathes sont d'avis que la nosode borréliose D200 ou C200 est également adaptée comme protection contre une contamination par les spirochètes-borrélies. La protection dure environ un an et devra être renouvelée.

Pour les forestiers et amis de la nature, qui lors d'abattages d'arbres, de promenades, de camping ou de parties de pêche ont été piqués par une tique, il existe un remède de premier soin homéopathique : Ledum C30 (*Ledum palustre*). Dosage : durant trois jours, chaque fois un globule par jour, puis encore une fois le 6ᵉ et le 12ᵉ jour un globuli de la nosode Borrélie (Stolze).

En médecine populaire, le *Ledum* est utilisé comme diurétique et sudorifique en cas de rhumatismes, arthrite et arthrose. À hautes doses il est toxique, irritant des nerfs et de l'estomac. À la campagne, le *Ledum* a été utilisé occasionnellement comme abortif ou comme additif dans les brasseries de bière (Grutbier). Des peuples sibériens utilisaient les feuilles, à côté du sureau, pour des fumages en profondeur (Rätsch).

Les recherches du Dʳ Peter Alex livrent une nouvelle évaluation homéopathique. Comme remède qui correspond le mieux à la symptomatique épidémique de la borréliose, il tomba sur *Aurum arsenicosum* C200, une liaison entre deux remèdes principaux antisyphilitiques, *Aurum metallicum* (or) et *Arsenicum album* (arsenic)[1], (Stolze).

1. http://www.gudjons.com/franz.htm

« Le refuge pour la nuit en solitaire m'a dépité. Mais il est complètement épouvantable de craindre les serpents sur le chemin de l'amour et de trouver du poison sous les roses de l'envie, quand au meilleur instant qui donne la joie, se rapproche de ta tête baissée un souci. »

Johann Wolfgang von Goethe
Élégies romaines

« Parce que les lèvres de la femme étrangère ruissellent de miel, sa bouche est plus lisse que l'huile.

Mais finalement, elle est amère comme l'absinthe, tranchante comme une épée à double tranchant.

Ses pieds descendent dans le monde des morts… »

Le livre des Proverbes,
chapitre 5, versets 3-5

LE JURON DU DIEU SOLEIL

Vers la fin du XVe siècle – 150 années après la dernière épidémie de peste –, un virulent fléau épouvantable frappait l'Europe, l'épidémie « serpentine », la syphilis, appelée aussi « maladie française », « peste sexuelle », « épidémie de l'envie ». On l'appelait aussi syphilis d'après un berger de l'Antiquité du nom de syphilos. Dans les chaudes journées de canicule, ce berger jurait contre le soleil qui laissait faner l'herbe des pâturages. Il évita de faire l'offrande au dieu Soleil Apollon et à la place fit l'offrande à l'État, au roi. Apollon se mit en colère et envoya une maladie contagieuse qui le parsema de furoncles. Le roi aussi en fut envahi.

La borréliose est, comme déjà évoqué, la plus jeune sœur de la syphilis. Dans cette relation, il est utile d'analyser de plus près cet état d'affaiblissement, ses expressions culturelles et les essais de guérison. Tout porte à croire qu'il s'agit d'une maladie introduite du Nouveau Monde. Le hasard a voulu qu'au cours de l'invasion des temples du soleil indiens elle soit arrivée en Europe par les conquérants espagnols. En Alabama, l'historien de l'Antiquité, Alés Hrdlîcka, a exhumé des squelettes précolombiens sur lesquels il a pu constater qu'ils présentaient des dommages syphilitiques typiques. En Europe, au contraire, les squelettes présentant des lésions syphilitiques ne proviennent qu'exclusivement de la période après C. Colomb (Bergun/Laugier). De même que les Indiens mouraient de « simples maladies infectieuses de l'Ancien Monde – grippe et maladies infantiles comme coqueluche, oreillons ou rougeole –, les Européens de leur côté avaient un déficit immunitaire en ce qui concerne l'agent pathogène de la syphilis.

Étoiles malveillantes

Les marins de C. Colomb ont séjourné six semaines complètes dans l'île paradisiaque de Haïti. Généreusement, les femmes karibi leur ont offert leurs faveurs. Mais déjà lors du voyage de retour – comme en informe Fernandez de Oviedo –, le timonier de l'Amiral tomba malade d'un nouveau genre de « variole ». Le 4 mars 1493, les bateaux jetèrent l'ancre dans le petit port de Palos. Que font les marins quand après un long séjour en mer ils arrivent enfin à nouveau sur la terre ferme ? Ils boivent et ont des rapports avec des péripatéticiennes du port. Des experts épidémiologistes disent qu'un seul sujet infecté aurait suffi pour déclencher cette épidémie – comme une étincelle qui attise un incendie.

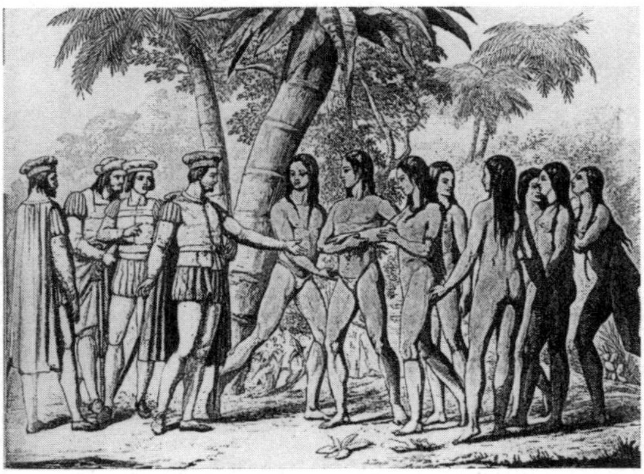

Des Espagnols prennent des femmes que les Indiens leur ont offert en cadeau. Gravure italienne, 1825.

Peu après, les conquérants arrivèrent à Barcelone en grand triomphe officiel ; ils exposèrent les bijoux en or indiens, des perroquets colorés, des fruits et épices inconnus et six prisonniers indiens. Les marins furent les héros du jour auxquels s'adonnaient les filles – comme les groupies le font de nos jours pour leurs stars (Venzmer). Peu après, la maladie « serpentine » se répandit dans la ville. Les hôpitaux se remplirent de courtisans et courtisanes qui étaient couverts de boutons. Le couple souverain, Isabelle et Fernando, ont fui dans les montagnes ; ils interdirent à Colomb d'importer de nouveaux Indiens comme esclaves.

Au cours de la même année, le roi français Charles VIII pénétra en Italie avec une armée de mercenaires, péripatéticiennes comprises, pour annexer le domaine royal de Naples. Les défenseurs étaient entre autres des serviteurs espagnols (prisonniers de guerre) mais aussi des marins « remerciés », qui de Barcelone vinrent en aide à l'empereur Ferdinand. Après trois semaines de siège, la ville tomba, beaucoup de serviteurs espagnols coururent vers les

Français et les vainqueurs se contentèrent avec la gent féminine. Bientôt se déclara dans la garnison des Français une « peste sexuelle ». Les individus touchés – comme le dit un témoin oculaire – « étaient couverts de la tête jusqu'aux genoux avec un épouvantable genre de boutons galeux si infectant qu'ils se souhaitaient la mort dans la solitude, abandonnés par tous les camarades. [...] Chez beaucoup d'entre eux d'épaisses tumeurs verruqueuses poussaient dans le visage et s'ouvraient avec une odeur pestilentielle », (Venzmer). Des huit mille Suisses qui ont suivi Charles VIII en Italie, il en résista un misérable reste de cent quarante-huit qui atteignit leur ville natale de Bern. De peur de l'épidémie, on leur ferma les portes de la ville. Toute plainte ne servait à rien, même les lépreux évitaient les revenants.

L'épidémie s'étendit à toute allure. Particulièrement parmi la couche supérieure de la société à la morale plutôt « relâchée », dans la noblesse ecclésiastique et temporelle, la « maladie française » faisait rage – c'est ainsi que les Espagnols, les Anglais, les Italiens, les Hollandais et les Allemands appelaient la nouvelle maladie vénérienne. Pour les Portugais c'était la maladie « castillane », pour les Polonais « l'épidémie allemande », pour les Russes la « polonaise », pour les Perses la « turque » et pour les Français « le mal de Naples ». Les Indiens auxquels le navigateur Vasco de Gama a transmis l'épidémie, l'appela la « maladie portugaise ».

Le petit bouton rouge qui se montrait après l'infection sur la peau – de façon similaire à l'érythème en cas de borréliose – passait la plupart du temps inaperçu. Il guérissait vite. Cependant par la suite, après quelques mois, au second stade de la maladie, suivirent des crises de fièvre et peu après d'insupportables maux de tête et douleurs articulaires. La seule solution pour les calmer était représentée par le suc laiteux de l'opium. Peu après, s'étendaient des pustules

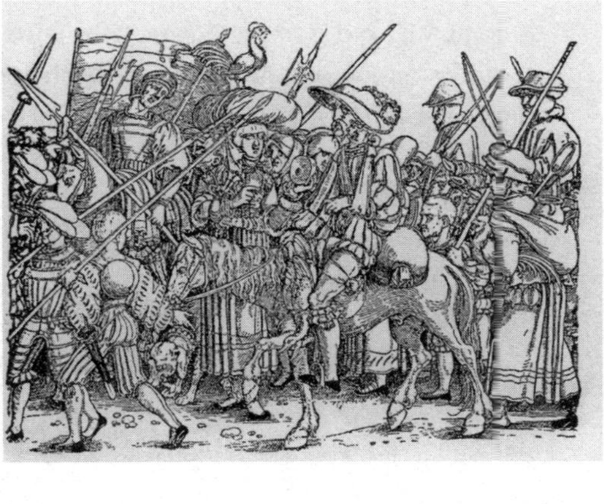

Défilé de soldats avec armes et bagages. Sculpture sur bois de H.S. Beham, XVIe siècle.

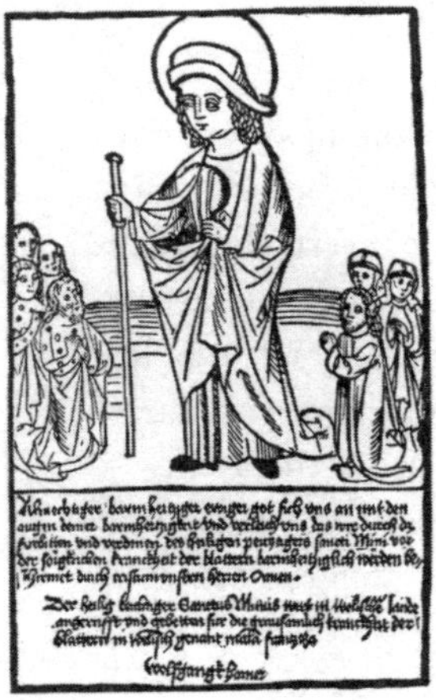

Saint Minus, saint patron contre la « maladie française ». Sculpture sur bois de W. Harner, XVe siècle.

aqueuses sentant mauvais, surtout dans le visage et aux mains. Là-dessus proliférèrent des tableaux de pustules verruqueuses, surtout au niveau des parties intimes du corps.

Pendant que l'épidémie suivait son cours catastrophique, les médecins sans conseils recherchaient en vain dans les écrits de Galien, mais l'apprentissage des fluides corporels ne donnait rien à ce sujet. On a essayé avec des cataplasmes de sucs rafraîchissants, des plantes amollies : semences de lin, de plantain, de fenugrec, de mauve et de violette. On essaya avec de la gomme mastic, du miel, de la graisse d'oie et les racines astringentes de narcisse du fait que celles-ci, en tant que plante de Mars, semblaient proposer l'arrêt de la colère d'une Vénus en colère (Griggs). Tout cela sans succès. Même les huiles saintes mises à disposition par l'Église ou les saints patrons protecteurs – le souffrant Hiob, le saint breton Minus, qui autrefois avait soigné les « intouchables », saint Fiacre, le patron des jardiniers et adapté pour le cancer, lichen et fistule anale – ne purent agir en rien. La première vague de syphilis se déroula absolument vers la mort ; les Européens n'avaient encore aucune immunisation contre les violents spirochètes.

La confusion en rapport avec la particularité et la nature de la nouvelle épidémie, qui a ébranlé la société européenne d'autrefois, ressemble à la confusion actuelle en rapport avec la borréliose. Est-ce que c'est l'air vicié, un rapport sexuel impur ou le miasme nocif d'influences stellaires défavorables qui sont responsables ? L'empereur Maximilien rendait responsable de la « méchante variole » tout comme des mauvaises récoltes, chaleurs et tempêtes qui sévissaient entre 1490 et 1495 dans le pays, une punition de dieu, et il publia un « édit contre les hérétiques ». Des érudits rendaient responsable du désastre la constellation de trois planètes. Mars et Saturne, les deux planètes de la malchance se trouvaient quelques années auparavant dans le Scorpion, configuration qui est compétente dans le domaine des organes sexuels. Là, elles étaient en conjonction avec la bonne planète

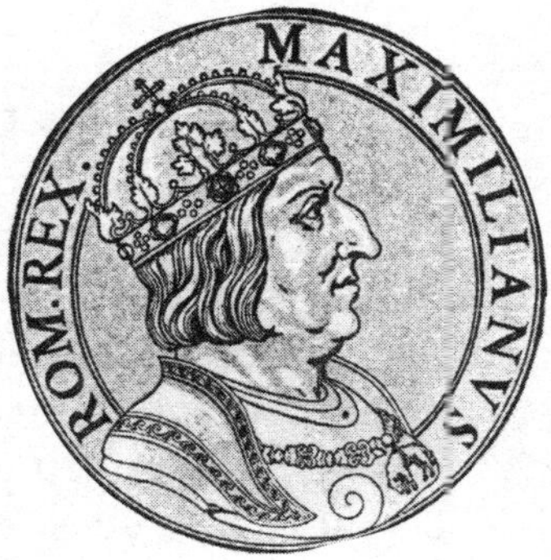

Empereur Maximilien.

Jupiter qu'elles ont vite réprimée. L'érudit espagnol Gomara supposait par contre que ce sont les pratiques de la sodomie sur des lamas par les Sud-Américains qui aurait permis à l'épidémie de se révéler et l'Anglais John Josselyn rangea la cause de la maladie dans la pratique du cannibalisme (Vogel). Enfin, Ulrich von Hutten croyait que c'étaient de minuscules « vers ailés » qui provoquaient la maladie.

Aujourd'hui, on part plutôt du principe que les spirochètes (*Treponema pertenue*), qui avaient provoqué en Karibie l'endémique framboisie (en anglais *yaws*) et ont été transmises par des insectes ou le contact étroit entre peaux, ont muté en Europe en spirochètes syphilitiques (*Treponema pallidum*), (Burgun/Laugier). La framboisie n'est pas à distinguer cliniquement et sérologiquement de la syphilis (Pschyrembel). Elle présente les mêmes symptômes et stades de la maladie : au départ chancre, comme second symptôme des éruptions sur tout le corps, et enfin, après cinq, dix ou plus d'années, la framboisie tertiaire qui peut se manifester sur la peau, dans les os ou les articulations.

Bois divin ou mercure ?

Quand ils constatèrent que leurs méthodes conventionnelles humoropathologiques de guérison ne portaient pas leurs fruits, les médecins se souvinrent du vieux dicton d'école « *Ubi malum ibi remedium* » – là où apparaît la maladie, là aussi se trouve le remède. Alors on chercha dans le Nouveau Monde le remède et on le trouva chez les femmes indigènes qui avaient partagé le lit avec les colons espagnols. Bientôt les individus européens contaminés, qui étaient assez riches et qui pouvaient s'en prendre le temps, naviguèrent vers le Nouveau Monde pour se faire soigner. Les cures qui se passaient dans les huttes des guérisseuses – certainement elles étaient chamanes – furent couronnées de succès.

Il y a différents rapports sur le cours de ces cures. Deux jeunes nobles français, qui en Europe avaient déjà essayé plusieurs cures sans succès, ont été guéris à Porto Rico par une Indienne. Ils décrivent cette cure comme suit : la femme cueillait des rameaux en fleurs bleues des arbres nommés gaïac, les mâchait et les faisait bouillir dans un récipient d'argile. Chaque matin, ils devaient boire une grande quantité de cette bouillie et se soumettre durant la journée à des efforts faisant abondamment transpirer. Après six semaines, les tumeurs disparurent et ils rentrèrent guéris à Paris (Griggs). L'Italien Petrus Martyr de Angleria, secrétaire du Conseil de l'Ouest de la couronne espagnole, décrivit en premier, dans une œuvre déjà commencée en 1493, la cure de syphilis en Hispanola (Haïti) chez les Indiens Taino : « Ces malades sont notamment guéris dans le cas où ils absorbent le jus du bois de gaïac, qui est généralement connu en Espagne, et qu'ils renoncent durant trente jours à toute nourriture et toute boisson habituelle, particulièrement le vin. » Gonzales Fernandez de Oviedo y Valdès décrit également, en 1526, des recommandations diététiques, l'absorption de la décoction du saint bois et des cures de sudation. Par là, de grands espoirs furent éveillés. Immédiatement, l'empire bancaire et du commerce d'Augsbourg fit l'acquisition du monopole de l'importation du bois auprès de l'empereur auquel ils extournèrent ses lourdes dettes. À côté de l'or et de l'argent des Incas et des Aztèques, les navires rapportaient maintenant de façon massive le bois convoité vers l'Europe, et qui fut alors vendu auprès des pharmacies. C'était un bon marché. Le bois est par ailleurs si dur qu'il ne se laisse pas facilement râper. Avec une densité de 1,55, le bois de gaïac brun-noir est d'ailleurs le bois le plus dur. Il est si lourd qu'il ne flotte pas sur l'eau, mais sombre. Les pharmaciens firent couper et sculpter le bois par des détenus et prisonniers avant qu'il soit macéré et bouilli pour l'usage médicinal. Dans la vieille ville de Strasbourg existe toujours le « Raspelhaus » dans lequel les prisonniers devaient traiter le bois de gaïac.

Bois de gaïac

(*Guajacum officinalis* et *Guajacum sanctum*)

L'arbre toujours vert de la famille des *Zygophylliacae* est aussi appelé en allemand *Pockholzbaum* ou *Franzosenholzbaum*. L'arbre, dont les charmantes fleurs bleu clair sont les fleurs nationales de la Jamaïque, pousse dans l'espace de la Karibie en Floride du Sud jusqu'aux forêts vierges sud-américaines. En Europe, les gaïacs sont connus de l'époque du carbonifère, de l'oligocène inférieur il y a 25 à 38 millions d'années.

Le nom *gaïac* provient de la langue des anciens Indiens Karibi. *Guayacan*, *hujacam* ou *hoaxacan* signifie « bois de vie ». Comme remède pour la syphilis, les pharmaciens désignaient le bois sous *Lignum benedictum*, *Lignum sanctum* ou *Lignum vitæ*. Du bois qui, comme l'écrit Petrus Martyr, « est coupé en petits morceaux et broyé, on prépare un médicament par décoction qui chasse le mal syphilis des os et de la moelle épinière. » (Wolters) Encore aujourd'hui, les décoctions de gaïac comptent chez les Sud-Américains comme remède sudorifique en cas de rhumatismes, syphilis, vertiges et épuisement (Râtsch).

L'enthousiasme pour le bois guérisseur a conduit à l'exploitation abusive au point que le bois a presque disparu et qu'il figure aujourd'hui sur la liste rouge des espèces menacées. Concernant l'activité et les composants, l'ethnopharmacologue Christian Rätsch écrit : « La résine amorphe a une odeur piquante – irritante et est composée d'acide gaïaconique, d'acide gaïanique, d'acide résinoïde de gaïac cristallisé, d'un colorant jaune et d'une gomme. Le bois contient par ailleurs une huile essentielle composée de guaïol, guaïazulène et guaïoxyde, vanilline et saponine. Les composants ont une action sudorifique et diurétique, ainsi qu'une action stimulante des reins et du foie. » (Rätsch).

L'humaniste Ulrich von Hutten, qui a été contaminé par la syphilis à l'âge de vingt ans, a essayé la cure de bois de gaïac. Convaincu qu'elle l'a aidé, il écrivit une attestation enthousiaste pour l'écorce de gaïac. Cependant, quand le noble chevalier mourut misérablement à l'âge de 35 ans de la maladie (ou des conséquences tardives de la cure de pommade au mercure qu'il a également

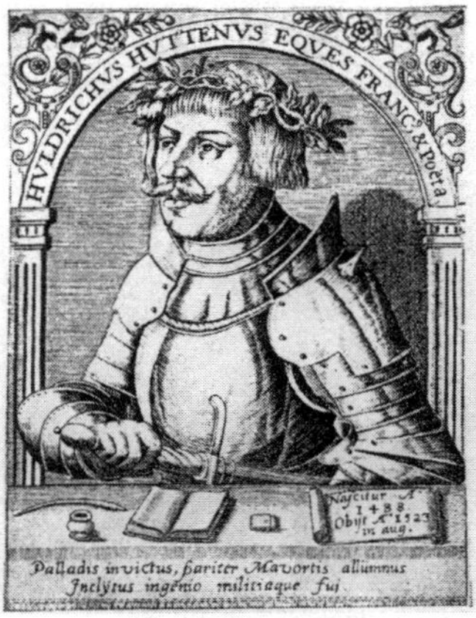
HVLDRICHVS HVTTENVS EQVES FRANC. & Poeta
Palladis invictus, pariter Mavortis alumnus
Inclytus ingenio militiaque fui.

Ulrich von Hutten

essayée), le soupçon s'endurcit que ce remède miracle tellement prisé était cependant inutile.

Ulrich von Hutten n'avait cependant pas tout à fait tort. On sut entre-temps que cette maladie vénérienne se laissait guérir avec du bois de gaïac à condition de faire correctement la cure. Les Indiens n'utilisaient pas le bois en soi, mais avant tout la résine. Ils obtenaient celle-ci en coupant les branches de l'arbre et en allumant le bout externe, sans les écorcer. De ce fait, la résine rouge-brun s'écoulait et était ensuite roulée en pilules de la taille d'une noix qui devaient être conservées à l'abri de la lumière. Dès que la lumière du soleil colorait la résine en verdâtre, le remède devenait inefficace. Avant usage la résine était impérativement pulvérisée et dissoute dans de l'eau bouillante (Stammel). La cure durait en général six semaines ; les patients étaient contraints à l'abstinence et à la sobriété, faisaient jeûne ou mangeaient selon un régime particulier et prenaient des bains de vapeur chauds journaliers. Sous ces conditions, le dérivé phénolique guaïacol de la résine pouvait tuer les spirochètes Treponema (Griggs). Pour les Européens, tout cela était trop compliqué, trop étranger. Les médecins ont regardé – déjà autrefois – la substance avant tout sans se soucier du contexte culturel et rituel dans lequel la décoction est apparue comme remède.

Aux environs de 1530, les médecins se tournèrent de plus en plus vers les remèdes minéraux de la tradition alchimique arabe. Qu'on se souvienne de la « pommade sarrasine » contenant du mercure, l'onguent *Ungentum saracenum* que les Templiers ont rapporté du pays du Levant. Cette pommade avec laquelle barbiers et chirurgiens qui avaient roulé leur bosse traitaient avec un certain succès lèpre, gale et parasites de la peau était beaucoup plus facile d'utilisation que la cure de gaïac, compliquée. Malheureusement, la pommade était hautement toxique. À côté du mercure, elle contenait du suc d'euphorbe (*Euphorbia hirta*) qui était utilisé pour attirer vers la peau des vésicules, et l'huile irritante issue des semences de *Delphinium staphysagria* qui était utilisée pour empoisonner les puces, souris et rats. Les composants étaient introduits dans de la graisse de porc qui transportait bien les substances toxiques à travers la peau. Même si les patients s'intoxiquaient de façon aiguë, la pommade semblait être le seul remède qui aidait vraiment et rapidement si appliqué sur les tumeurs.

Heure de naissance de l'antibiose chimique

Paracelse aussi, sûrement pas un ennemi des plantes médicinales, propagea une cure de pommade au mercure contre la terrible épidémie. Une fois de plus, l'entreprise commerciale des Fugger était là et se rendit maître des mines de mercure d'Espagne. Ceci représente l'heure de naissance de la chimiothérapie dans toute sa portée. Par ailleurs, cela était considéré comme moderne de mépriser la « corvée de racines » et d'exercer à la place la profession de médecin avec des substances agissant drastiquement, des substances préparées de façon alchimique et des substances chimiques. Les plantes médicinales semblaient en contrepartie ne pas agir. Le patient buvait des tisanes et rien ne se passait ; si cependant c'était une crème appliquée, alors le corps réagissait de façon la plus violente. Le flux de salive et de transpiration forçait l'élimination des mauvais fluides corporels, disait-on.

De la complexité des plantes médicinales et de leurs interactions avec les tout aussi complexes réactions immunologiques de l'organisme, les médecins d'alors n'y comprenaient quasiment rien. Et le savoir intuitif, clairvoyant de simples guérisseurs concernant les plantes leur était depuis longtemps ravi. Combien c'était plus simple pour eux de comprendre l'action manifeste des produits chimiques toxiques. On croyait que par des préparations alchimiques – calcination, sublimation, distillation, fusion, trituration, etc. –, les huiles, poudres, sels et pommades produites à partir d'arsenic, mercure, plomb, antimoine et acide sulfurique pouvaient leur enlever leur toxicité. Une idée fausse !

Quand alors d'autres plantes médicinales d'Amérique ont été connues, avec lesquelles les Indiens guérissaient avec succès l'épidémie, le traitement par le mercure faisait déjà irrévocablement partie intégrante de la pratique médicale. Les seules plantes qui ont été conservées ont été les plantes toxiques (ciguë, aconit, digitale), des plantes laxatives et vomitives (ipéca, sené, résine de Jalap, scammonée) et des remèdes anesthésiants (opium), mais là aussi il s'agissait maintenant d'en extraire, d'en cristalliser les principes actifs – la « quintessence » ou « Arkana ». Toute la thérapeutique a été réorganisée en conséquence du fait des spirochètes !

Tous les deux jours, les individus touchés se laissaient maintenant tous enduire avec cet onguent gris, cinq à six fois de suite, par des assistants médicaux gantés. Les médecins trouvaient que ce n'était pas digne d'y mettre la main eux-mêmes. Les aides médicaux spécialisés dans le domaine de la syphilis, qui se rendirent bientôt indépendants, les « baigneurs », masseurs, dentistes et barbiers, sont entrés grâce à cette thérapie dans le rang des charlatans. Effectivement, le métal fluide tue les vilaines spirochètes. Cependant, il y avait le danger que la fameuse cure ne tue pas seulement l'agent pathogène, mais également l'hôte.

Quand alors peu après l'application de la pommade, l'intoxication au mercure apparaissait, les malades se portaient très mal. Ils bavaient sans arrêt, transpiraient, tremblaient sans aucun contrôle, avaient des diarrhées chroniques et des coliques intestinales. Par la suite, ils étaient sans appétit, apathiques, abattus ; des tumeurs se formaient sur la langue et au niveau du palais, la peau devenait jaune parce que le foie était atteint, les cheveux tombaient par touffes, les dents se coloraient en noir et devenaient branlantes ; cela conduisait à l'anémie, à des inflammations rénales et intestinales. Les médecins interprétaient ces réactions comme des prémices nécessaires à la guérison. Hieronymus Fracastor (1478 – 1553), une autorité médicale de l'époque, annonçait que la pommade faisait sortir par la transpiration et la salivation les « mauvaises humeurs », le poison de la maladie. Aux patients, on demandait une attitude stoïque, héroïque : la « médecine héroïque » qui prédomine toujours encore dans le traitement du cancer, du sida et récemment dans le traitement de la borréliose s'alignait dans ce schéma. Comme lors d'un traitement antibiotique, les patients étaient priés de ne pas interrompre précocement la cure de pommade.

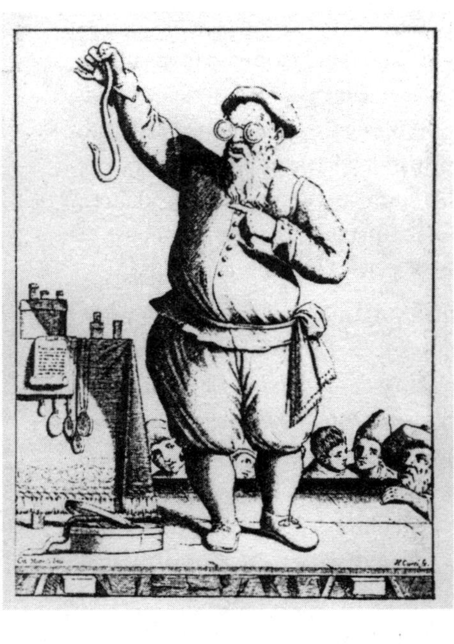

Masseur d'onguent gris. Gravure de H. Curti et G. M. Minelli, XVIIe siècle.

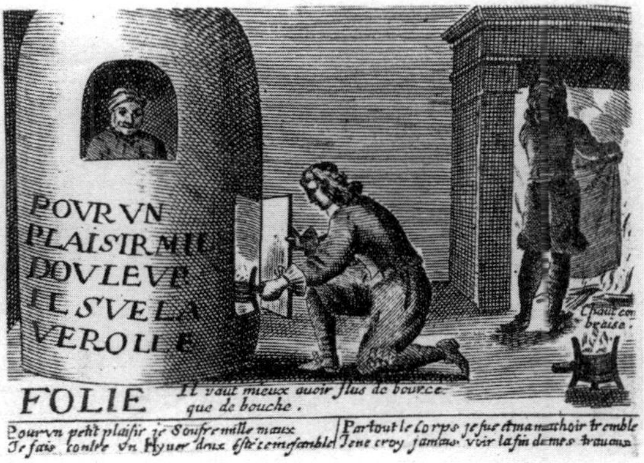
FOLIE
Il vaut mieux auoir plus de bource que de bouche.

Un four pour « enfumer » le patient de vapeurs de mercure. Gravure de Jacques Langier, Paris, 1659.

Le mercure (*Mercurius dulcis*, calomel) était le remède miracle de cette époque – comme les rayonnements radioactifs ou la piqûre de pénicilline au milieu du XXe siècle. Comme plus tard la pénicilline, le mercure était prescrit pour quasiment tout. Encore en 1800, des médecins renommés désignaient les préparations à base de mercure comme les meilleurs remèdes pour calmer une « nature » chaotique et les prescrivaient pour 46 diverses maladies, dont asthme, goutte, cancer, jaunisse, folie, céphalée, variole, troubles digestifs, point de côté, rachitisme et pour évacuer le mucus gastrique (Griggs). Même les nourrissons ont eu du calomel (chlorure de mercure) par intubation. À côté du mercure et l'analgésique *Laudanum* (opium), les deux médicaments les plus prescrits, d'autres poisons minéraux et purgatifs ont été populaires. Une catastrophe iatrogène (c'est-à-dire produite par les médecins) de premier rang prit son essor dans le monde civilisé – syphilisé – et a duré jusqu'à nos jours plus de quatre siècles et demi. Le monde occidental a souffert d'un empoisonnement pernicieux du fait du métal toxique mercure. En addition dans les vaccins, dans des fruits de mer contaminés et dans les dents remplies d'amalgames au mercure, le poison agit encore aujourd'hui.

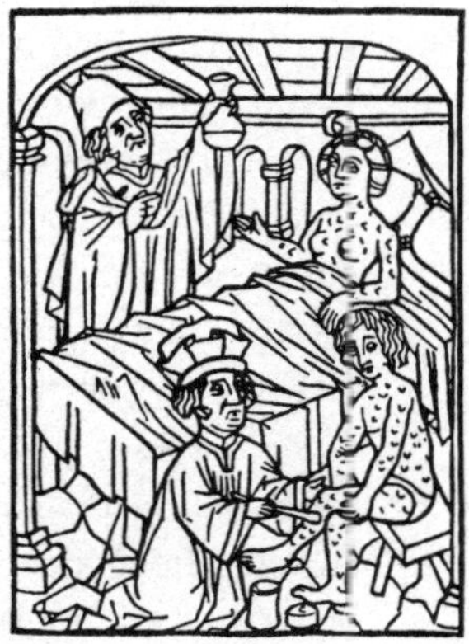

Cure de pommade au mercure. *A malo Franzcos, morbo Gallorum, praeservatio ac cura* par le médecin viennois Bartolomeus Steber, Vienne, XVe siècle..

Changement de culture provoqué par des spirochètes

La nouvelle épidémie et plus encore son traitement ont provoqué un changement marquant dans la culture. Non seulement les « maisons de bains » (maisons closes ?) moyenâgeuses mal famées pour leurs activités joyeuses ont été fermées, mais aussi habillement, conversation, bonnes manières et usages mondains se sont transformés radicalement. En premier, soldats et prostituées étaient touchés et bientôt aussi toute l'élite : empereur et rois, princes, comtes, papes, cardinaux, évêques, moines et nonnes (Köster-Lösche). Plusieurs papes ont souffert de syphilis : le pape Innocent VIII, qui avait légitimé officiellement l'Inquisition et la chasse aux sorcières, a été si malade qu'il s'est mis au lit avec une nourrice, comme cela a été relaté, et n'a plus bu que du lait maternel. On a essayé aussi avec des transfusions sanguines lors desquelles trois jeunes gens se sont vidés de leur sang avant de mourir (Rosa). Son successeur, de la famille des Borgia, a été le pape Don Juan Alexandre VI. Il fit brûler vif le prédicateur Savonarole quand celui-ci a osé prétendre que la syphilis, qui avait atteint l'état de la papauté et dix-sept des membres de sa famille, était une punition de Dieu. Son fils, le tyran sanguinaire César Borgia, ne se montrait en public qu'avec un masque noir de soie pour cacher son atteinte syphilitique. Le pape suivant, Julius II, nommé le « terrible » aimait manger, boire et les garçons. Cependant, son maître de cérémonie dut bientôt dissuader les visiteurs de baiser les pieds du pape, car la syphilis avait déjà entamé les os des pieds. Son successeur aussi, l'homosexuel pape Léon X, atteint de tumeurs anales, a été en définitive si malade qu'il dut être transporté couché sur un brancard. Dans un accès de folie syphilitique, il décida de détruire le dôme de Saint-Pierre et de le faire reconstruire dans un nouveau faste excessif. Les ventes de remises de pénitence, qui devaient financer les travaux, ont certainement conduit aux thèses de Luther et ont encouragé la Réforme.

Les souverains du monde n'ont pas été moins atteints. En Russie, Ivan le Terrible a abattu dans sa folie syphilitique sa femme et son fils – les spirochètes s'étaient nichés dans son cerveau. Le comte Philipp von Hessen voulait encore épouser une jeune femme en plus de son épouse parce qu'autrefrois une théorie souvent suivie disait que le sexe d'une vierge ou d'une négresse pouvait guérir la syphilis – une thèse qui continue à survivre en Afrique à propos du sida. Le monarque britannique Henri VIII a contracté six mariages parce qu'il n'arrivait pas à avoir un successeur sain au trône à cause de la maladie. Jusqu'à Élisabeth, tous ses enfants sont mort-nés, mouraient peu après la naissance ou étaient maladifs. Henri se considérait comme un pieux catholique, mais après qu'il ait été excommunié par le pape pour polygamie, il fit tuer le cardinal et le chancelier catholique et se déclara lui-même à la tête de l'Église anglicane. Henri, qui souffrait de plus en plus de la folie de persécution politique ou religieuse mourut à 55 ans, « puant, boursouflé et couvert de tumeurs suintantes de pus » (Bäumler). Visiblement, la « pommade de sa grâce royale » (*King's Grace Oyntement*), que les meilleurs savants de cette époque ont fabriqué pour lui au Saint James College, pour rafraîchir, sécher et calmer le membre « surmené » n'a pas pu aider.

Onguent royal, *King's Grace Oyntement*

La pommade qui devait aider le roi est basée sur les écritures du Grec Dioscoride. Les ingrédients suivants y figuraient :

- **Plantain** (*Plantago major*), qui agit comme émollient, astringent et cicatrisant. « Il n'y a pas de maladie provenant de Mars qui ne puisse être guérie par le plantain. » (Nicholas Culpeper) ;
- **Lin semences** (*Linum usitatissinum*) : qui agit comme émollient et calmant ;
- **Fenugrec** (*Trigonella foenum graecum*) : les semences broyées contiennent des mucilages, des saponines stéroïdiennes et des huiles essentielles. La poudre a été utilisée en cas de furonculose, inflammations avec pus des tissus cellulaires (phlegmons) et inflammations ganglionnaires ;
- **Marguerite fleurs** (*Chrysanthemum leucanthemum*), qui agissent comme balsamiques tout comme les fleurs de camomille ;
- **Guimauve racines** (*Althaea officinalis*), qui sont calmantes et émollientes ;
- **Violette fleurs** (*Viola odorata*), qui agissent comme purifiantes, dépuratives dans les maladies de peau.

Henri expérimenta également avec le mélilot, l'eau de rose, le plomb, la térébenthine, le corail rouge, les « cornes de narval » et des vers de terre en poudre (Griggs), tout ceci cependant sans grand effet, ce qui a été interprété de façon à croire que contre la syphilis il n'existait pas de remèdes par les plantes.

Changement de paradigme[1]

La syphilis – comme le dit l'historien de la médecine Schipperges – avait « une influence non négligeable sur l'ensemble de la situation culturelle historique de l'Occident […]. L'Inquisition et la folie de la sorcellerie ont trouvé leurs racines funestes dans la société transformée, vivant dans les extrêmes. » (Schipperges). Le point culminant de la chasse aux sorcières, entre 1550 et 1650, coïncide avec la phase la plus grave de l'épidémie de syphilis (Beckmann/Beckmann). C'est en même temps l'époque durant laquelle se situait le changement de paradigme, qui conduisait à s'éloigner de plus en plus de l'image du monde intuitif, visionnaire, mystico-magique pour se diriger vers la domination de la science objective, réductionniste et matérialiste.

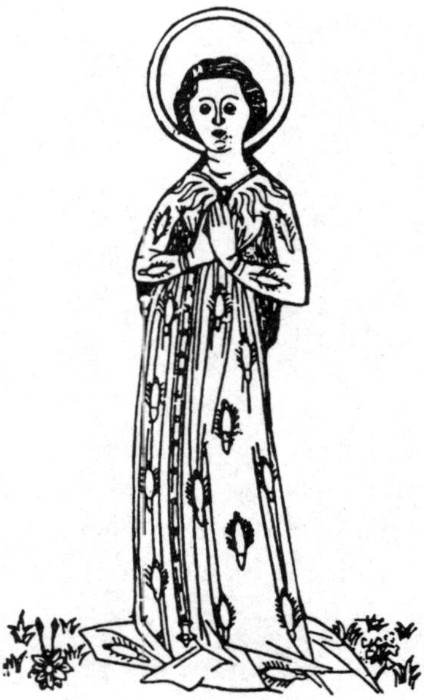

La nature comme divinité. Marie dans l'habit d'épis. Blockdruck, 1450.

L'angoisse de l'épidémie était si profondément ancrée dans la manière de penser des érudits que maintenant ils ressentaient la nature comme menaçante. La nature n'était plus considérée comme une âme féminine bienfaitrice, comme mère de Dieu ou Isis, pleine de signes et miracles, mais comme une sorcière dangereuse qu'il fallait mettre sous contrôle. Elle ressemblait à une prostituée qui bien sûr a un aspect joli, mais porte certainement en elle le poison mortel. On ne pouvait pas simplement se livrer à elle, mais elle devait être préalablement inspectée soigneusement. Sir Francis Bacon (1561-1639), un des pères fêtés des sciences naturelles modernes et fondateur de la méthode inductive[2] expérimentale, voulait contraindre et

1. Par changement de paradigme, le théoricien scientifique Thomas Kuhn désignait un parcours dans un modèle selon lequel une réalité culturelle ou une conception du monde est organisée.
2. Dans la méthode scientifique de l'induction, développée par Bacon, on ne part pas de l'image du grand tout, mais où parcelles expérimentalement retrouvées sont reliées à l'image d'ensemble.

travailler la nature grâce à la mécanique, avec bâtons et vis pour mettre à jour ses secrets (Merchant).

Le scientifique objectif qui se présentait devant la nature en inquisiteur insensible et au cœur froid est apparu à ce moment. La vision utopique d'avenir de Bacon, Nova Atlantis, est apparue en 1627. Dans ce nouvel « Atlantide », des scientifiques habillés de blanc disséqueraient la nature dans des instituts quasi monastiques, réaliseraient des recherches et – « pour le bien-être de l'humanité » – apprendraient à l'exploiter utilement. Les anciennes « idoles », la superstition et les représentations folles des aspects magiques au-delà des perceptions des sens de la nature, des anges et esprits des plantes, ont été sans pitié renversées de leur piédestal.

Aussi, chez le maître à penser René Descartes (1596-1650), il n'y a plus de place pour la sentimentalité. Il enlève son âme au monde, il le déclare être une machine fonctionnant comme un robot et le mesure mathématiquement avec un système coordinateur abstrait. Ainsi, le chemin est libre pour au gré du bon vouloir et sans « morsures » de conscience utiliser et exploiter les plantes, les animaux, tout comme les «sauvages» (indigènes).

Les porteurs de l'ancien savoir, sages-femmes, anciennes paysannes et sages de la nature étaient alors en travers du chemin. Ils bloquaient le progrès. Il fallait les faire taire, les bannir, s'en débarrasser ou en cas de nécessité les brûler comme les sorcières. Leur savoir ancestral transmis concernant les esprits de la nature et les liens magiques cosmobiologiques, leurs méthodes de soin et les plantes médicinales comptèrent alors comme sans valeur.

Malgré tout on restait chrétien ; Descartes fut même jésuite. On se représentait maintenant Dieu comme l'horloger cosmique, et sa création était vue comme une splendide horlogerie mécanique. Dieu l'avait remontée, et maintenant le tic-tac continuait automatiquement jusqu'à ce qu'un jour, à la fin du temps, son énergie soit consommée. Et comme la nature était composée de matériaux sans âme, le scientifique audacieux n'avait plus besoin d'avoir de crainte d'elle. En la démontant et en l'étudiant, on apprend à en déduire les pensées du créateur. Ainsi, l'audacieux Andreas Vesalius (1514-1564) put disséquer sans scrupules des animaux et des cadavres parce que les corps étaient maintenant des objets. Le fondement de la nature pouvait maintenant être ouvert avec violence – même le fondement du microcosme ; le forceps a été inventé ; en 1500, Jacob Nufer a réussi la première césarienne sur une personne vivante.

Ce ne sont plus les dieux qui dirigeaient les planètes parce que le cosmos des étoiles était considéré comme une horlogerie dont les mouvements ont été calculés mathématiquement par Johannes Kepler (1571-1630) et autres astronomes. Copernic (1473-1543) remplaça la terre féminine par le soleil masculin comme centre cosmique. Changement de paradigme, progrès partout ! Plus de plantes passionnantes dans la bière, mais loi de pureté (1516). Lunettes pour myopes. Invention de l'imprimerie. En 1600, première image d'embryons humains par Hieronymus Fab. Et pendant tout ce temps, les bûchers brûlent et avec eux le savoir expérimental ancestral, le savoir des âmes, le savoir de la guérison. Cependant, par chance il existe les botanistes – Brunfels, Bock, Fuchs, Mattioli, Gerard –, qui conservent le savoir transmis concernant les plantes, mettent en place une systématique et font imprimer des livres illustrés sur les plantes. Cela est mieux que la nouvelle médecine par le mercure, mais il n'existe pas non plus dans ces livres des plantes angéliques et des miracles.

Les parrains de cette nouvelle époque sont les spirochètes. Les petits « serpents » mercuriels sont les préparateurs du chemin vers la nouvelle « Atlantis ».

Mais, la vie quotidienne profane des humains se modifie aussi radicalement par les spirochètes. La confiance entre les hommes et les femmes est empoisonnée. L'attitude et le mode de vie du Moyen Âge tardif n'étaient pas hostiles au niveau sexuel et connaissaient à peine les sentiments de culpabilité ou de honte concernant les fonctions des organes sexuels. La répression de la sexualité ne commença seulement qu'aux environs de 1500 et se durcit après 1550 (Daxelmüller). À la même époque aussi, le nombre de procès intentés aux sorcières[1] augmenta alors qu'avant les hérétiques, magiciens et sorciers des deux sexes étaient touchés par l'Inquisition. À cette époque, la graine du funeste combat des sexes, encore en activité aujourd'hui, a été semée. Des puritains grincheux eurent le vent en poupe et préchaient des « rapports sexuels impurs, péchés ».

1. Francis Bacon était aussi, remarque accessoire, actif dans les procès de sorcières en tant que procureur.

Des hommes frustrés fuyaient les femmes. Avec d'énormes canons et des fusils à poudre « ils pénétraient et envahissaient » de nouveaux mondes. Le colonialisme et l'impérialisme aussi sont en fin de compte une expression de la « syphilisation » occidentale. Et les femmes devinrent pendant ce temps de plus en plus hystériques, cliniquement parlant (du grec *hysterikos* = souffrant de l'utérus).

Épidémie et toxicose au mercure déterminaient aussi la mode. Chute de cheveux, pâleur, peau impure et tumeurs puantes se cachaient avec de grandes perruques à boucles, des poudres appliquées en couche épaisse, des maquillages et des parfums. L'eau de Cologne a été une star des ventes. La mode parisienne remplaça le costume conventionnel : les fabricants de mode allèrent dans le sens du souhait de la discrétion, avec des bas de soie coûteux, des châles, des cols amidonnés rigides et volants qui couvraient le cou et les bras et avec d'élégants gants glacés. Les femmes portaient de longues robes et coiffes. Du fait que par l'intoxication au mercure les dents tombaient, la dentisterie a eu le vent en poupe : on a expérimenté les dents artificielles. Sur le billet d'un dollar américain, on voit le portrait de George Washington, le premier président américain. Est responsable de ses joues enflées comme un hamster un dentier bricolé artificiellement à partir de dents de cervidés.

Le comportement aussi a pris irrémédiablement des formes nouvelles. La voix autrefois tempétueuse des princes prend un ton fin, presque susurré. Ce sont les dommages chroniques des muqueuses, l'enrouement et les boutons au niveau de la gorge – effets secondaires de la médecine au mercure – qui forçaient à ces nouvelles formes de relations. Comme danse de société arriva le raide et mécanique menuet qui se déroulait avec des mouvements comme une horlogerie. Mais cela était moderne, certainement chaque érudit savait que le corps aussi était une machine mécanique. Les courageux sauts et danses en rond furent laissés au peuple primitif ou aux « sauvages ».

De durs bancs de bois ont été remplacés par des sofas et des fauteuils et chaises rembourrés qui ménageaient les os douloureux et les postérieurs qui étaient atteints par des hémorroïdes et des fistules. Et jusqu'au XXe siècle, le culte des coussins brodés a survécu dans les pièces des bourgeois.

Le rhume perpétuel – signe d'un système immunitaire endommagé – demandait des mouchoirs aux bords brodés. Personne n'osait plus, en appuyant avec le pouce sur la paroi nasale, expulser simplement la morve vers le sol.

Les manières à table aussi se sont modifiées radicalement. On ne mangeait plus dans des récipients et bols communs, mais chacun avait son assiette personnelle. La viande et le pain n'étaient plus touchés avec les mains nues, arrachés avec les dents, ou n'étaient plus, quand le morceau était trop dur, coupés au couteau au niveau des lèvres. Pour manger, on développa, comme pour d'autres choses naturelles, une approche adaptée. Couverts métalliques avec lesquels on pouvait piquer et couper les aliments étaient devenus la norme. Les médecins aussi ne se salissaient pas les mains, mais traitaient les patients avec des instruments. Au début, l'Église avait toutefois des problèmes avec la fourchette parce que le trident était considéré comme le signe du diable. Cependant, du fait que la fourchette à quatre dents n'avait plus rien de démoniaque, nous mangeons encore aujourd'hui avec des fourchettes à quatre dents.

Ce n'est pas seulement au niveau de la table qu'on a essayé de mettre la nature dans son cadre et de la contrarier. Tout a été maintenant considéré et traité d'une façon nouvelle et réservée. Ainsi, les mères modernes ne portaient plus leurs enfants dans les bras où leurs battements cardiaques et leurs odeurs corporelles pouvaient transmettre un sentiment de sécurité au bébé. À la place, on les poussait devant soi dans les landaus comme un objet, ou encore on les laissait promener par d'autres. Les petits n'avaient plus non plus le droit de se blottir au lit avec parents ou frères et sœurs, mais ont eu des chambres d'enfants avec des lits individuels. Dans les familles nobles, ils n'étaient plus allaités par la mère, les nourrices prenaient le relais. Ainsi était encore considéré comme plus moderne et plus propre de les nourrir au biberon. De cette manière, les âmes se sont refroidies dans la civilisation occidentale. De cette manière, on a produit des observateurs froids, des individus qui ne peuvent plus se relier intérieurement, des hommes de tête au lieu d'hommes de cœur. Le bon mot de Descartes « *Cogito, ergo sum* » (je pense donc je suis) est le *leitmotiv* d'une époque dans laquelle par peur de la nature crue, la conscience du ventre chaud s'est retirée dans la froide citadelle du cerveau. Son lieu de culte était le salon avec ses discussions soignées, maniérées, élégantes, des joutes oratoires exagérées, des intrigues, des flirts et des manières fines, maniérées.

Des vitres de verre et des miroirs ornaient le salon de la période baroque. Derrière de grandioses galeries de fenêtres on se protégeait des dangereux « miasmes et de la malaria » (« mauvais air » du monde extérieur qui rendait malade). Les verrières avaient autrefois le vent en poupe, des forêts entières de hêtres ont été réduites en cendres pour obtenir la souce dont on avait besoin pour fabriquer le verre. Les fenêtres donnaient sur des jardins géométriques stricts cultivés. Ceux-ci reflétaient l'esprit du temps mécanistique intellectualisé : des sentiers droits tirés au fil, des cours d'eau artificiels tout droits avec des bassins et fontaines, arbres et buissons qui ont été coupés en murs verts et colonnes et piliers. C'est une nature humiliée qui nous apparaît, une nature sous la domination d'une planche à dessin. Technique et imposition de formes de la civilisation humaine empêchent la croissance naturelle des plantes. Une armée de jardiniers était constamment occupée pour combattre les lois naturelles de la croissance (Scharff). Une première image de ces jardins prestigieux fut les jardins de Versailles du Roi-Soleil (Louis XIV), qui souffrait certainement aussi d'une syphilis gardée au secret (Bäumler). Lors de journées ensoleillées, quand la société frivole faisait une excursion à travers le parc en carriole, l'atroce soleil les torturait ; le maquillage fondait, la poudre devenait collante. Parasoleil et éventails – chinoiseries conseillées – aidaient peu durant les chaudes journées. Le maître jardinier connaissait des solutions de secours. Il savait que les marronniers d'Inde, arbres qui poussaient au sud des Balkans et en Turquie, projetaient une ombre des plus rafraîchissantes. Il fit donc planter des allées de marronniers – elles aussi taillées géométriquement. Bientôt toutes les cours d'Europe eurent leurs allées de marronniers, et en définitive le peuple découvrit lui aussi cet arbre produisant de l'ombre. Là où autrefois on était arrivé sous les tilleuls pour boire ou danser, c'étaient maintenant les marronniers sous le toit de feuillage desquels la boisson mousseuse restait bien fraîche. Ainsi ,les jardins à bière de l'Europe centrale doivent en fin de compte aussi un merci aux spirochètes.

Ce que font les hautes autorités donne le ton et la direction pour les citoyens. Bientôt eux aussi portèrent la nouvelle mode, les perruques et jabots. Eux aussi se retirèrent dans des pièces, se montrèrent civilisés, jouèrent aux cartes, lirent, évitèrent le soleil et conversèrent sur un ton doucereux adapté. Et celui qui pouvait financièrement se permettre les médecins charlatans développait des troubles iatrogènes similaires, notamment les symptômes de l'intoxication au mercure. Mais le peuple de la campagne, les simples agriculteurs, ne pouvait pas se permettre de médecins. Ils en restèrent à la médecine populaire transmise. Les vieilles tantes cueillaient toujours encore les plantes médicinales dans la prière et avec des paroles, les faisaient bouillir en tisanes ou pommades et les utilisaient en compresses. Maintenant, cela était considéré comme primitif et « honteux », venant de la campagne. Les balourds paysans avec leurs bras bronzés, avec des enfants aux joues rouges au sein, avec leur sain appétit et leur sain transit intestinal récoltaient un prétentieux mépris.

Le transit intestinal ! Cela était le point qui comptait dans cette époque difficile, parce que les préparations de mercure provoquaient des dommages intestinaux irréparables. En plus s'ajoutait l'utilisation massive de l'opium pour calmer la douleur, ce qui paralyse le péristaltisme intestinal, comme le constate avec plaisir tout touriste des tropiques souffrant de dysenterie ou catarrhe intestinal. Les consommateurs d'opium, junkies ou morphinomanes, sont connus comme étant constipés en permanence. Les purgatifs faisaient donc nécessairement partie de l'arsenal des médecins. On ne demandait pas les simples laxatifs indigènes des mères guérisseuses à l'aide de plantes. L'antimoine minéral agissant drastiquement et les chers produits d'importation comme la rhubarbe de Chine ou l'écorce de scamonnée américaine devaient arriver à remettre en mouvement les intestins fainéants.

Retour des plantes

C'est seulement dans les années de troubles vers la fin du XVIIIe siècle, quand les tréponèmes avaient déjà perdu beaucoup de leur virulence, que la situation se détendit quelque peu. De jeunes artistes et érudits se retournèrent contre le mode de vie antinaturel qui rendait malade et contre leur médecine « rationnelle ». Goethe se débarrassa de la perruque poudrée et des broderies, et déménagea au grand dam de sa mère – « il devait donc habiter comme les autres chrétiens dans les murs de la ville » (Balzer) – avec son amie dans une maison de jardin dans la vallée de l'Ilm où il jardinait, fit des études botaniques, parcourait la nature et rendait hommage au *genius loci* (génie des lieux). Et comme réponse à la science expérimentale d'un certain Francis Bacon, qui voulait forcer la nature à dévoiler ses secrets comme une sorcière sous la torture, il a écrit *Faust I*, Vor dem Tor (Devant le sot) :

> *« Pleine de secrets au clair du jour, la nature ne se laisse pas voler le voile et ce qu'elle ne veut pas te dévoiler tu ne la forceras pas à le faire avec bâtons et vis. »*

On applaudissait le peuple de la campagne, qui prétendument vivait encore en harmonie avec la nature, qui allaitait encore au sein ses enfants et qui soignait encore ses maux avec des plantes médicinales, et on lui vouait une reconnaissance bienveillante. Rousseau parlait de « nobles sauvages » par opposition aux individus de la civilisation décadente, maniérés et atteints par la syphilis. Les conteurs anglais aussi louaient les idylles de la campagne.

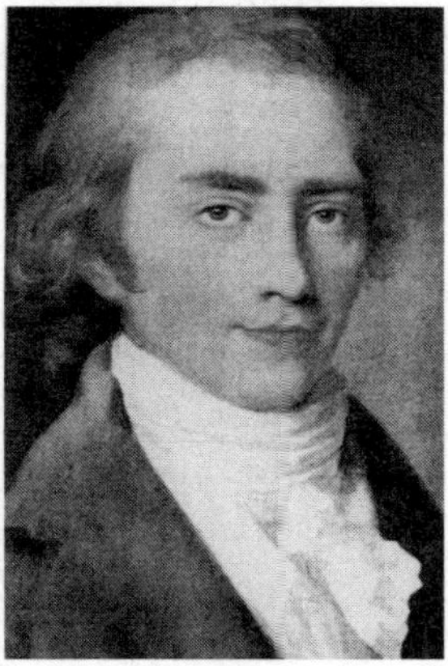

Christoph Wilhelm Hufeland.

En médecine, la nouvelle opinion trouva son introduction avant tout par l'action de Christoph Wilhelm Hufeland (1762-1836). Hufeland, qui était en relation avec le cercle de Weimar, condamna la médecine au mercure et poisons, les saignées et les emplâtres irritants et provoquant des pustules. Son début médical, qu'il a appelé « macrobiotique », consistait à soutenir et augmenter la force vitale intérieure au lieu de l'épuiser prématurément. Les produits chimiques ne pouvaient pas le faire. Les plantes médicinales issues des mains de la nature agissaient mieux ici. Pour rester en bonne santé, cela nécessitait du soleil, de l'air pur, de l'eau et de la chaleur. Là-dessus, une vie équilibrée adaptée aux rythmes de la nature, avec suffisamment de sommeil, parce que le sommeil est guérisseur et renouvelle la force vitale. Se lever avec le soleil, consommer une nourriture frugale avec peu de viande, bien mâcher la nourriture, activité physique au grand air, entraînement musculaire, tisanes et clystères de plantes, habillement confortable et compatible avec la peau, ne pas fumer, repos de l'âme, gaieté et satisfaction sont ainsi maintenant la devise pour prolonger la vie. Musique, art et contes sont la nourriture de l'esprit et de l'âme, un luxe inutile par contre affaiblit la force vitale.

Les nourrissons devaient être allaités au lait maternel. Les enfants ne devaient pas être « amollis » ; eux aussi devaient apprécier l'air frais et jouer à l'extérieur quel que soit le temps.

Il ne fallait pas les forcer trop tôt à des activités intellectuelles. Ils avaient besoin de rêver. Trop d'intellectualisme agissait comme destructeur plutôt que constructeur. Les enfants devaient aller de bonne heure au lit ; et le plus sain serait de dormir sur des matelas en crins de chevaux, mousse ou paille. Prendre des bains froids et se frictionner vigoureusement par la suite faisaient du bien. Les jeunes ne devaient pas consommer de boissons ou de nourritures stimulantes comme café, thé, chocolat, vin ou biscuits sucrés. Le mieux c'était de l'eau fraîche. Travail et activité étaient mieux qu'oisiveté ; et pour les adultes il était plus sain de vivre en couple. La masturbation devait conduire au gaspillage de l'énergie vitale. Et les médicaments que l'on prenait ne devaient jamais soustraire de l'énergie vitale.

L'ouvrage principal de Hufeland *Makrobiotik oder die Kunst, das menschliche Leben zu verlängern*, (Macrobiotique, ou l'art de prolonger la vie, 1795), un best-seller qui a été traduit en de nombreuses langues, même en chinois, a marqué la fin de la catastrophe sanitaire qui avait sévi en Europe. Que des Chinois et des Japonais se soient intéressés aux enseignements de Hufeland ne devrait pas étonner parce que la notion d'énergie vitale couvre en de nombreux aspects l'énergie *Chi* ou aussi le Yin des reins. Aujourd'hui, pour beaucoup, les conseils de Hufeland ont un retentissement dans les maisons de diététiques et cercles de Kneipp. Mais de leur temps ils étaient révolutionnaires. Ils sont toujours sensés, même encore aujourd'hui.

Ce fut un spirochète, un petit ver en forme de tire-bouchon du nom de Tréponème qui a brusquement poussé les humains dans une nouvelle ère et, comme nous avons pu l'aborder ci-dessus, qui a fondamentalement transformé la culture. La syphilis a arraché les hommes de leurs rêves et leur a proposé le chemin vers une façon de voir rationnelle, d'un empirisme scientifique.

L'épidémie, qui au XVe siècle est tombée sur l'humanité avec une incroyable violence, comme un fléau de Dieu, qui a littéralement fait pourrir la chair autour des os des individus atteints et les tuait relativement rapidement, s'est toujours plus affaiblie au cours du temps. Le système immunitaire s'était adapté. À la fin du XIXe siècle, ce n'était plus qu'une maladie importune de *gentlemen* don Juan. Encore et toujours cela a été une maladie qui, comme la borréliose aujourd'hui, pouvait porter mille masques : paralysies, folie, dégénération et égarements de l'esprit étaient souvent le stade ultime, mais avant que ce n'en fût à ce point les spirochètes, quand ils avaient envahi le système nerveux, stimulaient une augmentation des capacités et de créativité entre les phases de la maladie. La fonction de filtre du cerveau qui écarte les perceptions des sens qui ne sont pas irrémédiablement nécessaires à la survie, sera – comme le dit Haldous Huxley concernant l'activité de substances de transmission de la conscience – en partie déconnectée par les toxines bactériennes. Sans cette « soupape réductrice » d'un système nerveux sain, l'esprit serait submergé par un flux d'informations qu'il devrait digérer d'une façon artistique. Les spirochètes laissent se dissiper l'énergie créatrice et entraînent l'artiste avant qu'il ne brûle comme un feu intérieur. Comme la drogue, le minuscule serpent ouvre les portes de la perception ; il est un portier d'une dimension non habituelle. Beaucoup d'artistes, conteurs, musiciens ou peintres du XIXe et au début du XXe siècle étaient syphilitiques. Génie et folie ne sont souvent pas très éloignés.

Atteint de syphilis au niveau du cerveau, Friedrich Nietzsche écrivit des œuvres comme *Ansi parlait Zarathoustra*, *Par-delà bien et mal*, *L'Antéchrist* et *Ecce homo*, avant de sombrer dans l'égarement de l'esprit. Le biologiste Karl Möbius croyait même que Nietzsche n'aurait pas pu mener à bien certaines de ses œuvres sans la stimulation par les spirochètes et leurs toxines (Bäumler). Étaient aussi syphilitiques : Heinrich Heine, Arthur Schopenhauer, Nicolaus Lenau, E.T.A. Hoffmann, Christian Grabbe, Friedrich Schiller, Franz Schubert, Ludwig van Beethoven – la cause de sa surdité –, Hugo Wolf, Friedrich Smetana, Guy de Maupassant, Charles Baudelaire, le peintre Alfred Rethel « Totentanz », Édouard Manet, Émile Zola, Flaubert et beaucoup d'autres.

En 1905, les chercheurs Fritz Schaudinn et Erich Hoffmann ont passé au microscope le liquide tissulaire d'une tumeur syphilitique. Un très fin serpent minuscule et en forme de tire-bouchon, plus petit qu'une fine poussière, nageait là avec un mouvement pendulaire et circulaire dans le champ de vision. Ils donnèrent à cet organisme le nom de *Spiricheta pallida*, « le pâle cheveu frisé ». L'année suivante, Auguste Paul von Wassermann développa un diagnostic sérologique – le réactif Wassermann qui est encore utilisé aujourd'hui – par lequel l'infection pouvait être démontrée. Le bactériologiste Paul Ehrlich chercha, comme il dit, une « balle magique » avec laquelle il pourrait atteindre à coup sûr l'agent pathogène. En 1910, on a réussi. La préparation à base d'arsenic, Salversan, arriva sur le marché. Bien que le remède ait eu des effets secondaires, la syphilis était pratiquement conjurée. Elle était, comme l'écrit le Dr Venzmer, « une maladie mortelle ». Avec la pénicilline, il semblait alors que l'épidémie ait été totalement éradiquée.

Mais, ces organismes ne se laissent toutefois pas si facilement rayer du plan de la création. Ils sont simplement l'expression matérielle d'archétypes de l'esprit. On peut les chasser momentanément du niveau matériel, mais jamais plus les exterminer totalement. Un de nos grands sages l'exprime ainsi :

« Aucun organisme ne peut se réduire à néant !
L'éternité se perpétue en tous. Contente-toi d'être. »

JOHANN WOLFGANG VON GOETHE,
Héritage, 1829.

Ce n'est pas seulement la syphilis qui fait son retour, comme pour d'autres maladies infectieuses – l'Organisation mondiale de la santé (OMS) annonce 12 millions de nouvelles infections par an – c'est aussi un nouveau genre de spirochètes : la borrélie. Est-ce qu'elle va aussi provoquer un tel changement culturel comme sa sœur ? Quelle inspiration, quels rêves va-t-elle nous procurer ? C'était avant tout la peur des spirochètes de la syphilis qui a conduit la recherche vers les soi-disant armes magiques antibiotiques et le rêve fou d'une vie sans maladies. Et c'est à nouveau un spirochète, la borrélie, qui sonne le glas de l'ère des antibiotiques et nous appelle à un approfondissement de notre nature. Il est à nouveau temps de revenir aux plantes médicinales.

APPENDICE

Plantes de la rate et de la lymphe

Suit ici un choix de plantes qui infuencent le système lymphatique :

Gui (*Viscum album*) : ce n'est pas un seul principe actif, mais le *totum* complexe de différents composants qui est responsable de l'activité du gui : la tisane ou la teinture des feuilles renforce les vaisseaux capillaires, régule la tension, atténue l'artériosclérose, aide en cas de stérilité, améliore la lymphe et soutien le système immunitaire. L'utilisation parentérale d'extraits de gui bloque les tumeurs. Le gui laisse même repousser un thymus à bout et rabougri. Dose : 2 à 3 tasses de tisane par jour ou 3 gouttes de teinture ;

Scrofulaire (*Scrofularia nodosa*) : la signature de cette plante est unique : des racines noueuses, dures, des fleurs noueuses. Elle trouve son emploi pour les « nœuds » dans le corps comme des glandes enflées (ganglions lymphatiques) et amygdales, également en cas de scrofules (*scrofularia*), donc des inflammations traînantes au niveau de la lymphe (tuberculose de ganglions lymphatiques) avec rhume chronique, eczéma, enflements lymphatiques, croûtes de lait, inflammations oculaires. Cure : pour une tisane, une cuillerée à thé de plante à faire infuser par tasse ; à prendre durant trois semaines tous les jours 1 ou 2 tasses par petites gorgées (Pahlow). Du fait que le taux de saponines pourrait irriter les reins, il vaut beaucoup mieux prendre la racine brune en dynamisation homéopathique faible (D3) ou en préparation spagyrique. Pommade pour usage externe : cueillir la racine au mois de mai. Appliquer la pommade sur les ganglions lymphatiques enflés, boutons, etc. Une recette selon Dioscoride : mettre en petits morceaux la plante entière, les mettre dans du vinaigre et appliquer sur les enflements des ganglions ;

Gaillet jaune (*Galium verum*) **ou gratteron** (*Galium aparine*) : les deux sont dépuratives du sang et stimulent les vaisseaux lymphatiques à évacuer des toxiques et des produits du catabolisme. Elles aident également en cas d'infections urinaires et servent à évacuer le « sable » et les calculs urinaires. Le phytothérapeute anglais Gerard écrit : « Les femmes les font bouillir avec des flocons d'avoine pour maintenir une bonne consistance et avec cela maigrir. » ;

Cresson de rocher ou cresson doré (*Chrysosplenium alternifolium*) : en tisane ou en jeune plante fraîche au printemps aide en cas de souffrance au niveau rate comme aussi en cas de troubles urinaires et hépatiques. En plus, il est cholérétique en cas de « constipation du foie » ;

Sorbier des oiseleurs (*Sorbus aucuparia*) : jus de fruit, vinaigre et avant tout la tisane de fruits secs sont un bon remède en cas de troubles de la circulation lymphatique. La teinture de fruits est utilisée en cas d'enflements lymphatiques ou lymphœdèmes.

Plantes indigènes stimulant le système immunitaire

Échinacée pourpre, pâle ou à feuilles étroites (*Echinacea purpurea, E. pallida, E. angustifolia*) : cette jolie fleur des jardins venant des Rocky Mountains d'Amérique du Nord a été nommée ainsi d'après le hérisson (en grec *echinos*) à cause de ses feuilles dures entourant les boutons floraux. En ce sens il a une certaine ressemblance avec la cardère. On utilise les racines et les feuilles que l'on peut mâcher ou absorber en teinture ou en jus pressé. L'échinacée agit comme anti-infectieux (bactériostatique), antiphlogistique et stimulant immunitaire, même en cas d'infections virales. Le bouton floral agit en augmentant la phagocytose et le nombre de cellules tueuses – T. En tant qu'intervalle-thérapie[1], il aide en cas d'infections répétitives chroniques des voies aériennes, en cas d'inflammations des voies urinaires et en cas de mauvaise cicatrisation de plaies (Fintelmann/Weiss).

Il devrait cependant être pris toujours durant une courte durée ou au plus trois semaines ; si l'on prend le remède trop longtemps d'afffilée l'activité s'inverse ;

1. Intervalle-thérapie : un traitement de courte durée intercalé entre d'autres thérapies.

Gui (*Viscum album*) : le gui stimule le thymus et aide à renforcer le système immunitaire.

À prendre sous forme de tisane ou de gouttes de teinture ;

Fleurs et baies de sureau (*Sambucus niger*) : l'arbre de la dame Holle a longtemps été considéré comme la « pharmacie du paysan ». Le dicton du conteur est toujours encore valable : « Oh, qui compte donc tous les miracles de cet arbuste ? Écorce, baies, feuilles et fleurs, chaque partie est force et bienfaits, chacune est très utile ! » Selon de récents résultats de recherches, les baies et fleurs n'auraient pas seulement des propriétés sudorifiques et diurétiques, mais aussi anti-inflammatoires et fortement stimulantes du système immunitaire qui peuvent être bénéfiques pour des patients immunitairement affaiblis, des cancéreux et sujets atteints par des virus (Foster/Johnson) ;

Absinthe (*Artemisia absinthium*) : l'amère absinthe, qui peut être bue en tisane par petites gorgées au cours de la journée pour calmer la digestion, a en même temps une action augmentant les performances, tonifiante, stimulante du système nerveux central, cholagogue, emménagogue et vermifuge. Aux dernières nouvelles, on lui attribue aussi un effet immunomodulateur. Mais comme elle contient beaucoup de thuyone, un poison du système nerveux central, il faut faire très attention au dosage ;

Verveine (*Verbena officinalis*) : la vieille plante sainte des druides[2] ne doit pas être confondue avec la verveine citronnée (*Lippia triphylla*) que l'on peut acheter, par exemple, en supermarchés comme de la tisane de verveine.

En tisane, la modeste verveine (*officinalis*) amère du pays agit comme diurétique et galactogène ; elle stimule le système nerveux végétatif, favorise l'activité intestinale et harmonise la fonction thyroïdienne ; elle est considérée comme stimulante en cas d'épuisement, asthénie nerveuse, migraines, anémies et convalescences (*Holzer*). Actuellement, il existe un intérêt croissant pour la plante concernant les effets anti-inflammatoires et immunostimulants.

2. Pour la mythologie, médecine populaire et utilisation magique de la plante, voir Wolf-Dieter Storl, *Pflanzen der Kelten* (Plantes des Celtes), AT Verlag 2005.

Plantes contre la peste

Quand la peste a fait rage en Europe, sont apparues les femmes guérisseuses avec les plantes et les extrasensoriels du simple peuple campagnard, qui donnèrent leurs indications quant aux plantes médicinales possibles. Ce furent des anges, nains, oiseaux, nymphes, gnomes qui susurraient aux individus épuisés et perdus des dictons comme « mangez de l'extrait de genévrier et de la pimprenelle, alors la mort ne viendra pas trop vite ». Chez les revenants, la mort venait personnellement et avertissait : « Si vous aviez mangé de l'inule vous ne seriez pas morts si brutalement. » Une tête de mort parla à un vieux curé qui à bout de force priait à l'église : « Prenez de la pimprenelle et de la tormentille si la peste ne veut pas se rendre. »

Des douzaines de dictons de ce genre sont transmis (Schrödter). Ils témoignent de transgressions dans d'autres dimensions de la conscience, de la même façon que les expériences visionnaires des Indiens. De telles visions n'apparaissent la plupart du temps qu'à la suite d'une sévère ascèse ou privation. Il est intéressant de constater que ces visions transmettent souvent des considérations profondes. Les plantes citées sont effectivement des plantes qui sont soit pleines de vitamines et vitalité ou qui entre-temps ont été reconnues comme renforçatrices de l'immunité. Ci-dessous les plantes qui sont le plus souvent évoquées ; sont marquées d'une (*) celles qui ont des propriétés immunostimulantes particulièrement fortes. Lors de notre recherche de plantes liées à la discussion sur la borréliose, nous devrions les considérer de plus près :

Tormentille (*Potentilla erecta*) : une plante contenant des tanins, qui a été utilisée pour la cicatrisation des plaies et comme hémostatique. Dans la racine, à côté de propriétés bactériostatiques et antivirales, on a aussi prouvé des effets hypotenseurs, antiallergiques et immunostimulants (Schönfelder). ;

Valériane (*Valeriana officinalis*) : auparavant Hufeland insistait sur le fait que la valériane était l'un des meilleurs remèdes pour les nerfs et servait au renforcement et à la régulation du système nerveux. Nous avons entendu que la racine entrait dans la thériaque au Moyen Âge parce qu'il lui était attribué une force contre les épidémies (Willfort) ;

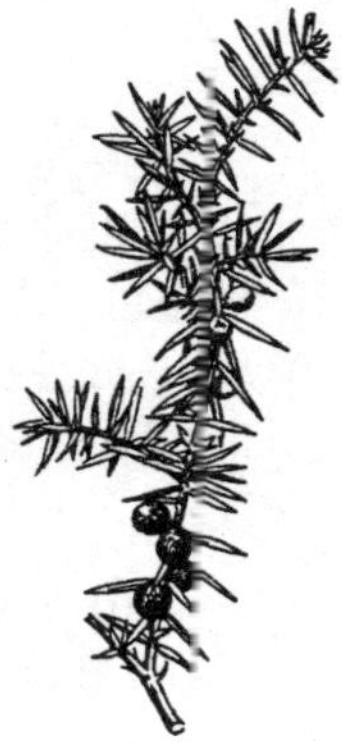

Genièvre

Genévrier (*Juniperus communis*) : déjà à l'époque païenne on faisait des fumigations avec des branches de genévrier pour éloigner les démons de la maladie. Les baies sont diurétiques et purifient les reins et le foie, c'est ce qu'on disait chez les pathologistes des humeurs. De nouvelles études montrent une action antioxydante, antivirale et anti-inflammatoire (Foster/Johnson) ;

Carline (*Carlina acaulis*) : la légende raconte que l'empereur Charlemagne, alors qu'il priait lors de la tempête de l'épidémie, vit apparaître un ange lui disant qu'il devait tirer une flèche en l'air et que la plante qu'elle toucherait en retombant serait la bonne. La flèche transperça un chardon qui, par conséquent, a été nommé *carlina*. Ce chardon aujourd'hui protégé agit comme tous les chardons du genre en stimulant le métabolisme hépatique. De plus, elle possède un tanin qui a une activité antibiotique (carlinaoxyde) ;

Impératoire (*Peucedanum ostruthium*, **ou** *Imperatoria ostruthium*)* : pour les habitants des Alpes, l'impératoire, qui pousse à partir de mille mètres, est considérée presque comme panacée, « racine des racines ». La plupart du temps, les montagnards la consomment sous forme d'eau-de-vie. Elle agit comme sudorifique, diurétique et calmante avant tout au niveau des poumons et du système digestif, tout comme la racine d'angélique qui lui est apparentée. Récemment, des effets anti-inflammatoires et antipyrétiques ont pu être confirmés (Schönfelder) ;

Arnica (*Arnica montana*) : on attribue à la fleur jaune de cette plante des montagnes, légèrement toxique et aujourd'hui protégée, des propriétés antimicrobiennes, anti-inflammatoires, analgésiques, antiarthritiques et fluidifiantes du sang. Une tisane avec des pétales avait autrefois sauvé la vie de Goethe qui a failli mourir d'un infarctus. Aujourd'hui, l'arnica est utilisée en usage externe en cas de blessures, contusions et hémorragies ;

Pimprenelle saxifrage (*Pimpinella saxifraga*)* : « Pimprenelle saxifrage et *Stänz* sont bons contre la pestilence », chanta autrefois un oiseau à une guérisseuse par les plantes, et dans les montagnes des géants apparu Rübezahl qui fit savoir aux pauvres paysans des forêts : « Faites bouillir de la pimprenelle et de la valériane, ainsi la peste prendra fin. » La racine au goût poivré est aujourd'hui avant tout utilisée en cas de catarrhe des voies respiratoires supérieures, maladies des voies urinaires et en bains si des plaies guérissent mal (Hiller/Melzig 2003 : 170). Le curé aux plantes Johann Künzle utilisa aussi les propriétés anti-inflammatoires de la poudre de racine à titre préventif ; il dit : « La pimprenelle est puissante comme un Russe et chasse les tissus lésés et chargés de pus du larynx, des poumons, estomac et intestins. » (Künzle).

Ail des Ours (*Allium ursinum*)* : l'ail des ours peut tout ce que peut l'ail : il agit comme antibactérien, antimycotique, antiviral, antilipidique, renouvelle la flore intestinale, est vermifuge, dépuratif, évidemment immunostimulant et, si l'on veut croire les anciens Slaves il éloigne de notre cou les vampires. Le curé Künzle, près du peuple, signale comment « des gens qui étaient pleins d'éruptions et boutons, scrofuleux sur tout le corps, qui apparaissaient pâles comme s'ils avaient été dans la tombe et que les poules les avaient déterrés, devinrent frais et en bonne santé après usage prolongé de ce merveilleux don de dieu » ;

Sanicle (*Sanicula europaea*)* : cet apiacée poussant en forêt compte surtout dans l'Allgau, le Vorarlberg et en Appenzell comme une plante magique en ce qui concerne ses propriétés médicinales. Le nom sanicle dérive du latin *sanare* « guérir ». La plante est encore aujourd'hui utilisée pour la guérison des plaies, hémorragies au niveau de l'estomac et des intestins et comme expectorant ;

Angélique (*Angelica archangelica* **et** *A. sylvestris*)* : l'angélique était honorée comme « ange sous l'apparence de plante ». Son action renforçatrice de l'immunité était déjà reconnue dans l'Antiquité quand les Romains l'ont importée du Nord. Durant l'époque de la peste, les médecins mâchaient la racine lors de visites chez les sujets atteints pour se protéger de la contamination. Les pharmacies vendaient un vinaigre de racine qui devait agir de même. La racine d'angélique est diurétique et sudorifique, anti-inflammatoire, expectorante et stimule le métabolisme hépatique et les organes de la digestion ;

Dorant (?) : malheureusement on ne sait plus exactement aujourd'hui à quoi correspondait cette plante. Serait en question une achillée des marais (*Achillea ptarmica*) qui a aussi été dénommée dorant blanche et qui possède les mêmes propriétés que l'achillée millefeuille (*Achillea millefolium*). D'autres possibilités seraient : verveine, gentiane, lin, une espèce de géranium, silène, jasione des montagnes, marrube vulgaire, népéta cataria, parnassia, polygala, sauge, sisyrinchium, stachys, fougère, trèfle rouge, séneçon jacobée ou *Dost* (Marzell). Les frères Grimm parient sur antirrhinum qui a également été décrit comme « dorant » changeant. De toute façon, c'était une plante agissant de façon magique, qui permettait de chasser les sorcières et gnomes (Grimm). « Si tu n'avais pas de dorant et *Dosten*, cela pourrait te coûter la vie », crie un diable des forêts après une accouchée qu'il avait guettée, mais où il dut découvrir qu'elle portait sur elle ces plantes ;

Rue (*Ruta graveolens*) **:** cette vieille plante des cloîtres est à apprécier avec précaution, car son huile essentielle peut provoquer des dermatites de contact et des dommages au niveau des reins et du foie. On en a abusé en tant que remède actif sur l'utérus ou elle a été utilisée comme abortive. Cependant, elle peut être mise en œuvre lors de problèmes nerveux, troubles du genre rhumatismes, blessures osseuses, tendinites, troubles circulatoires, antispasmodique, diurétique et remède anti-inflammatoire ;

Inule (*Inula helenium*)* **:** la racine nommée ainsi du fait de la « belle Hélène » agit comme antifongique, antitumoral, anti-inflammatoire, vermifuge, antibiotique, diurétique et stimule les glandes, par exemple le flux biliaire. Des essais expérimentaux et cliniques ont permis de reconnaître que l'inule avait une action renforçatrice du système immunitaire et qu'elle soutient aussi la flore intestinale (Foster/Johnson) ;

Ail (*Allium sativum*)* **:** agit comme l'ail des ours.

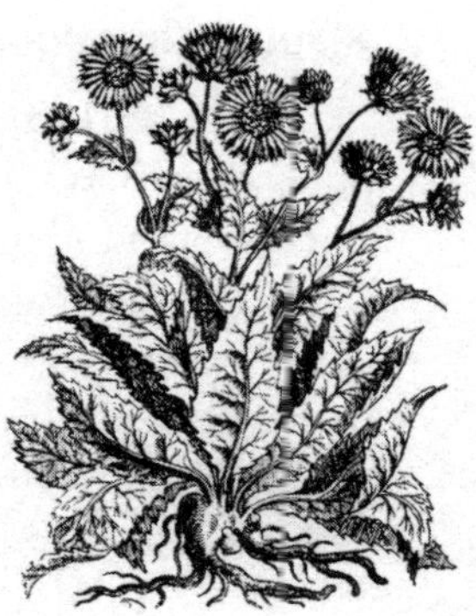

Inule.

Plantes sudorifiques et phytothérapie des émonctoires

Lors de maladies avec fortes fièvres (refroidissements, maladies virales, inflammations), les grand-mères, comme porteuses de la médecine traditionnelle transmise ou médecine populaire, avaient recours aux plantes sudorifiques :

Sureau (*sambucus niger*) : les fleurs de sureau sont certainement notre meilleur diaphorétique. La tisane agit en même temps comme renforçatrice de l'immunité et antivirale. Un bain total chaud soutient l'activité sudorifique ;

Tilleul (*Tilia platyphylles, T.cordata*) : les bractées infusées chauffent le corps, font transpirer et transmettent à l'âme une voluptueuse sensation de vacances d'été ;

Monarde (*Monarda didyma, M. fistulosa*) : les espèces d'orties indiennes aux belles fleurs rouge-orange ou lilas, provenant d'Amérique du Nord, qui entre-temps furent plantées partout dans les jardins de chez nous, étaient des plantes médicinales importantes des habitants primitifs. La tisane échauffe, est sudorifique et diurétique, bloque les mycoses, et est vermifuge et bactériostatique ;

Pétasite (*Petasites hybridus*) : on faisait confiance à la racine de pétasite pour évacuer de l'organisme les poisons pestilentiels (de la peste). L'infusion de la poudre de racine agit comme sudorifique, anti-inflammatoire et antispasmodique en cas de crampes des musculatures lisses de l'estomac, intestin et vésicule biliaire et dans les organes respiratoires.

Plantes diurétiques et purificatrices de la lymphe

Lierre terrestre (*Glechoma hederaceae*) : peintres et fondeurs de plomb buvaient autrefois une tisane à titre préventif contre les intoxications aux métaux lourds. Mathiolus, le connaisseur en plantes du XVIe siècle, décrit le lierre terrestre macéré dans du vin et bu pour « ouvrir foie et rate » et pour évacuer « poisons par la transpiration ». Le lierre terrestre purifie une lymphe impure (élimine bactéries et cadavres de bactéries), agit comme régulateur du métabolisme et stoppe les inflammations lors de processus putrides. Comme additif dans des bains, la plante s'est avérée utile ;

Ortie (*Urtica dioïca*) : la grande ortie n'a pas seulement une action diurétique, anti-inflammatoire qui est adaptée au traitement de rinçage des voies urinaires et qui nettoie la lymphe et le sang. Elle agit certainement aussi comme immunostimulante de par les stérols qu'elle contient (phytostérines) et lectines (Schönfelder). Pour la dépuration du sang, c'est particulièrement le jus des jeunes pousses du printemps qui est le plus adapté ;

Angélique (*Angelica spp*) : la racine d'angélique agit avant tout sur les organes de la digestion et les poumons – elle tonifie aussi le pancréas. Populairement, on l'appelle aussi « racine poison » parce qu'elle élimine des toxines. Les livres sur les plantes des anciens maîtres du XVIe siècle parlent aussi de ses capacités à évacuer les toxiques. L'huile essentielle d'angélique, mélangée à d'autres huiles essentielles, agit comme évacuatrice de déchets ;

Sorbier des oiseleurs (voir Index) ;

Ail des ours : une cure de printemps avec de l'ail des ours aide à évacuer des métaux lourds (voir Index) ;

Vanille (*Liatris odoratissima*) : l'« élixir de vanille », une recette pour la purification lymphatique de Hildegarde de Bingen, que Peter Germann a « déterré », est composé de 6 grammes de feuilles de vanille qui sont bouillies à feu doux dans du vin avec du miel et avec des écorces de cannelle[1] ;

Bardane (*Arctium lappa*) : particulièrement la racine, mais aussi les semences de la bardane stimulent le métabolisme du foie, de la vésicule, de la rate et des reins, elles agissent comme sudorifiques, antifongiques, dépuratives sanguines, antivirales, expectorantes et évacuatrices des toxiques par la peau et les urines ;

Chardon-Marie (*Silybum marianum* : voir Index).

D'autres plantes, dont on dit qu'elles possèdent des propriétés détoxifiantes, dépuratives de la lymphe : tanaisie, calendula, pensée sauvage, feuilles de noyer, eupatoire (*Eupatorium perfoliatum*), hysope, scrofulaire (*Scrophularia vernalis*), germandrée (*Teucrium scorodonia*), mélilot jaune, verge d'or, douce-amère (*Solanum dulcamara*).

1. www.natuerlich-gesund-online.info/artikel_2004/lymphsystem.php?print=&.

Plantes antisyphilitiques des Indiens

Les Indiens d'Amérique du Nord utilisaient un grand nombre de plantes sauvages dans le traitement de maladies vénériennes, surtout la syphilis. Au contraire des autochtones Karibi, l'infection par le tréponème ne semble pas avoir été endémique chez les Indiens d'Amérique du Nord. Ils ne vinrent en contact avec la maladie qu'au cours de l'immigration, mais développèrent rapidement une pharmacopée de plantes pour le traitement de cette maladie. Ces plantes pourraient être intéressantes pour nous. Tout d'abord elles s'adaptent certainement aussi au traitement de la borréliose et *secundo* elles poussent sous des conditions climatiques similaires à celles de l'Europe et pouvaient de ce fait être cultivées chez nous :

Lobélie (*Lobelia spp*). : les lobélies faisaient partie des plantes antisyphilitiques les plus importantes des Indiens. La grande lobélie bleue (*Lobelia siphilitica*) était expressément utilisée par les Indiens des forêts contre cette maladie. Les trappeurs français et promeneurs en forêt eux aussi se faisaient soigner avec cette plante par les Indiens. Le botaniste suédois Kalm note (en 1749) que les Indiens guérirent totalement cette maladie en l'espace de cinq à six mois avec ces plantes (Erichsen-Brown). C.F. Rafinesque, qui décrivit les plantes médicinales nord-américaines (1830), note que la racine de lobélie agit de façon fortement diurétique, sudorifique, vomitive et catarrhique. La décoction de racine était bouillie avec la racine de podophylle (*Podophyllum peltatum*) et de l'écorce de cerisier sauvage (*Prunus virginiana*) en un genre de suc, d'extrait qui était bu. En usage externe, elle était utilisée pour tamponner les tumeurs (chancres) et parallèlement on les saupoudrait avec de la poudre de racine de sauge (*Salvia miltiorrhiza*) ou de *Ceanothus americanus*[1].

D'autres espèces de lobélie étaient également utilisées en cas de syphilis : *Lobelia cardinalis* qui est en même temps un puissant vermifuge et le tabac indien (*Lobelia inflata* – à ne pas confondre avec le vrai tabac) ;

Sassafras (*Sassafras officinalis*) : le bois rouge fort odorant et l'écorce de l'arbre, comptant parmi ceux de la famille des lauracées, étaient déjà inscrits à la Pharmacopée de Londres en 1618. Le sassafras était, à côté du tabac, l'article principal d'exportation de la colonie britannique de Virginie

1. On peut se procurer semences et jeunes plantes de lobélie bleue en jardinerie.

et était en concurrence avec le bois de gaïac que les Espagnols livraient vers l'Europe. Pour les colons, la décoction de sassafras était considérée comme un excellent dépuratif sanguin. Les amishs allemands de Pennsylvanie le nommaient « arbre à fièvre » du fait de son action diaphorétique. En cas de syphilis, on faisait souvent bouillir ensemble le sassafras avec des racines de salsepareille (*Smilax*), du bois de gaïac et la très toxique écorce de bois joli ou bois gentil (*Daphne mezereum*). La racine était le principal ingrédient de la *Root Beer* qu'on pouvait se procurer comme élixir de santé et plus tard partout comme *soft-drink*.

Asclepiade tubéreuse (*Asclepias tuberosa*) : cette asclépiadacée que les Américains appellent *Red Milkweed*, *Butterfly Weed* ou *Pleurisy Root* est également une plante sudorifique, un émétique et purgatif. Elle nettoie pour ainsi dire de fond en comble. Les Indiens du Sud-Est des États-Unis l'utilisent comme antisyphilitique (Vogel) ;

Eupatoire (*Eupatorium purpureum*) : En Amérique du Nord, cette plante apparentée à notre eupatoire à feuille de chanvre (Eupatorium cannabinum) est connue sous le nom de *Joe Pye Weed*. Joe Pye était un guérisseur indien qui, avec la racine astringente puissamment sudorifique et diurétique, a réussi à endiguer une épidémie de typhus chez les colons blancs de la Nouvelle-Angleterre. Le Dr Johann David Schöpf, qui est arrivé aux États-Unis avec les mercenaires de Hesse lors de la guerre de Sécession et écrivit là la première *Materia Medica* ethnobotanique (1787), lista aussi cette plante parmi les antisyphilitiques ;

Sumac à bois glabre (*Rhus glabra*) et **vinaigrier ou sumac de Virginie** (*Rhus typhina*) : ces deux espèces de vinaigriers sont très voisines. Depuis, celui de Virginie pousse largement sous nos latitudes, se rencontre souvent et apporte un feuillage flamboyant à nos automnes gris. On peut placer durant quelques minutes les épis rouges séchés dans de l'eau qui alors se colore en rose et sent bon le jus de citron. Pour les Indiens, ces baies étaient une source importante de vitamine C. L'écorce fortement astringente, riche en tanins, et les racines, étaient bouillies pour le traitement et le dessèchement des chancres, les dysenteries, les hémorroïdes et les plaies. Les Ojibwa utilisaient une combinaison d'écorces de sumac et de lobélie comme remède contre la syphilis (Vogel) ;

Yerba santa (*Eriodictyon californicum*) : le parfum aromatique délicieux de la plante « sainte » qui pousse à l'état sauvage de l'Oregon jusque vers le nord de Mexico ne laisse pas apparaître de doute quant à ses propriétés médicinales. Là où la plante de la famille des hydrophyllacées a toujours poussé, elle était utilisée en cas de rhumatismes, bronchites, troubles de digestion, syphilis ou autres maladies, soit mâchée, fumée ou bue comme tisane. Les colons blancs aussi, par macération en une tisane dépurative sanguine qui devait aider en cas de syphilis (Vogel) ;

Stillingia sylvatica : la racine de cette plante de la famille des euphorbiacées a été utilisée par les Indiens des États du Sud comme purifiant en cas de maladies vénériennes. Les Blancs aussi ont utilisé cette racine de la reine (*Queen's Root*) comme dépurative sanguine, par exemple en cas de syphilis ;

Zanthoxylum americanum : les Winnebago faisaient bouillir la racine de cette rutacée comme remède sudorifique dans le traitement de maladies vénériennes ;

Salsepareille (*Smilax officinalis*) : même si elle ne pousse que dans des régions plus chaudes, il ne faut pas que la salsepareille soit oubliée comme l'une des plantes les plus importantes comme remède de la syphilis. Les Aztèques l'appelaient « fleur de la syphilis » (*nanahua-xochitl*). Elle était consacrée au dieu Syphilis qui a sauté dans le soleil et a brûlé, ce qui signifie que la chaleur est l'un des remèdes les plus importants pour la guérison de l'infection par des spirochètes. Les Aztèques brassaient un extrait puissamment sudorifique et diurétique qui stimulait le métabolisme de la peau, à partir de la racine contenant des saponines stéroïdiques, et les employaient en liaison avec les tentes à vapeur pour transpirer. Les botanistes Monardes et Lonicerus louent la salsepareille pour son action contre les « chancres infectés ». Elle aide, écrivent-ils, là où le gaïac n'a pas aidé. La décoction de Zittermann pour la purification du sang contient également de la salsepareille. Les Chinois et les Hindous aussi ont découvert l'action dépurative du sang de leur salsepareille locale (*Sarsaparilla glabra*) et l'utilisent en cas de syphilis, tout comme lors d'intoxications aux métaux lourds.

INDEX

REMERCIEMENTS

Je voudrais remercier ici, pour leurs indications amicales et leurs bons conseils :

Dr Ulrich Bertsche, pathologiste cellulaire et scientifique ;

Suzanne Bolender, pharmacienne ;

Maria Foth, naturopathe ;

Frank Brunke, botaniste et photographe ;

Heinz Machura, naturopathe et jardinier ;

Heidi Mettler, ménagère ;

Rudolf Müller, spécialiste de la borréliose ;

Dr Gerhard Orth, chimiste et médecin « nature » ;

Pr .Dr Maria-Anna Pabst, biologiste ;

Kerstin Schlesinger, thérapeute TCM ;

Nikolaus Schwenn, écologiste et spécialiste des sels ;

Justus Weiss, étudiant ;

Les participants au séminaire sur la borréliose à Neutrauchburg en septembre 2006 pour leurs nombreuses suggestions ;

Et tous les autres qui ont contribué à l'élaboration de ce livre.

LECTURES COMPLÉMENTAIRES

Livres

Albertat, Judith. *Maladie de Lyme : mon parcours pour retrouver la santé.* Thierry Souccar Éditions, 2012

Miller, Frederic P. ; Vandome, Agnes F. ; McBrewster, John. *Maladie de Lyme*. Alphascript Publishing, 2010.

Sites Internet

www.lamaladiedelyme.fr
www.sos-lyme.com
www.lyme-sante-verite.sitew.com
www.lymeinfo.net/francais.html
www.associationlymesansfrontieres.com
www.francelyme.fr

GÉNÉRALITÉS
COMPLÉMENT PAR B. CHRISTOPHE

Diplômé d'État en pharmacie, traducteur lui-même atteint

La borréliose de Lyme est beaucoup plus fréquente qu'on ne le pense en France. En Allemagne, l'information à ce sujet est diffusée autant par les médias que par les médecins et les pharmaciens. Il existe même un journal, *Die Zeckezeitung*, c'est-à-dire *Le Journal des tiques*. Certains spécialistes de cette maladie lancent un cri d'alarme au vu du nombre de sujets déjà touchés, même si aucun symptôme n'a permis de la prévoir. Ils parlent d'une réelle épidémie, et même d'une pandémie des temps modernes et pensent d'ailleurs que près de 50 % des maladies chroniques, dont on ne connaît que peu l'origine, pourraient être dues à ce fléau.

Une fois de plus, en France, le Rhin doit certainement faire barrage comme pour le nuage de Tchernobyl.

Le ministère de la Santé a déjà été averti voilà déjà six ans, sans aucune réaction, alors qu'il était expressément demandé d'informer le corps médical sur les points suivants :

- Insister déjà sur la prévention par une campagne d'information par les médias et d'affichage ;
- Apprendre à détecter si possible à temps cette maladie pernicieuse par un questionnaire adéquat d'aide au diagnostic, vu l'inefficience des sérologies actuelles pour rendre compte des diverses souches européennes de borrélies ;
- Se méfier des analyses sérologiques (Elisa et Western Blot) trop souvent faussement négatives (jusqu'à 70 %, parce qu'elles ne recherchent

bien souvent que *Borrelia burgdorferi* et non les autres espèces beaucoup plus fréquentes en Europe (*garinii* et *afzeli*, plus d'autres actuellement : *valesiani*, *spielmani*, *lutesianae*) ;

- Savoir que l'antibiothérapie, en dehors des 10 à 15 jours après la piqûre, est souvent inefficace et donc décevante (bien que par principe de précaution elle peut parfois être utile) ;
- Prévenir les patients touchés de ne plus donner leur sang ou organes (risque d'un nouveau scandale du sang contaminé). Attention aux transmissions par transfusions sanguines !!!
- Savoir que la maladie est transmissible par voie placentaire et allaitement, de la mère à l'enfant ;
- Savoir qu'il faut absolument éviter le traitement par des corticoïdes qui provoquent l'enkystement des borrélies (devenant quasi inattaquables par les traitements habituels) ;
- Savoir que la maladie est très pernicieuse et peut rester non déclarée durant même des dizaines d'années (tant que le système immunitaire est assez efficient) ;
- Savoir qu'il n'y a pas que les tiques qui peuvent être les seuls vecteurs de la maladie, mais également araignées, taons, aoûtats et autres insectes piqueurs.

Il s'agit de dizaines sinon de centaines de milliers de personnes infectées par an et on ne fait rien de concret pour tenter d'enrayer cette épidémie qui touche toutes les régions tempérées du globe et qui grève fortement les budgets de nos assurances maladie.

Le cri d'alarme doit être propagé pour éviter à de nombreuses personnes des conséquences des plus fâcheuses, paralysies et nombreuses autres affections débilitantes, les traitements actuels conduisant au long terme au fauteuil roulant après passage en rhumatologie, en psychiatrie ou en neurologie, sans compter de nombreuses maladies auto-immunes.

Parmi les nombreuses erreurs de diagnostic rencontrées :

Fibromyalgie, sclérose en plaques (SEP), sclérose latérale amniotrophique (SLA), spondylite ankylosante, syndrome de la fatigue chronique (SFC), dépression, thyroïdite de Hashimoto, mais aussi hyperactivité, autisme, Parkinson, Alzheimer, lupus érythémateux, etc., ces spirochètes « diaboliques » étant capables d'atteindre tous les tissus ou organes et produire jusqu'à 800 symptômes et maladies différents, d'où leur qualification de « grandes imitatrices ».

Un nouveau protocole complet est actuellement à l'étude pour convaincre les autorités de santé d'entreprendre une campagne d'information autant au niveau de la prévention, des analyses, des erreurs à ne pas commettre, ainsi que des traitements à envisager…

À PROPOS

Wolf-Dieter STORL :

Docteur en philosophie, né en 1942, anthropologue et ethnobotaniste, étudia en tant que maître de conférences auprès de différentes universités, voyages d'étude, recherches ethnographiques et ethnobotaniques sur le terrain, écrivit de nombreux articles et livres. Depuis 1988, il vit avec sa famille dans une ferme isolée dans l'Allgau où il jardine et poursuit la recherche des secrets des plantes médicinales et plantes sauvages.

Traduction :

Bernard Christophe, diplômé d'État en pharmacie, spécialisé en phytoaromathérapie depuis plus de trente ans, lui-même touché aussi par la borréliose, travaille sur cette maladie depuis une quinzaine d'années et en est devenu l'un des spécialistes français…

La rencontre avec le livre de Wolf-Dieter l'a convaincu de la nécessité de le traduire, d'une part pour avertir le corps médical de l'impact futur que pourrait avoir cette maladie, et pour donner de l'espoir aux nombreuses personnes touchées et souvent « abandonnées » par la médecine officielle impuissante qui les renvoie aux neurologues et psychiatres en dernier ressort !

Lui-même a mis au point un protocole combiné à base d'huiles essentielles, de modification du « terrain » et des fréquences qui permettent de déloger les borrélies de leurs cachettes dans l'organisme. L'association avec les diverses propositions de W.-D. Storl ne peut qu'améliorer les chances de combattre efficacement ce fléau des temps modernes.

Il encourage les thérapeutes à mieux comprendre cette maladie, à tester différentes méthodes de soins capables de soulager les souffrances de leurs patients.

Pour toutes informations complémentaires vous pouvez vous adresser à :

en France

Flor'Alsace
20, rue des Serruriers
67000 – STRASBOURG
Tél. : 03 88 32 87 38
Ou : 03 88 69 11 33

en Allemagne :

BC-Diffusion
Postfach 1528
D – 77675 KEHL
Mail : bchristophe67000@yahoo.com

Achevé d'imprimer en juillet 2015
sur les presses de la Nouvelle Imprimerie Laballery
58500 Clamecy
Dépôt légal : juillet 2015
N° d'impression : 507019

Imprimé en France

La Nouvelle Imprimerie Laballery est titulaire de la marque Imprim'Vert®